Lars Lienhard
mit Ulla Lienhard

BEWEGLICHKEIT BEGINNT IM GEHIRN

Bibliografische Information der Deutschen Nationalbibliothek
Die Deutsche Nationalbibliothek verzeichnet diese Publikation in der Deutschen Nationalbibliografie.
Detaillierte bibliografische Daten sind im Internet über http://d-nb.de abrufbar.

Für Fragen und Anregungen
info@m-vg.de

Wichtige Hinweise
Dieses Buch ist für Lernzwecke gedacht. Es stellt keinen Ersatz für eine individuelle medizinische Beratung dar und sollte auch nicht als solcher benutzt werden. Wenn Sie medizinischen Rat einholen wollen, konsultieren Sie bitte einen qualifizierten Arzt. Der Verlag und die Autoren haften für keine nachteiligen Auswirkungen, die in einem direkten oder indirekten Zusammenhang mit den Informationen stehen, die in diesem Buch enthalten sind.

Ausschließlich zum Zweck der besseren Lesbarkeit wurde auf eine genderspezifische Schreibweise sowie eine Mehrfachbezeichnung verzichtet. Alle personenbezogenen Bezeichnungen sind somit geschlechtsneutral zu verstehen.

Originalausgabe
2. Auflage 2024

Türkenstraße 89
80799 München
Tel.: 089 651285-0

Redaktion: Susanne Schneider
Umschlaggestaltung: Marc-Torben Fischer
Umschlagabbildungen Shutterstock: Pressmaster (o.), Viktor Gladkov (Mi.), Diego Barbieri (u.), SciePro (re.)
Bildnachweis: alle Fotos im Innenteil und auf der Umschlagrückseite von Nils Schwarz, www.nilsschwarz.com, außer: AdobeStock/fresnel6: 149, AdobeStock/Ronstik: 140, AdobeStock/Nico: 141, riva Verlag: 53, 74, 133, Sandra Seifen Fotografie: 178, shutterstock/Aleks Melnik: 14 re., Shutterstock/fizkes: 25, 32, 6/20/28/36/90/152/162 li. o./li. Mi., Shutterstock/mooin-black: 27 u., Shutterstock/nikkytok: 124, Shutterstock/Paper Teo: 14 li. o., Shutterstock/Photoongraphy: 27 o., Shutterstock/Pressmaster: 26, 171, 6/20/28/36/90/152/16/171 re. u., Shutterstock/SciePro: 12, Shutterstock/VectorMine: 144, Shutterstock/VladisChern: 14 li. u.
Model: Johanna Steiner von FREISTIL Sportmodels, Hamburg
Layout: Katja Muggli, www.katjamuggligrafikdesign.de
Satz: Daniel Förster, Belgern
Druck: Firmengruppe APPL, aprinta Druck, Wemding
Printed in Germany

ISBN Print 978-3-7423-2463-4
ISBN E-Book (PDF) 978-3-7453-2233-0
ISBN E-Book (EPUB, Mobi) 978-3-7453-2234-7

Lars Lienhard
mit Ulla Lienhard

BEWEGLICHKEIT BEGINNT IM GEHIRN

Mit **Neuroathletik** zu mehr Mobilität und besserer sportlicher Performance

riva

Inhalt

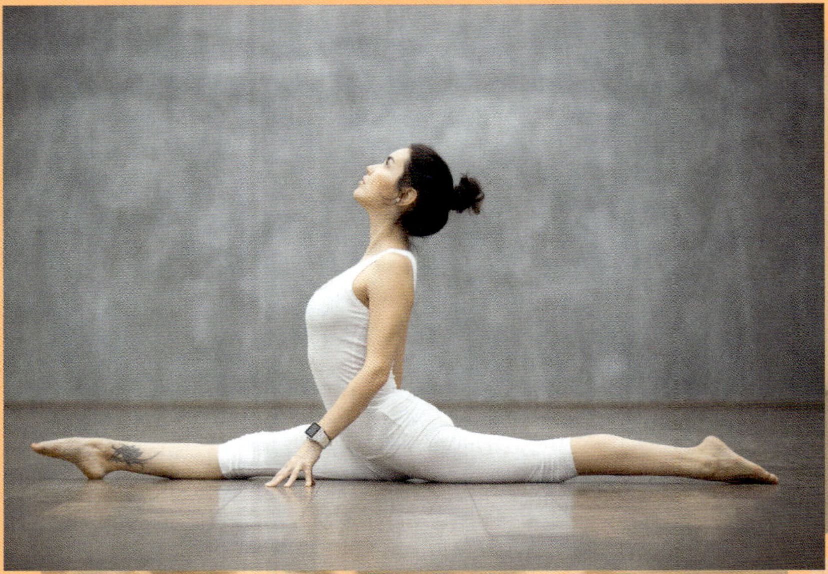
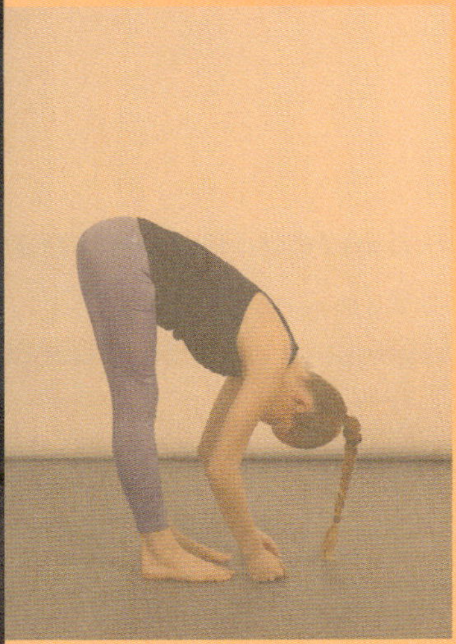
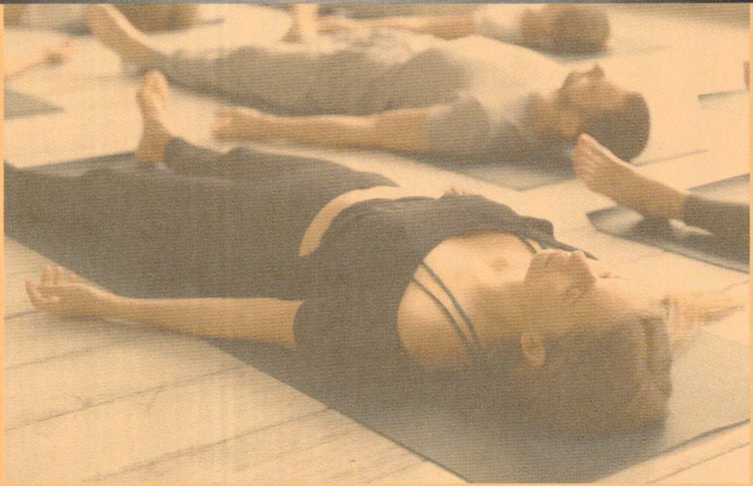
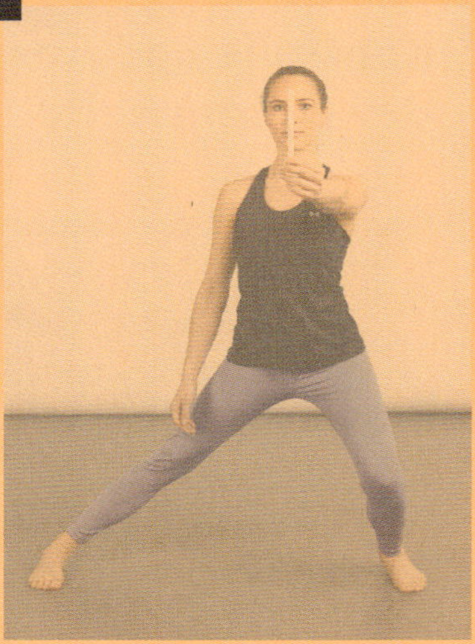
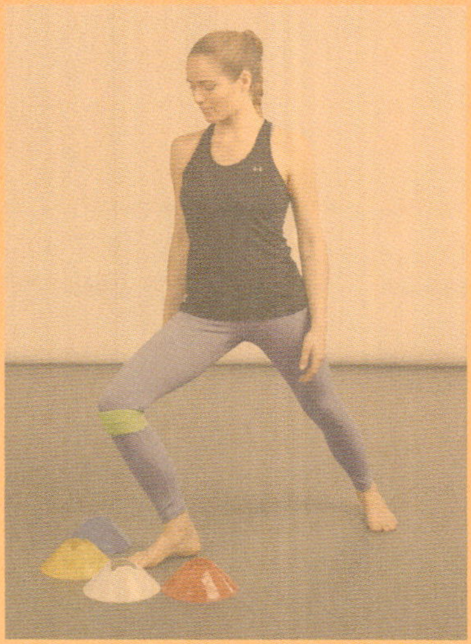
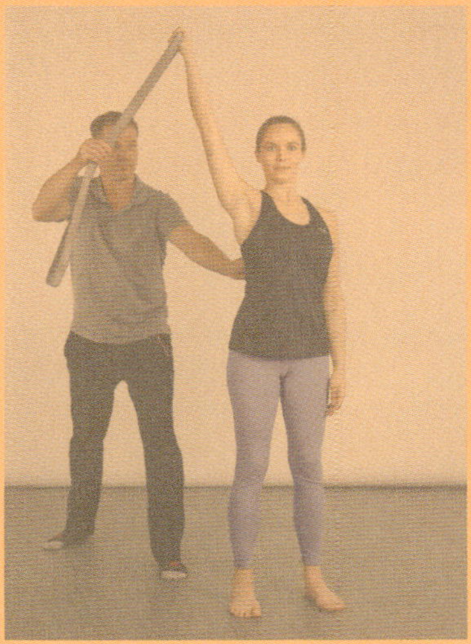
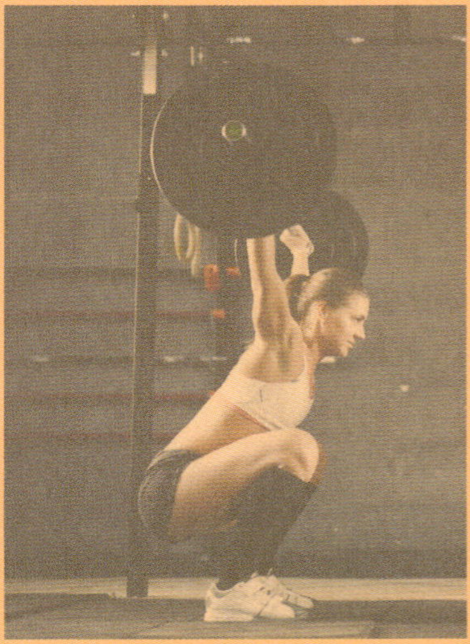

Wie entsteht Beweglichkeit?

1

Eine neue Perspektive auf Beweglichkeit

Beweglichkeit als relevante und wichtige Fertigkeit ist, insbesondere im Sport sowie in der allgemeinen Gesundheit und Therapiewelt, unumstritten. Allerdings gibt es über die Art und Weise, wie Beweglichkeit verbessert, erhalten und genutzt werden kann, sehr unterschiedliche Meinungen und Ansätze, diese Ziele zu erreichen. Allgemein kann gesagt werden, dass eine angemessene Beweglichkeit eine Grundvoraussetzung für jede Art von körperlicher Aktivität ist. Vor allem im Sport ist sie oft essenziell, um die verschiedenen Bewegungsaufgaben adäquat zu lösen. Ohne ausreichende Beweglichkeit kann weder eine optimale Haltung eingenommen noch können die technischen Aspekte optimal umgesetzt werden. Hier könnten natürlich noch mehrere positive Auswirkungen auf gesundheitliche und mentale Komponenten aufgeführt werden, der Fokus dieses Buches liegt jedoch auf der sportlichen beziehungsweise physischen Leistungsfähigkeit des Menschen.

Optimale Bewegungskontrolle als Schlüssel zu mehr Beweglichkeit

Es ist vor allem die Bewegungskontrolle, die im Sport, in der Therapie und im Alltag eine Grundvoraussetzung für eine optimale Leistungsfähigkeit darstellt. Dies ist wichtig festzustellen, da es vielen Menschen bezüglich Beweglichkeit eher um das Erreichen großer Bewegungsamplituden geht und es ihnen weniger darauf ankommt, ob sie diese auch nutzen und kontrollieren können. Die Qualität und Kontrolle der Bewegung ist jedoch genau innerhalb dieser großen Bewegungsweiten von entscheidender Bedeutung, und das nicht nur auf die physischen Aspekte bezogen, sondern auch für das Gehirn. Bewegungsaufgaben mit großen Bewegungsweiten sind grundsätzlich schwieriger auszuführen und bergen ein größeres Verletzungsrisiko als kleinere Bewegungen. Können die Athleten ihre Beweglichkeit denn voll nutzen? Dies ist eine Frage, die sich jeder Trainer oder Therapeut stellen sollte.

In den klassischen Ansätzen, die Beweglichkeit zu trainieren, liegt der Fokus der Verbesserung häufig auf anatomisch-strukturellen Veränderungen innerhalb derjenigen Gewebe, die unbeweglicher erscheinen – vor allem im Muskel und in den gelenkumgebenden Strukturen. Hierfür werden verschiedenen Methoden des Dehntrainings eingesetzt. Tatsächlich zeigt sich jedoch, dass sich die hierdurch erreichten größeren Bewegungsweiten selten durch eine anatomische Veränderung innerhalb der involvierten Gewebe ergeben. Sie werden also weniger dadurch beweglicher, dass sich das Gewebe verändert (Muskel und Faszien werden länger), sondern es scheint ein anderer Vorgang hauptverantwortlich dafür zu sein: die Dehntoleranz. Diese Dehntoleranz soll in diesem Buch intensiver betrachtet werden. Die mit Abstand meisten Veränderungen, die durch jegliche Art von Beweglichkeitstraining entstehen, lassen sich auf eine Verbesserung dieser Dehntoleranz zurückführen. Es handelt sich hierbei um eine Entscheidung des Gehirns darüber, welcher Zug auf Gewebe in welchem Kontext zugelassen wird.

Was bedeutet Dehntoleranz?

Die Regulierung der Beweglichkeit kann über zentralnervöse Prozesse erklärt werden. Hier geht es um Veränderungen der Antworten des zentralen Nervensystems (Gehirn und Rückenmark) auf die sensorischen Informationen, die beim Dehnen entstehen. Das bedeutet: Um mehr Beweglichkeit zu erreichen, muss unser Gehirn die Informationen aus unserem Körper neu bewerten können. Im Fokus stehen vor allem die Verarbeitung und Regulierung der Schmerzsignale, die beim Dehnvorgang in den Geweben entstehen. Es handelt sich bei einer Verbesserung der Dehntoleranz also um Prozesse im Gehirn und nicht im Gewebe, die uns beweglicher werden lassen. Dieses Buch schafft eine neue Perspektive auf dieses wichtige Thema der Dehntoleranz und liefert einen umfassenderen Einblick, wie Gehirn und Nervensystem die Beweglichkeit regulieren und entscheidend beeinflussen.

Komponenten der Beweglichkeit

Bevor wir das Gehirn und seine bewegungssteuernden Funktionen umfassender betrachten, wenden wir uns zunächst einmal kurz den verschiedenen Theorien zum Thema Beweglichkeit zu. Die aus der Sportwissenschaft stammenden und nur leicht voneinander abweichenden Definitionen besagen, dass Beweglichkeit die Bewegungsamplitude beschreibt, die aktiv oder passiv bis zur Endstellung eines Gelenks eingenommen werden kann. Sie setzt sich primär aus zwei Teilkomponenten zusammen: aus der Gelenkigkeit und der Dehnfähigkeit.

- **Gelenkigkeit** beschreibt das Bewegungsausmaß, das durch die Gelenkstruktur und das Gelenkspiel vorgegeben ist.
- **Dehnfähigkeit** bezieht sich auf die Dehnbarkeit von Muskeln, Sehnen, Bändern und Gelenkkapseln.

Weiterhin ist die Beweglichkeit von endogenen, das heißt inneren, und exogenen, also äußeren, Faktoren beeinflussbar und stark von Schmerzerinnerung, Schmerztoleranz und Schmerzwahrnehmung geprägt.

Kommen wir nun zur eigentlichen Schwierigkeit. Sowohl die Dehnfähigkeit als auch die Gelenkigkeit sind durch Sport und Training kaum und, wenn überhaupt, nur unter höchstem Aufwand veränderbar. Die Schwierigkeit bei dem Versuch, nachhaltig anatomische und strukturelle Anpassungen zu erzeugen, scheint die zu hohe Spannung in den Geweben zu sein. Es ist sehr aufwendig und mental intensiv, genug Spannung über das Dehnen zu erreichen, um tatsächliche physische Veränderungen herbeizuführen. Es würde schlichtweg für den Großteil der Sportler zu lange dauern, um die gewünschten Veränderungen zu bewirken. Von den Gewebespannungen sind es vor allem die hohe Spannung in den Gelenkkapseln und der Muskeltonus, die strukturelle Veränderungen erschweren. Aber auch Sehnen, die Haut, Nervenfasern oder die Spannungen im Rückenmark können durch ihren Gewebetonus die Beweglichkeit beeinflussen. Was die Gelenkigkeit, also die anatomisch vorgegebene Schwungweite des Gelenks betrifft, so zeigt sich diese als mehr oder weniger sogar genetisch determiniert, das heißt, sie wird mit unserem Erbgut übertragen und sie scheint kaum nachhaltig durch Training beeinflussbar zu sein.

Welche Einflussfaktoren auf unsere Beweglichkeit wirken

Wie erwähnt sind die Veränderungen, die beim Dehnen oder beim Beweglichkeitstraining entstehen, meist ohne nachweisbare strukturelle Veränderungen innerhalb der Gewebe, die gedehnt wurden. Doch warum wurden wir dann beweglicher? Vereinfacht gesagt stoppt das Gehirn die aktuelle Bewegung meist deutlich vor dem Erreichen der eigentlichen Bewegungsweite, da es in einer noch größeren Bewegungsweite keine ausreichende Sicherheit und Kontrolle mehr prognostizieren kann. Aus diesem Grund wird eine weitere Dehnung der Gewebe unter den gegebenen Umständen nicht mehr toleriert. Verändern Sie jedoch die Rahmenbedingungen, sodass die Informationen aus dem Körper und der Umgebung besser ausgewertet werden können und die Situation vom Gehirn als sicher wahrgenommen wird, dann erlaubt das Gehirn mehr Zug auf die Gewebe und eine größere Bewegungsweite – die Dehntoleranz steigt.

Der Faktor Sicherheit während der Bewegung

Um die eingangs bereits erwähnte Dehntoleranz besser zu verstehen, müssen wir uns im Folgenden damit auseinandersetzen, wie und wo Dehntoleranz entsteht und »wer« eigentlich dafür verantwortlich ist. Wie zuvor beschrieben, ist die Verbesserung der Dehn- oder Stretchtoleranz als Resultat der zentralnervösen Antwort auf die sensorischen Informationen, die aus dem Körper kommen, zu verstehen. Hier werden vor allem innere Prozesse der Schmerzverarbeitung im Gehirn als ursächlich angesehen.

Zuerst ist es sinnvoll, den Blick auf die Regulierung der Dehntoleranz zu weiten und die grundlegenden Prinzipien und Gesetzmäßigkeiten anzuschauen, nach denen das Gehirn die Bewegung steuert und reguliert. Die primäre Aufgabe des Gehirns ist es, den Organismus vor Gefahren zu schützen und zu gewährleisten, dass wir sicher mit der Umwelt interagieren können. Diese Interaktion erfolgt über Bewegung – in ihrer großen Bandbreite, die dem Menschen zur Verfügung steht. Das Gehirn reguliert die Bewegung immer aufgrund von Vorhersagen und Prognosen und muss, um den Organismus zu sichern, die Bewegung stets so ausführen, dass dieser nicht in Gefahr gerät, sich zu verletzen. Wird nun eine großamplitudige Bewegung benötigt, um eine Bewegungsaufgabe zu erfüllen, prüft das Gehirn die Situation und führt die Bewegungsaufgabe so aus, wie die »Datenlage« es gerade zulässt.

Prognosen des Gehirns

Diese »Datenlage« wird über sensorische Informationen erstellt, die aus der Umwelt, den physiologischen Prozessen im Körperinneren und Informationen über die eigene Bewegung im Raum über sensorische Organe und Rezeptoren innerhalb der verschiedenen Gewebe aufgenommen und ausgewertet werden. Indem das Gehirn alle eingehenden Informationen miteinander abgleicht und diese mit bereits gemachten Erfahrungen und dem aktuellen Bewegungsprogramm in Bezug setzt, kann es die jeweilige Situation beurteilen und prognostizieren, was durch die Handlung an Konsequenzen zu erwarten ist. Das Gehirn überprüft also in jeder Millisekunde, ob das, was Sie gerade tun, sicher ist oder ob aufgrund der aktuellen Informationen, der Erfahrungen und des Handlungsziels beziehungsweise der Bewegungsaufgabe eine reale oder eine erwartete Gefahr herrscht oder herrschen könnte. Aufgrund dieser Prognosen entscheidet es über die Ausführung der geplanten Bewegung.

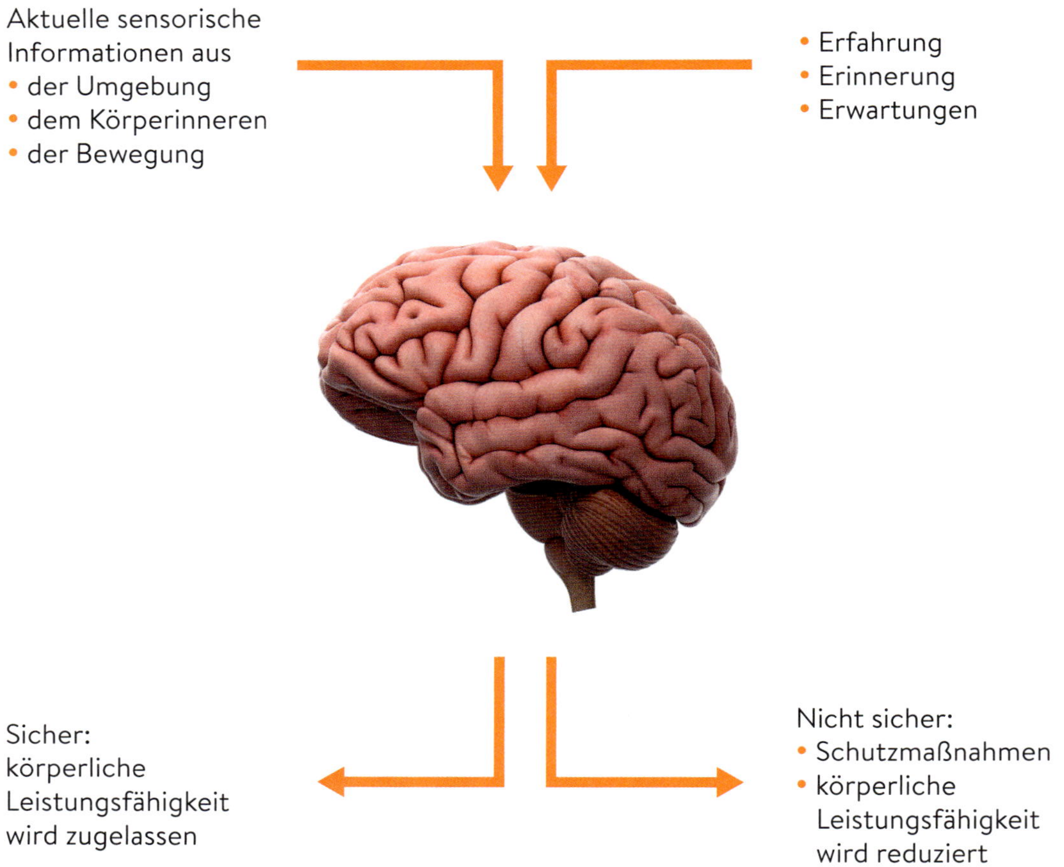

▶ *Man kann sich die Integration und Analyseprozesse der sensorischen Informationen als eine Art Gefahrenfilter vorstellen, der zu jedem Zeitpunkt überprüft, ob das, was ich gerade mache, sicher und die nächste Handlung vorhersehbar erscheint.*

Besonders Bewegungen, die große Bewegungsweiten beinhalten, können schnell als unsicher wahrgenommen werden. Dies hat mehrere Gründe. Je größer die Bewegungsweite, desto größer ist die Wahrscheinlichkeit, sich zu verletzen, da diese Gelenkpositionen schwieriger zu stabilisieren und zu kontrollieren sind als entsprechend kleinere Bewegungen. Gleichzeitig kommt es bei größeren Bewegungsumfängen und dem damit einhergehenden vermehrten Zug auf die Gewebe zu immer mehr Signalen, die eine potenzielle Bedrohung für das Gewebe signalisieren.

Die Auswertung von nozizeptiven Informationen

Die verschiedenen Rezeptoren, die die sogenannten nozizeptiven Informationen aufnehmen, werden aktiviert, wenn grobe mechanische Einwirkungen, wie hoher Zug oder Druck, oder andere gewebeschädigende Faktoren, wie Temperatur oder chemische Reize, einwirken. Diese nehmen wir dann als unangenehm oder schmerzhaft wahr. Wichtig zu verstehen ist jedoch, dass nicht die bewusste Wahrnehmung von unangenehm empfundener Dehnspannung zu einem Unterbinden der Bewegung führt. Die bewusste Wahrnehmung von unangenehmem Zug oder »Schmerz« führt zwar meist zu einer Erhöhung des Muskeltonus, der jedoch willentlich auch wieder reduziert werden kann. Mehr Informationen dazu finden Sie in Kapitel 3 ab Seite 33.

Entscheidend ist, dass das Gehirn den Organismus stets sichern und schützen muss, um den Körper vor Schaden zu bewahren, und dass dieser Prozess überwiegend unbewusst abläuft. Das Gehirn löst eine Bewegungsaufgabe immer unter diesem Gesichtspunkt: Ist das, was ich gerade tue, sicher oder nicht? Es ist also absolut notwendig und richtig, dass unser Gehirn auf die Zugspannung im Gewebe und gewebeschädigende Einflüsse reagieren kann und es muss bei realer oder prognostizierter Gefahr einen weiteren Zug am Gewebe unterbinden. Schränkt es als Resultat die Bewegungsweite ein, dient dies immer zum Schutz des Organismus. Wichtig für Sie zu verstehen ist jedoch, dass es hier auch zu Prognosefehlern kommen kann, wenn unklare Informationszustände herrschen oder die Hirnareale, die Informationen untereinander abgleichen und integrieren, in ihren Funktionen eingeschränkt sind.

Beweglichkeit – eine Entscheidung des Gehirns

Aber nicht nur die Informationen, die über mögliche Gewebeschädigungen informieren, haben Einfluss auf die Bewegungsweite. Das Gehirn wertet grundsätzlich alle eingehenden Informationen aus dem Körper und der Umwelt aus, gleicht diese untereinander ab und entscheidet dann über die Bewegungsausführung. Vereinfacht ausgedrückt arbeitet unser Gehirn in drei Schritten:

1. Es bekommt sensorischen Input aus dem Körper und von der Außenwelt.
2. Es integriert und analysiert diesen Input daraufhin, wie es aufgrund der Information, der Erfahrungen und des Ziels im nächsten Schritt mit der Umwelt interagieren soll.
3. Es trifft eine Entscheidung, die dann als Bewegungsprogramm den ausführenden Organen mitgeteilt wird.

Die Kraft, die eingesetzt wird, die Schnelligkeit einer Bewegung oder wie viel Zug am Gewebe toleriert wird, sind also in gewisser Weise Entscheidungen, die das Gehirn trifft. Das Ziel eines jeden Mobility- oder Dehntrainings ist es, dem Gehirn die Informationen zur Verfügung zu stellen, die es benötigt, um die Situation adäquat einzuschätzen, sodass es nicht zu Prognosefehlern kommt und der anatomisch mögliche und dem Bewegungszweck angemessene Bewegungsumfang ausgeschöpft werden kann.

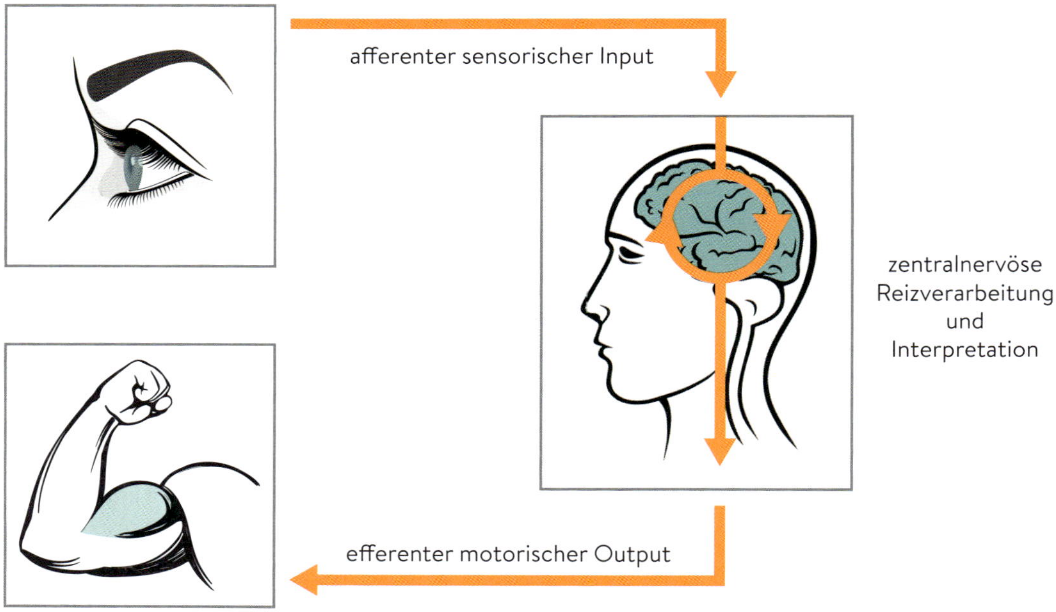

▶ *Die Arbeitsweise des Gehirns und des zentralen Nervensystems: Sie empfangen sensorischen Input, verarbeiten und integrieren diesen und antworten mit einer Bewegung.*

Beweglichkeit beginnt mit dem Bewegungsprogramm

Das aktive Ausführen von großamplitudigen Bewegungen ist immer in ein Bewegungsprogramm eingebettet, das zuvor vom Gehirn aufgrund der aktuellen Datenlage erstellt wurde. Dafür werden alle eingehenden Informationen wie beschrieben ausgewertet und beurteilt. Auf der Basis dieser Informationen erstellen spezifische Areale das Bewegungsprogramm. Der Chef der exekutiven Funktionen und somit der Auftragsteller, der im Hintergrund den Auftrag erteilt, ist der Frontallappen. Hier ist der Startpunkt, von dem die Programmerstellung ihren Ausgang nimmt. Dieses Bewegungsprogramm wird dann zur Ausführung an die Muskulatur gesendet. Die Beweglichkeit, die situationsspezifisch und aktiv zugelassen wird, wird demnach nicht nur von den anatomisch-konstitutionellen Gegebenheiten sowie den endogenen und exogenen Faktoren bestimmt, sondern ist eine Entscheidung unseres Gehirns. Das Gehirn kann also aus Sicherheitsgründen oder aufgrund mangelnder Informationen eine Bewegung unterbinden oder limitieren, obwohl die natürlich gegebene Schwungweite in den Gelenken oder die mögliche Dehnbarkeit der beteiligten Gewebe nicht ausgereizt sind. Das Ausmaß der Bewegung, die ausgeführt werden darf, ist also abhängig von der Beurteilung der sensorischen Informationen und damit der Einstufung der Sicherheit der Gesamtsituation während der Bewegung.

Neuronale Netzwerke und die Konsequenzen einer Bewegung

Für die Bewertung und das Einschätzen der Konsequenzen einer Bewegung im aktuellen Kontext gibt es spezifische Netzwerke im Gehirn. Dies sind bestimmte Hirnareale, die miteinander verbunden sind und ständig Informationen austauschen. Sie interpretieren und beurteilen die eingehenden sensorischen Reize und kommunizieren diese Beurteilung zu höheren Zentren, die dann die Entscheidung über die erwarteten Konsequenzen treffen und das Bewegungsprogramm entsprechend anpassen. Diese Netzwerke bestimmen die Dehntoleranz daher entscheidend mit. Arbeiten diese Netzwerke jedoch unpräzise, so fällt die Beurteilung der akuten Situation viel zu schlecht aus und die Bewegung wird zu früh gestoppt werden. Damit eine adäquate Einstufung der Situation und eine optimale Ausführung der Bewegung möglich ist, müssen diese Netzwerke spezifisch adressiert werden, sodass eine Neubeurteilung der eingehenden Information möglich ist. Daher ist ein Ziel dieses Buches, bessere Rahmenbedingungen zu schaffen, die dem Gehirn mehr Sicherheit geben, und bewusst die Netzwerke zu aktivieren, die für die Beurteilung der Situation verantwortlich sind, sodass die Entscheidung, mehr Gewebespannung zu tolerieren, positiv ausfällt. Mehr dazu finden Sie in Kapitel 5 ab Seite 126.

Aktive Beweglichkeit als Schlüssel für mehr Sicherheit und Vorhersehbarkeit

Aus der neurozentrierten Perspektive geht es im Beweglichkeitstraining stets um eine Verbesserung der aktiven und kontrollierten Bewegung. Erinnern Sie sich? Nach der muskulären Aktivität unterscheidet man zwischen aktiver und passiver Beweglichkeit. Unter aktiver Beweglichkeit versteht man den Bewegungsumfang, den ein Sportler allein durch willkürliche Muskelanspannungen erreichen kann, unter passiver Beweglichkeit jene Bewegungsweite, die ihm erst unter Einsatz des Körpergewichts mit Beschleunigung oder durch Krafteinwirkung von außerhalb erreichbar wird.

Aus der neuronalen Perspektive ist es wichtig, hier ein wenig ins Detail zu gehen. Das Gehirn legt den Fokus immer auf Sicherheit und Vorhersagbarkeit. Es ist ein wichtiger Aspekt, dass das Gehirn – und nicht der Körper – stets möglichst viel Kontrolle über die Bewegung des Körpers hat. Erhöht sich durch Dehntechniken zum Beispiel die Kluft zwischen passiv möglicher und aktiv realisierbarer Beweglichkeit, hat das meist negative Konsequenzen. Die passiv erreichbare Bewegungsweite kann nur durch Momentum oder extern einwirkende Kräfte erreicht werden. Diese Kraft kann wiederum nur durch die passive Spannung der Gewebe abgefedert oder gebremst und nicht aktiv kontrolliert werden. Dies ist als besonders kritisch zu bewerten, da besonders am Ende der Bewegungsweiten ohnehin schon eine große Verletzungsgefahr besteht und im Bereich der passiven Bewegungsweite wichtige Kontroll- und Stabilisationsprozesse fehlen.

Das individuelle Ziel macht den Unterschied aus: Wenn Ihr Ziel darin besteht, die Gelenke passiv mithilfe äußerer Kräfte weiter zu bewegen, bieten sich klassische Dehntechniken an. Allerdings ist kaum jemandem damit geholfen, die Gelenke passiv dehnen zu können, da wir uns im Alltag sowie beim Sport stets aktiv und anforderungsspezifisch bewegen. Dementsprechend ist dies der entscheidende und leistungsbestimmende Faktor – die passive Beweglichkeit ist für die meisten Menschen nicht relevant. Je größer jedoch die Kluft zwischen aktiver, kontrollierbarer und passiv-möglicher Beweglichkeit ist, desto weniger vorhersagbar wird die Bewegung. Aus diesem Grund lauert hier immer ein größeres Verletzungspotenzial. Außerdem stellt eine mangelhafte Vorhersagbarkeit eine Bedrohung für das Gehirn dar, weil aufgrund von Unklarheit sowohl die Bewegungsqualität als auch die Leistungsfähigkeit eingeschränkt wird.

Spezifität von Beweglichkeit

Ein weiterer Punkt, den es beim Beweglichkeitstraining zu beachten gilt, ist die Spezifität der Beweglichkeit. Es ist wichtig, dass Sie wissen, worin Sie beweglicher werden wollen und warum. Neuronale und physische Anpassungen sind immer spezifisch. Dies bedeutet, dass Ihr Gehirn und Ihr Körper sich genau und exakt dem anpassen, was Sie trainieren. Schaut man sich das Beweglichkeitstraining allgemein an, so sieht man häufig, dass versucht wird, eine Beweglichkeit zu erreichen, die in keiner Relation zur Sportart, zum Alltag oder zu einer rehabilitativen Notwendigkeit steht. Manche schießen mit ihrem Beweglichkeitstraining also ein wenig über das Ziel hinaus. Maximale Bewegungsweiten zu erreichen, ist natürlich ein legitimes Ziel und durchaus erstrebenswert, wenn Beweglichkeit das einzige Ziel des Trainings ist. Für optimale Leistung im Sport, in der Rehabilitation oder in Bezug auf gesundheitliche Aspekte ist eine maximale Beweglichkeit allerdings nie notwendig. Des Weiteren ist Beweglichkeit auch spezifisch in Bezug zur Geschwindigkeit, zur Position, zur Richtung und zur allgemeinen Situation, in der Beweglichkeitsanforderungen in Erscheinung treten. Daher ist es ein Anliegen dieses Buches zu zeigen, wie Sie eine kontext- und situationsspezifische Beweglichkeitsverbesserung erzielen. Sie sind dazu aufgefordert, das Lösen von solchen Bewegungsaufgaben, die eine große Bewegungsamplitude erfordern, in den Mittelpunkt des Trainings zu stellen.

In diesem Buch geht es daher um das Verbessern einer Bewegungskompetenz, um das aktive Lösen von Bewegungsaufgaben, die eine größere Bewegungsweite verlangen, zu ermöglichen. Hierfür werden Ihnen Möglichkeiten präsentiert, wie Sie die Rahmenbedingungen verbessern können, um Ihrem Gehirn mehr Sicherheit bei großen Bewegungen zu verschaffen, sodass das Gehirn eine bessere Dehntoleranz entwickelt und Bewegungsaufgaben adäquater lösen kann und sich Ihre Bewegungskompetenz und Leistungsbereitschaft steigern.

Wie Sie dieses Buch gewinnbringend nutzen

Hauptziel des Buches ist die spezifische Vorbereitung des Beweglichkeitstrainings sowie die Optimierung der Trainingswirkung durch gezielte neurozentrierte Ansätze, die speziell dafür erstellt wurden, um mehr Dehntoleranz für größere Bewegungsweiten zu erlauben. Training soll immer besser machen. In **Kapitel 2** erfahren Sie, wie Sie durch kleine Assessments sicherstellen können, dass Ihr Training auch die gewünschten Effekte zeigt.

In gewisser Weise ist Beweglichkeit immer an die Fähigkeit gekoppelt, sich und den Körper entspannen zu können. Da diese Fähigkeit zwar unmittelbaren Einfluss auf Ihr Beweglichkeitstraining hat, aber sehr gut auch unabhängig als eigenständiges Training durchgeführt werden kann, ist dieser Thematik **Kapitel 3** (ab Seite 29) gewidmet, in dem Sie effektive körperbezogene Entspannungstechniken finden.

Für die unmittelbare Vorbereitung des Beweglichkeitstrainings schaffen Sie mit den Techniken aus **Kapitel 4** (ab Seite 37) über verschiedene Aspekte der Bewegungssteuerung bessere Rahmen- und Sicherheitsbedingungen. Hier werden Ihnen Strategien vorgestellt, wie Sie dazu beitragen, dass bestimmte Hirnareale, die sowohl an exekutiven Funktionen als auch an der Funktionalität der Beurteilungsnetzwerke beteiligt sind, schnell und effizient durchblutet und aktiviert werden. Zusätzlich werden Strategien aufgezeigt, wie Sie den Körper reflexiv stabilisieren. Verbesserungen dieser Art geben Ihrem Gehirn große Sicherheit und sind ein entscheidender Aspekt, wenn es darum geht, die gesamte Situation, in der eine größere Beweglichkeit gefordert wird, zu beurteilen.

Den Hauptinhalt des Buches bildet **Kapitel 5** (ab Seite 91). Hier werden zahlreiche Wege aufgezeigt, wie Sie neue Bewegungsweiten durch eine Neubewertung der Bewegung erreichen können. Die wichtigsten Komponenten hierbei sind Play – ein Trainingsprinzip, das Sie auf Seite 93 näher kennenlernen – und das Nutzen externer Ziele sowie das gezielte Adressieren des wichtigsten neuronalen Netzwerks, das die Dehntoleranz mitbestimmt. Wenn Sie diese Methoden und Prinzipien in Ihr Training integrieren, dann werden störende und unnötige Muskelspannungen sowie falsche Sicherheitskalkulationen nach und nach revidiert, sodass Ihr Gehirn mehr Dehnung und größere Bewegungsweiten toleriert.

In **Kapitel 6** geht es um das Aneignen und Kontrollieren der neuen Bewegungsweite. Hier lernen Sie, Kraft und Kontrolle am Ende der Bewegungsweite zu erlangen, die es Ihnen ermöglichen, eine langfristige und nachhaltige Beweglichkeit zu etablieren.

Das abschließende **Kapitel 7** widmet sich spezifischen Trainingsinhalten. Hier finden Sie Ideen, wie Sie die Anforderungscharakteristiken ausgewählter Beweglichkeitsziele schneller erreichen können. Wie kann ich zum Beispiel gezielt meine Nacken- und Schulterbeweglichkeit verbessern? Was kann ich machen, um meine Wirbelsäule in der Streckung beweglicher zu machen?

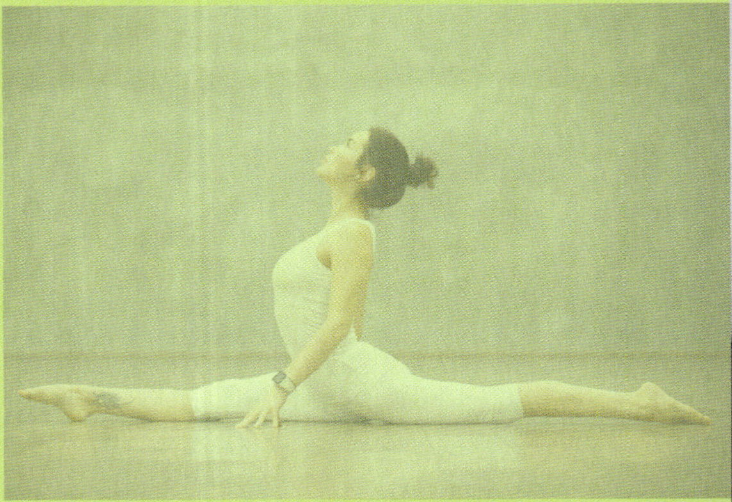
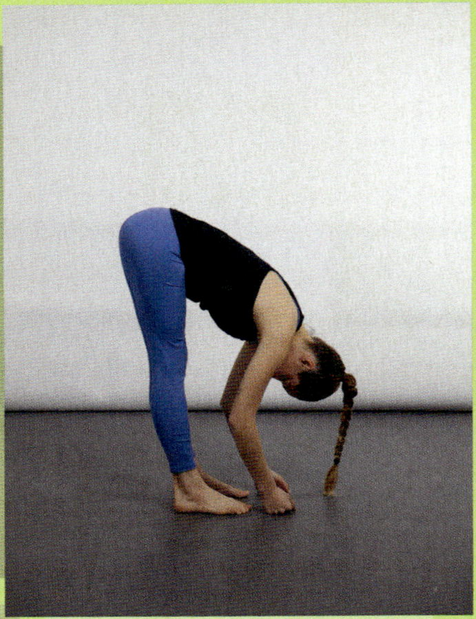
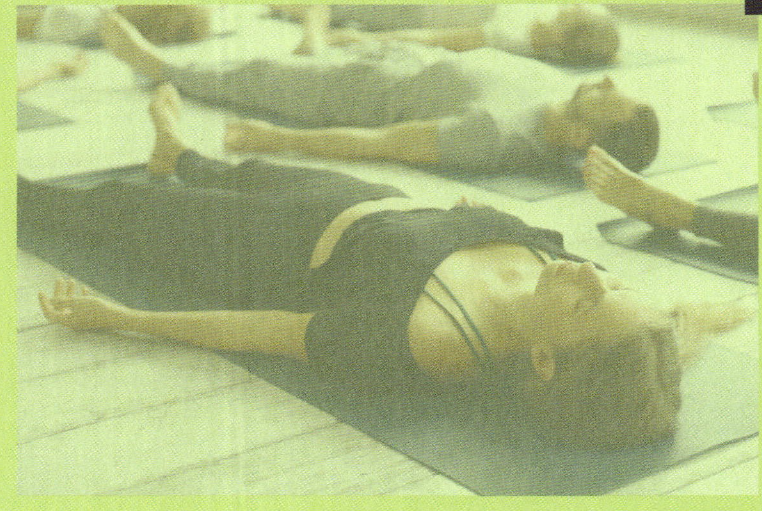
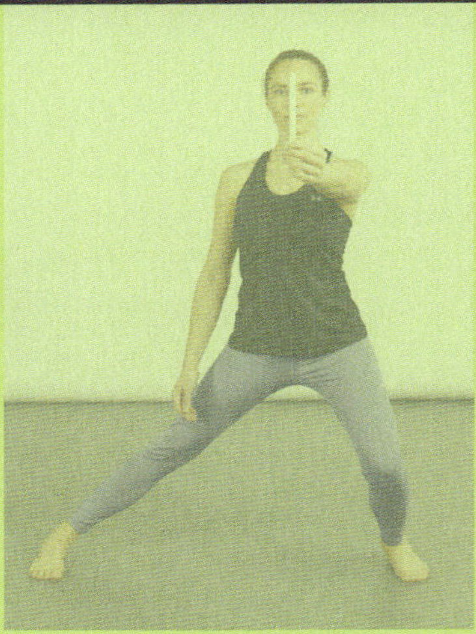
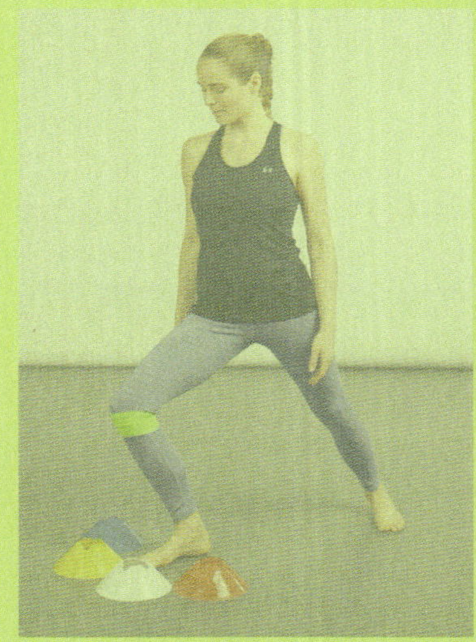
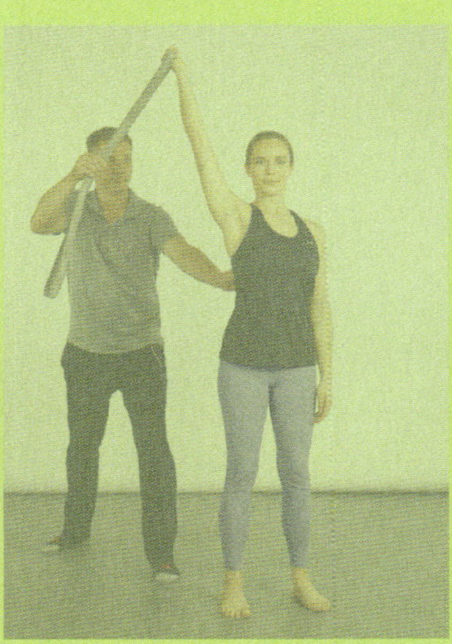
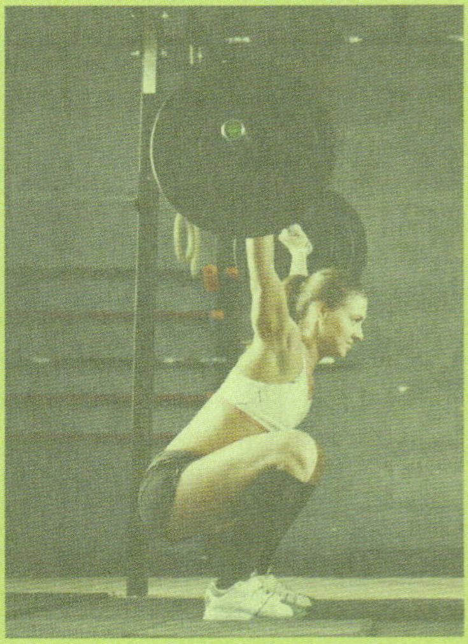

Assessments – schnelle Tests, um die Wirksamkeit des Trainings zu überprüfen

2

Die Wirkung des Trainings überprüfen

Assessments dienen in der Neuroathletik dazu, Informationen zu erhalten, wie das Gehirn und das zentrale Nervensystem auf einen Reiz reagieren. Assessments beurteilen damit nicht die Qualität, wie Sie eine Übung ausführen, sondern nur deren Wirkung auf Ihr (individuelles) Gehirn und zentrales Nervensystem zum jetzigen Zeitpunkt. Dadurch helfen sie Ihnen, die für Sie beste Übungsauswahl zu treffen und Ihr Training zu optimieren.

Wie bereits auf Seite 14 gesehen, arbeitet das Gehirn in drei Schritten: Es nimmt sensorische Informationen auf, integriert und analysiert diese und entwirft daraufhin den Bewegungsplan, den es als Output zur Umsetzung an die verschiedenen Organe sendet. Dieser Output, also die Bewegungsausführung, ist immer abhängig von den dem Gehirn zur Verfügung stehenden Informationen sowie den Aktivitätsleveln der hierfür relevanten Hirnareale. Durch die in diesem Buch vorgestellten Übungen werden dem Gehirn neue, zusätzliche sensorische Informationen zur Verfügung gestellt und gezielt wichtige Hirnareale und Netzwerke aktiviert. Dadurch verändert sich die Bewegungsausführung, der Output. Diese Veränderung zu überprüfen, ist Ziel der Assessments. Assessments sind also kleine Tests, mit deren Hilfe Sie in der Lage sind zu kontrollieren, ob das, was Sie gerade tun, beziehungsweise ob die Reize, die Sie Ihrem Gehirn geben, auch die gewünschte Wirkung zeigen.

Trainingsziel »besser werden«

Bevor wir zu den einzelnen Aspekten innerhalb der Rahmenbedingungen gelangen, ist es notwendig, die Grundprämisse eines jeden Trainings noch einmal deutlich zu machen. Jede Trainingsintervention sollte zum Ziel haben, Sie besser zu machen und die jeweilige Bewegungsaufgabe besser zu meistern. In diesem Fall ist das die Verbesserung der Beweglichkeit. Besonders im Sport sollte das Training stets zielführend sein. Dies zählt natürlich auch für das Beweglichkeitstraining. Es ist daher wichtig zu wissen, worin Sie beweglicher werden wollen und wie viel Beweglichkeit für Sie relevant ist, damit Sie Ihr Ziel erreichen. Worin Sie besser werden wollen, sollte immer in den Fokus gerückt werden und spezifisch adressiert und trainiert werden. Dies kann die Beweglichkeit bei Überkopfpressen sein, die Tiefe der Kniebeuge oder die Dehnfähigkeit im Spagat, das Aufdrehen beim Diskuswurf, beim Golfschwung oder in der Tennisvorhand. Daher ist auch bei den Assessments die Zielübung ein wichtiges Beurteilungskriterium.

Für jeden Menschen, der sich eine Bewegungsverbesserung als Ziel setzt – ob sie nun sportlicher oder therapeutischer Natur ist oder eine Alltagshandlung optimieren soll –, ist es entscheidend, ein Training zu absolvieren, das die spezifische Leistungsfähigkeit innerhalb der Sportart beziehungsweise der Alltagsbewegung verbessert oder, in therapeutischer Hinsicht, sich positiv auf das jeweilige Symptom auswirkt. Dies ermöglicht ein erfolgreiches Handeln, eine Verbesserung der sportlichen Performance beziehungsweise den rehabilitativen Erfolg. Grundsätzlich sollte das Training immer darauf ausgerichtet sein, eine größere Bewegungskompetenz zu erreichen, die das allgemeine Verletzungspotenzial minimiert und in unserem Fall die Erlaubnis erteilt, größere Bewegungsweiten einnehmen zu dürfen.

Assessments anwenden

In diesem Buch nutzen wir hauptsächlich diejenigen Bewegungen als Assessment, in denen Sie sich wünschen, beweglicher zu werden. Diese bezeichnen wir im weiteren Verlauf auch als »Zielbewegung«. Die Umsetzung der Assessments ist einfach: Führen Sie zum Beispiel als Assessment Ihre Zielbewegung (Seite 25) oder eine Rumpfbeuge (Seite 24) durch. Im Anschluss absolvieren Sie die neuronale Aktivierung, zum Beispiel eine Luftnotübung (Seite 70/71). Dann führen Sie die Rumpfbeuge beziehungsweise die Zielbewegung erneut aus. Fällt Ihnen diese nun leichter als bei der ersten Ausführung und sind Sie beweglicher geworden, ist das Assessment positiv ausgefallen. Dies bedeutet wiederum, dass die Übung, also in unserem Beispiel die Luftnotübung, für Sie leistungssteigernd gewirkt hat und Sie diese Übung in Ihr Training integrieren können, um dort von ihr zu profitieren.

Beispiele für Assessments

Denken Sie daran, dass alle Anpassungen Sie in Ihrem Ziel besser werden lassen sollen. Ihr Assessment sollte daher immer in einen spezifischen, für Sie relevanten Bezug gesetzt werden.

▶ Rumpfbeuge

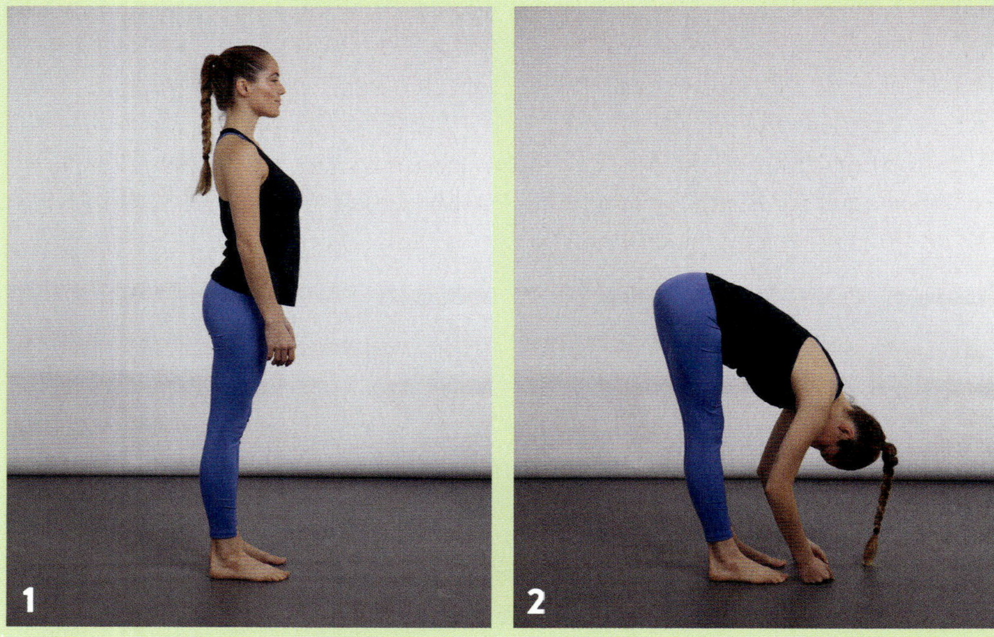

Die Rumpfbeuge ist eine einfache Möglichkeit, um Veränderungen der Beweglichkeit leicht und schnell zu überprüfen.

1. Nehmen Sie den neutralen Stand ein, die Wirbelsäule ist entspannt und locker, der Blick ist geradeaus gerichtet.
2. Beugen Sie sich jetzt mit dem Oberkörper aus der Hüfte heraus nach vorn und versuchen Sie, mit den Fingerspitzen die Zehen zu berühren. Führen Sie diese Bewegung zu Beginn 2- bis 4-mal hintereinander aus, um ein Gefühl für die Spannung im gesamten Körper und die Tiefe zu bekommen, wie tief Sie also in diese Vorneige Richtung Boden kommen. Merken Sie sich die empfundene Spannung und die Bewegungsweite.

Hinweis: Dieser Test ist nicht für Personen mit starken Gleichgewichtsproblemen geeignet.

Zielübung als Assessment

Das wohl wichtigste Assessment ist jedoch immer Ihr Bewegungsziel. Die spezifische Bewegung, in der Sie beweglicher werden möchten – und damit Ihre persönliche Motivation – hat die höchste Relevanz für Ihr Gehirn. Das Erreichen Ihres Bewegungsziels sollte immer im Vordergrund stehen. Ist es die Rumpfbeuge oder der seitliche Ausfallschritt, der Spagat oder die Schulterbeweglichkeit? Führen Sie genau die Übung, in der Sie beweglicher werden wollen, als Hauptassessment durch. Gehen Sie hier genauso vor, wie bei der Rumpfbeuge beispielhaft beschrieben. Testen Sie Ihre Zielbewegung, führen Sie eine Übung aus und testen Sie dann erneut Ihre Zielbewegung.

▸ Beispiel 1: Spagat

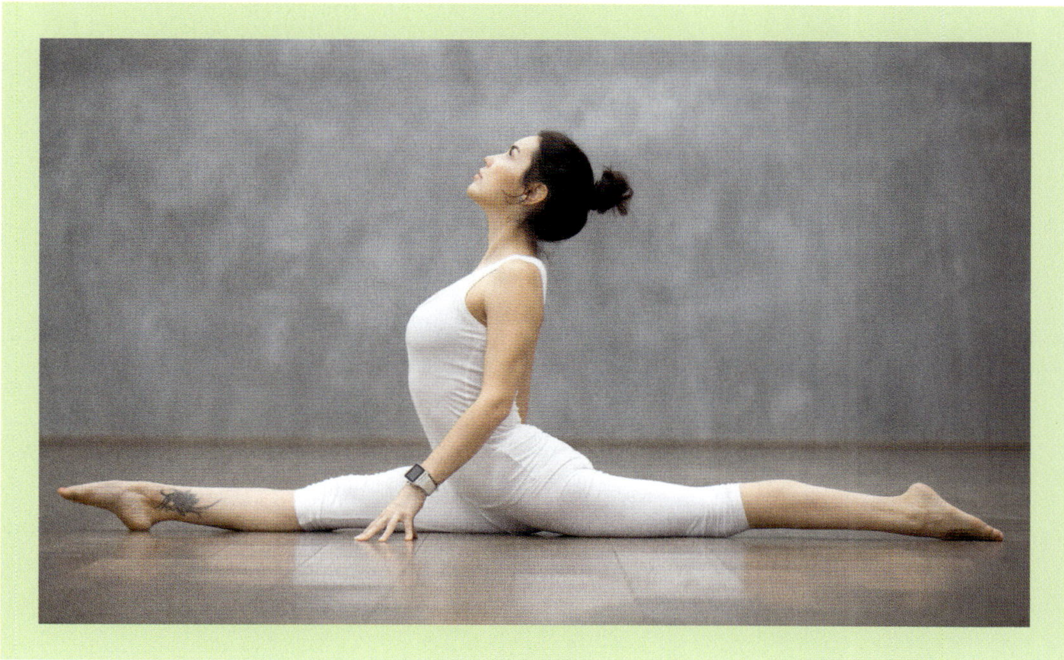

▸ *Möchten Sie die Beweglichkeit innerhalb eines Spagats verbessern, nutzen Sie diese Zielbewegung als Ihr Assessment.*

▶ Beispiel 2: Überkopfkniebeuge

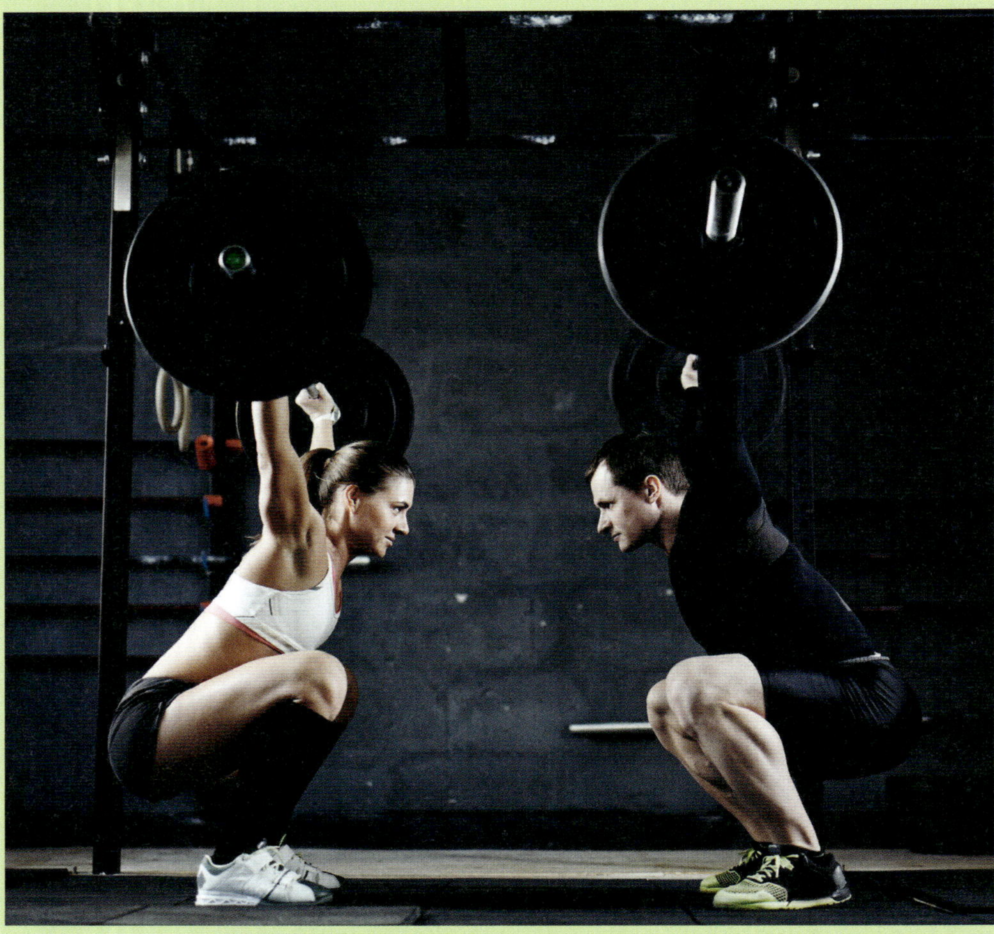

▶ *Möchten Sie die Beweglichkeit innerhalb der Überkopfkniebeuge verbessern, nutzen Sie diese Zielbewegung als Ihr Assessment.*

▶ Beispiel 3: Oberkörperaufdrehen beim Golfschwung

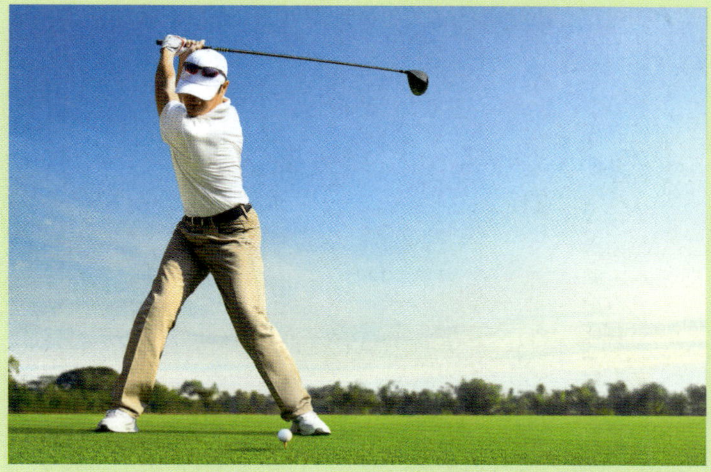

▶ *Möchten Sie Ihre Beweglichkeit im Golfschwung verbessern, können Sie als Assessment nutzen, wie weit Sie den Oberkörper in der Auftaktbewegung aufdrehen können.*

▶ Beispiel 4: Volleyballannahme

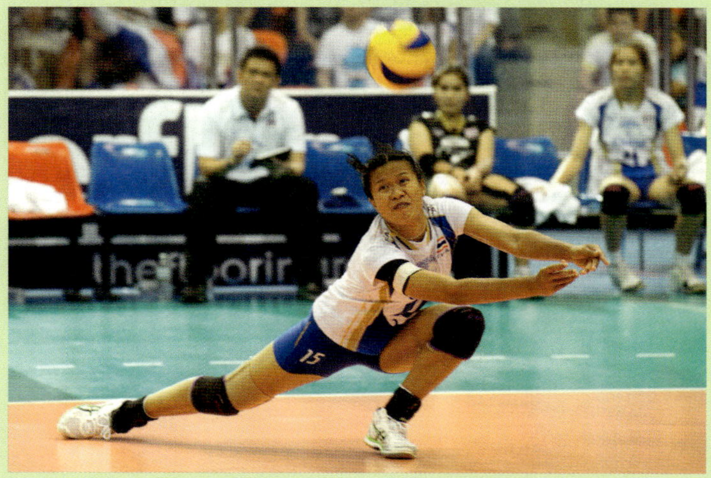

▶ *Sie können die Beweglichkeit in der Position einer Volleyballannahme testen.*

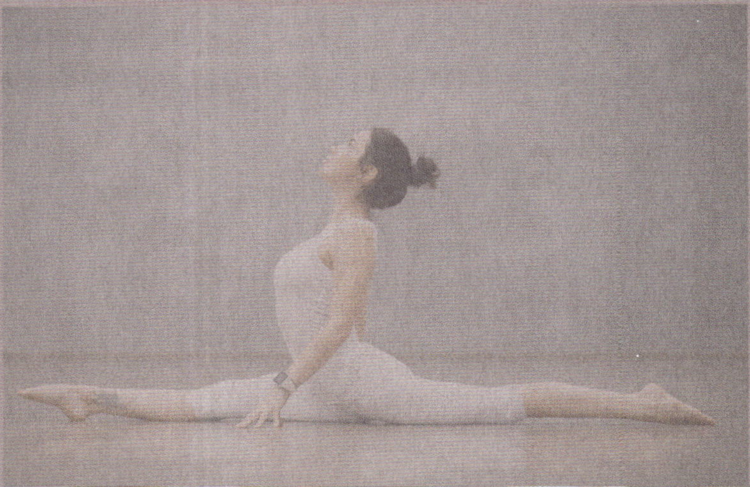
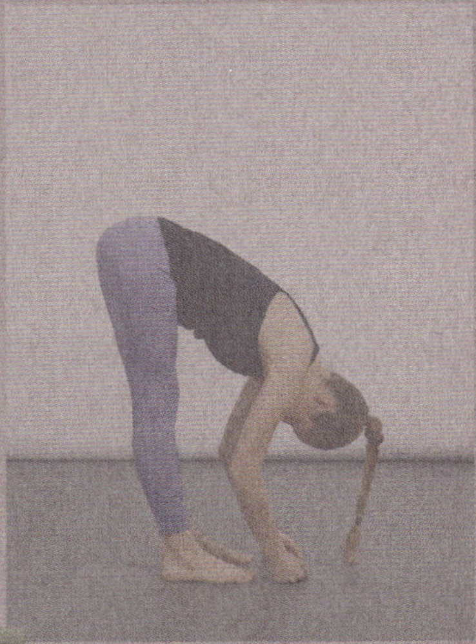
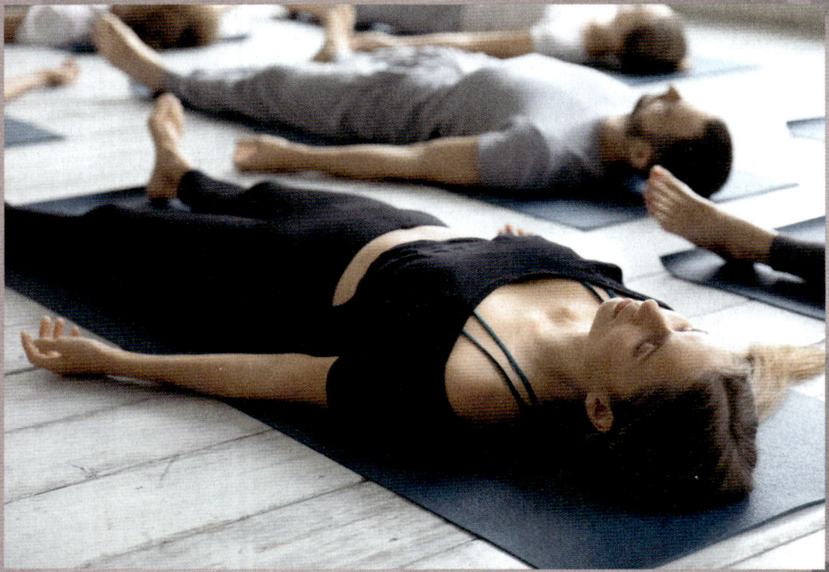
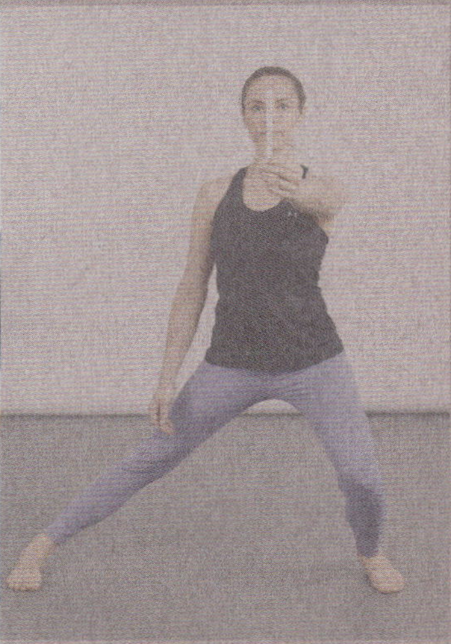
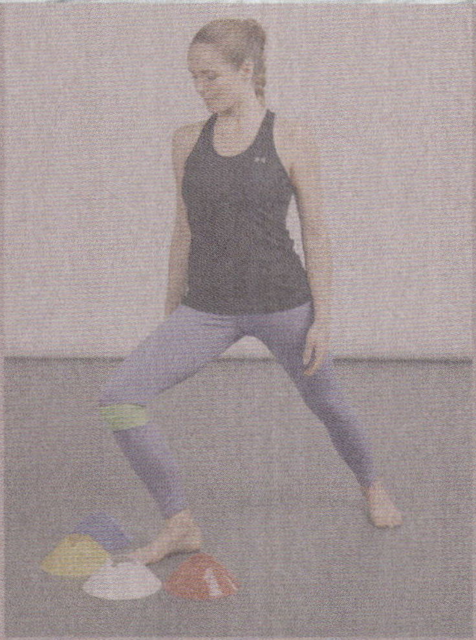
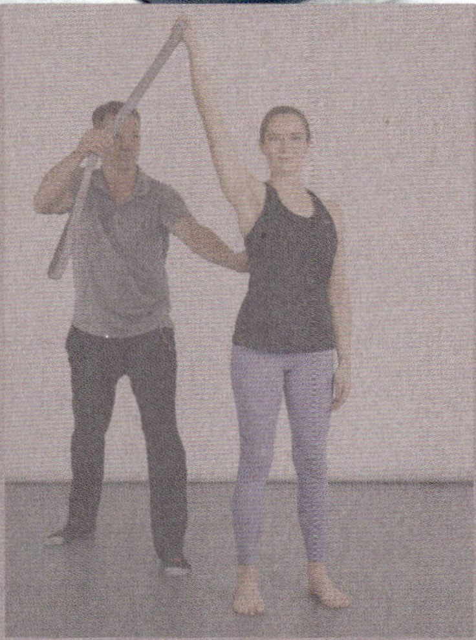
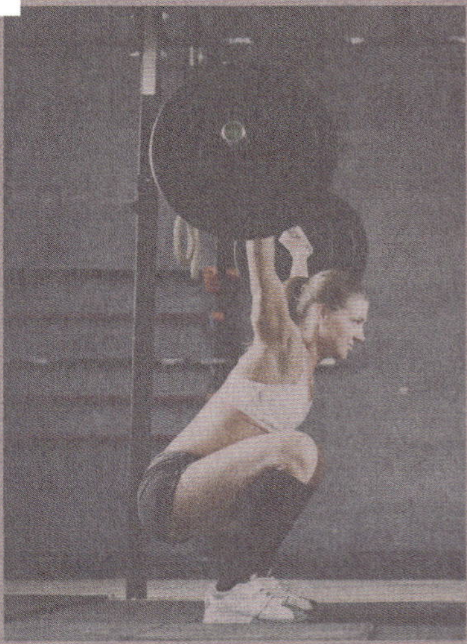

Entspannung als Grundlage von Beweglichkeit

3

Warum die Fähigkeit zu entspannen Ihre Beweglichkeit mitbestimmt

In der Einleitung wurde schon darauf hingewiesen, dass vor allem Gewebespannung und kortikale Netzwerke, die den körperlichen Zustand einordnen und einschätzen, maßgeblich daran beteiligt sind, dass das Gehirn dem Körper erlaubt, größere Bewegungen und mehr Dehnspannung auf dem beteiligten Gewebe zu tolerieren. Die Fähigkeit, aktiv muskuläre Systeme zu entspannen, ist eine Grundvoraussetzung der Beweglichkeitsverbesserung.

Im Beweglichkeitstraining, besonders beim Dehnen, wird der Fokus oft mehr auf das Erfühlen von Spannungen innerhalb der Bewegung gelegt als auf das Erlernen von Entspannung innerhalb der jeweiligen Situation beziehungsweise Position. Im Gegensatz dazu geht es in beiden hier vorgestellten Methoden darum, dass Sie lernen, wie es sich überhaupt anfühlt, entspannt zu sein beziehungsweise muskulär zu entspannen, muskuläre Spannung loszulassen. Meist nehmen wir nicht wahr, dass ein System unter vermehrter Spannung steht beziehungsweise wir wissen gar nicht genau, wie es sich anfühlt, entspannt zu sein. Muskulär zu entspannen ist ein aktiver, willkürlicher Prozess, eine Fähigkeit, genauso wie die Erzeugung muskulärer Spannung (Kraft). Es ist also erlern- und trainierbar. Es beruht des Weiteren auf Entscheidungen, die das Gehirn aufgrund der situativen sensorischen Datenlage, vorausgegangener Erfahrungen und prognostizierter Erwartungen trifft. Mit diesem Wissen im Hinterkopf macht es Sinn, sich zum einen mit der Neurologie der Entspannung und der Frage, welche Hirnareale daran beteiligt sind, sowie mit Entspannungstechniken auseinanderzusetzen, die Einfluss auf die muskuläre Spannung haben.

Welche Hirnareale die Entspannungsfähigkeit beeinflussen

Schaut man sich die Hirnareale an, die bei muskulärer Entspannung aktiv werden, so sind hier vor allem der dorsolaterale präfrontale Kortex (*dorsolateral prefrontal cortex*, DLPFC) und der vordere cinguläre Kortex (*anterior cingulate cortex*, ACC) sowie die Inselrinde von besonderem Interesse. Diese Bereiche unseres Gehirns sind jedoch nicht nur beim Prozess der muskulären Entspannung beteiligt, einer Grundvorraussetzung von Beweglichkeit, sondern sie bilden auch Teile des Salienz-Netzwerks (*salience network*), welches bei der Beurteilung der Dehntoleranz, bei der Beurteilung von Konflikten sowie bei der Beurteilung von nozizeptiven Reizen beteiligt ist. In Kapitel 5 ab Seite 126 wird noch ausführlich auf dieses Netzwerk eingegangen. Durch das Training der muskulären Entspannungsfähigkeit können wir also aktiv auf kortikale Bereiche Einfluss nehmen, die an der Erlaubnis der Dehntoleranz beteiligt sind.

Bodyscan – Spannungen gezielt loslassen

Der Bodyscan ist den Body-Mind-Meditationen zuzuordnen und wurde besonders durch den Achtsamkeitsmeditationslehrer Jon Kabat-Zinn geprägt. Der Bodyscan dient im Allgemeinen zur Stressreduktion und Entspannung und optimiert wichtige Komponenten des neuronalen Netzwerks, das an der Beurteilung und Einschätzung der körperlichen Signale beteiligt ist. Das Prinzip des Bodyscans ist einfach. Der Körper wird vom Kopf bis zu den Füßen mental gescannt und auf Spannungen sowie Spannungsunterschiede hin durchsucht. Ziel ist es, die wahrgenommene Spannung durch eine willentliche Entscheidung aktiv loszulassen und zu reduzieren. In der Praxis zeigt sich das Entspannen des Kopf-, Nacken- und Schulterbereichs als besonders effektiv, die allgemeine Dehntoleranz zu erhöhen, und sollte daher vermehrte Aufmerksamkeit bekommen. Beim Bodyscan machen Sie nun eine innerliche Reise durch Ihren Körper. Stellen Sie sich dabei die folgenden Fragen:

- Gibt es hier (vermehrt) Spannung?
- Können Sie diese loslassen?

▶ Bodyscan

Im Folgenden wird der komplette klassische Bodyscan beschrieben. Er kann und sollte aber den individuellen Gegebenheiten angepasst werden. So soll die Übung überall, auch auf dem Sportplatz, durchgeführt werden können, und sie ist so beschrieben, dass Sie sie stehend ausführen können. Es geht hier also mehr um das Prinzip als um eine spezifische Technik. Ist das Prinzip verinnerlicht und verstanden, können Sie die Übung ruhig abwandeln, um sie besser in Ihren Trainingsalltag zu integrieren.

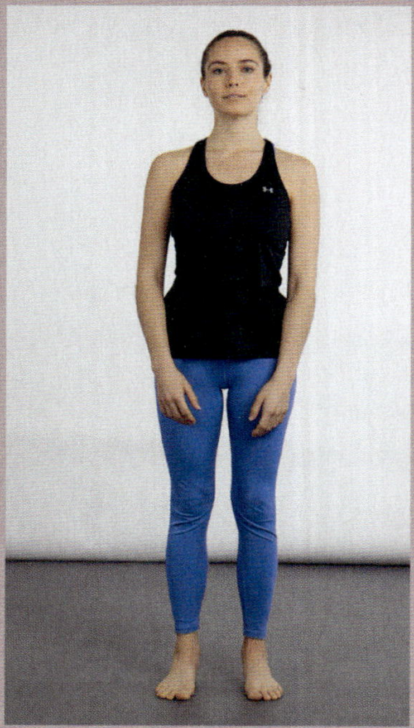

Stellen Sie sich hüftbreit auf, die Wirbelsäule ist lang und locker und der Atem fließt ruhig und gleichmäßig. Stellen Sie sich nun vor, Sie scannen Ihren Körper von Kopf bis Fuß Zentimeter für Zentimeter von oben nach unten ab. Fangen Sie am Kopf an, nehmen Sie Gesicht, Kopf und Nacken wahr. Spüren Sie Unterschiede zwischen Ihrer rechten und linken Gesichtshälfte, im rechten und linken Schädelbereich, in Ihrer Nackenmuskulatur? Gibt es irgendwo Spannungen? Nehmen Sie diese Spannungen kurz wahr und versuchen Sie, diese aufzulösen, indem Sie sich einen inneren Befehl hierzu geben. Scannen Sie auf die gleiche Art Schultern, Brustpartie, Arme, Rumpf, Beine und Füße auf Spannungsunterschiede und leiten Sie gegebenenfalls auch hier die Spannungen lokal aus dem Körper. Es bedarf einiger Übung und Zeit, den Körper differenziert zu scannen, wahrzunehmen und sich zu erlauben, die Spannungen zu lösen. Führen Sie den Bodyscan ganz oder auch in Teilen täglich für 2 bis 5 Minuten vor dem Training aus.

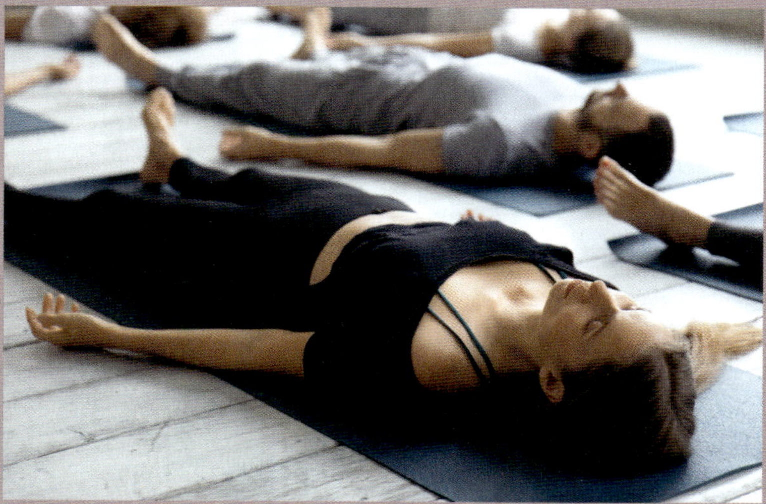

Hinweis: Vielen Menschen fällt es leichter zu entspannen, wenn sie die Übung zunächst im Sitzen oder Liegen ausführen, bevor sie in den Stand oder in die spezifische Position gehen. Bitte schauen Sie, was für Sie am besten wirkt.

Progressive Muskelentspannung

Edmund Jacobson gilt als der Begründer der progressiven Muskelentspannung (PME). Durch seine Forschung kam er zu der Erkenntnis, dass entspannte Muskeln die Aktivität im Gehirn positiv beeinflussen. Es zeigt sich, dass durch diese Methode Schmerz weniger stark wahrgenommen und die allgemeine Muskelspannung reduziert wird – beides sind zentrale Aspekte bei der Betrachtung der Dehntoleranz. Ähnlich wie bei dem Bodyscan zeigen auch bei der progressiven Muskelentspannung die Bereiche im Gehirn mehr Aktivität, die auf die Dehntoleranz Einfluss nehmen. Hierdurch ist diese Methode prädestiniert, bessere Rahmenbedingungen zu schaffen, innerhalb derer Ihr Beweglichkeitstraining stattfinden kann.

▶ Progressive Muskelentspannung nach Jacobson

Die Methode der Muskelentspannung, die hier vorgestellt wird, ist eine vereinfachte Form des originalen Programms und lässt sich für die meisten Menschen schnell und leicht erlernen. Daher ist sie ein guter Startpunkt, um in die Körperwahrnehmungsübungen einzusteigen. Sie kann für circa 10 Minuten täglich praktiziert werden, um über die Zeit eine allgemeine Reduzierung der Muskelspannung zu erreichen. Alternativ führen Sie die Übung für 2 bis 5 Minuten unmittelbar vor dem Beweglichkeitstraining aus. Neben einer allgemein besseren Muskelentspannungsfähigkeit kann diese Methode auch gut genutzt werden, um spezifische Bereiche gezielt zu adressieren, wie zum Beispiel die Beine oder die Muskulatur um die Schulter herum, je nachdem, wo und wobei Sie beweglicher werden möchten.

Im Folgendem finden Sie exemplarisch einen Gesamtablauf der progressiven Muskelentspannung im Stand (Abbildungen Seite 34). Bitte behalten Sie im Hinterkopf, dass es wie bei dem Bodyscan mehr um das zugrunde liegende Wirkprinzip und weniger um eine genaue Technik geht. Wenn Sie das Prinzip verstehen, sind Sie in der Lage, es immer und ohne viel Aufwand anzuwenden.

1. Stellen Sie sich etwa schulterbreit hin, die Wirbelsäule ist entspannt und locker aufgerichtet (Abbildung 1, Seite 34). Der Atem fließt ruhig und gleichmäßig. Richten Sie nun Ihre Aufmerksamkeit auf den rechten Unterarm – vom Handgelenk bis zum Ellenbogen. Nehmen Sie ihn für 2 bis 3 Sekunden wahr.

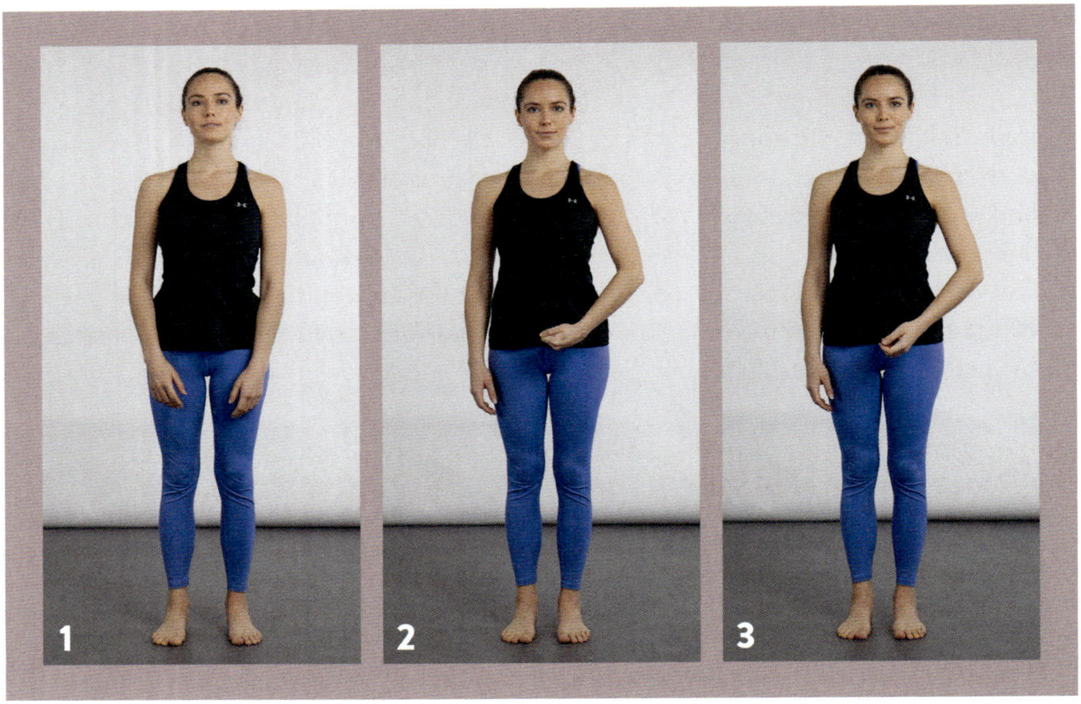

2. Ballen Sie dann die Hand zur Faust und spannen Sie den gesamten Unterarm so stark wie möglich an. Achten Sie darauf, dass Sie die Anspannung zunächst langsam beginnen, bis Sie die maximale Spannung im gesamten Unterarm und in der Hand erreichen. Nehmen Sie die Spannung und Stärke für 6 bis 8 Sekunden wahr. Lassen Sie in dieser Zeit Ihre Aufmerksamkeit in alle Partien des Unterarms und der Hand schweifen. Spüren Sie die Spannung überall gleichmäßig? Gibt es Stellen, die Sie schlechter spüren?
3. Lösen Sie die Spannung abrupt! Spüren Sie nun erneut in den Unterarm und die Hand hinein und nehmen Sie die Entspannung, Leichtigkeit und Lockerheit nach der Anspannung wahr. Spüren Sie den Unterschied zwischen angespanntem und entspanntem Arm. Lenken Sie nun Ihre Aufmerksamkeit für insgesamt 30 bis 60 Sekunden in alle Bereiche des Unterarms und der Hand. Sind alle Muskeln locker und entspannt? Gibt es Stellen, die nicht richtig entspannt sind? Nehmen Sie den Unterschied zwischen An- und Entspannung noch einmal wahr und wiederholen Sie die Übung ein weiteres Mal. Anschließend lenken Sie Ihre Aufmerksamkeit auf die nächste Körperpartie.

Spannen Sie in dieser Reihenfolge die folgenden Körperbereiche an und entspannen Sie sie wieder:

- rechter Unterarm inklusive Hand
- rechter Oberarm
- linker Unterarm inklusive Hand
- linker Oberarm
- Gesicht
- Nacken und Schultern
- Rücken
- Bauch
- rechter Fuß
- rechter Unterschenkel
- rechter Oberschenkel
- linker Fuß
- linker Unterschenkel
- linker Oberschenkel

Unser Expertentipp

Versuchen Sie, während Sie die Spannung erfühlen, jeweils nur den ausgewählten Körperbereich isoliert anzuspannen und den restlichen Körper locker zu lassen. Dies ist besonders schwierig bei direkt benachbarten Bereichen wie Unterarm und Oberarm. Nach und nach werden Sie sehen, dass Ihre Fähigkeit zu entspannen immer präziser und besser wird.

Die Entspannungsmethoden in das Beweglichkeitstraining übertragen

Im Training ist es stets wichtig, so spezifisch wie möglich zu arbeiten. Daher sind zum einen besonders die Bereiche zu scannen und zu entspannen, die an der Zielbewegung beteiligt sind. Wollen Sie zum Beispiel eine bessere Beweglichkeit in der Schulter und im Kopf-Nacken-Bereich, sollten diese Bereiche auch im Vorfeld gescannt und entspannt werden. Zum anderen können Sie die Techniken auch in der jeweiligen Zielposition umsetzen. Hierfür sollten Sie jedoch nicht die maximale Endposition ausreizen, sondern innerhalb einer Teilbewegung arbeiten. Überprüfen Sie anhand der Assessments, welche Herangehensweise für Sie die besten Beweglichkeitsresultate liefert.

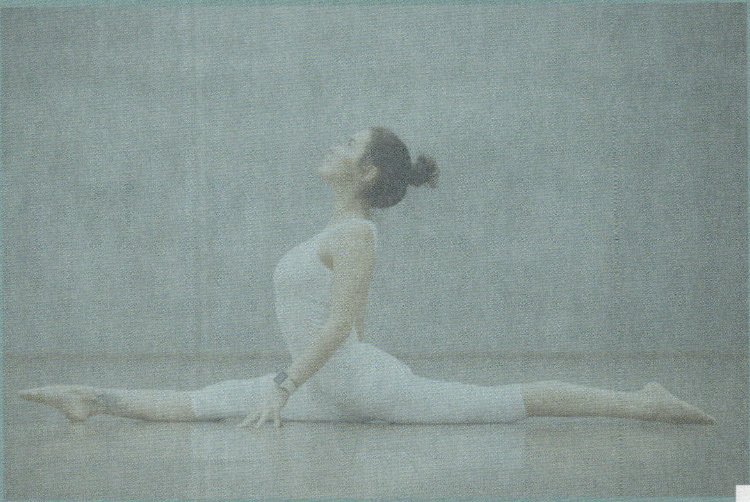
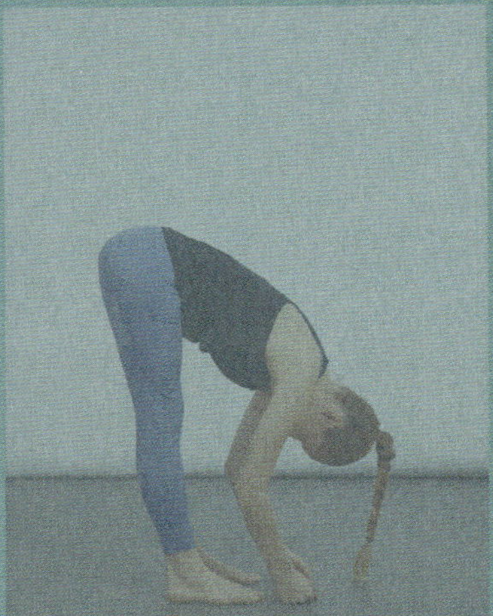
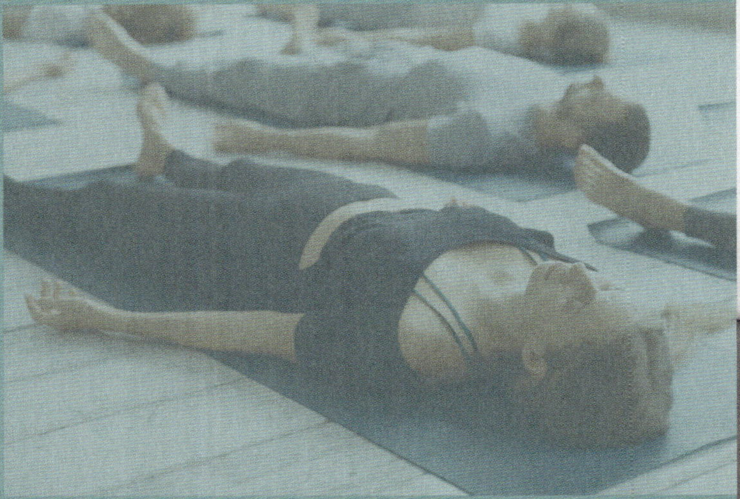
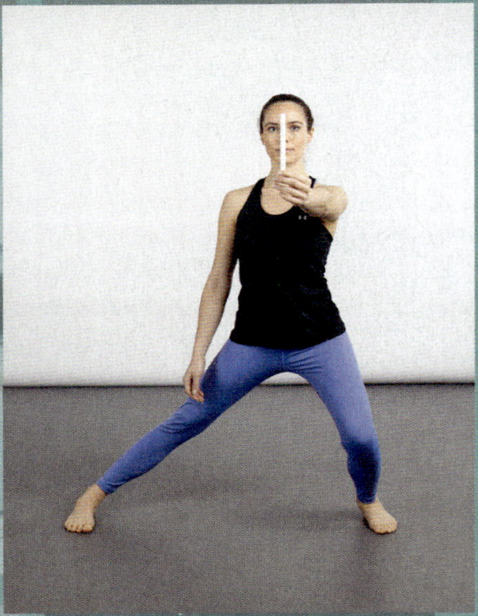
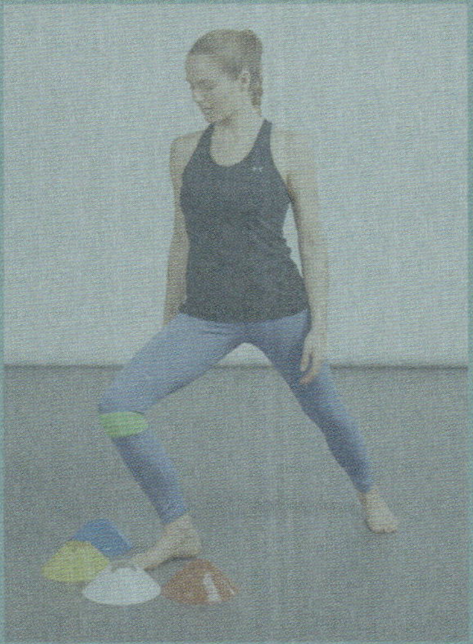
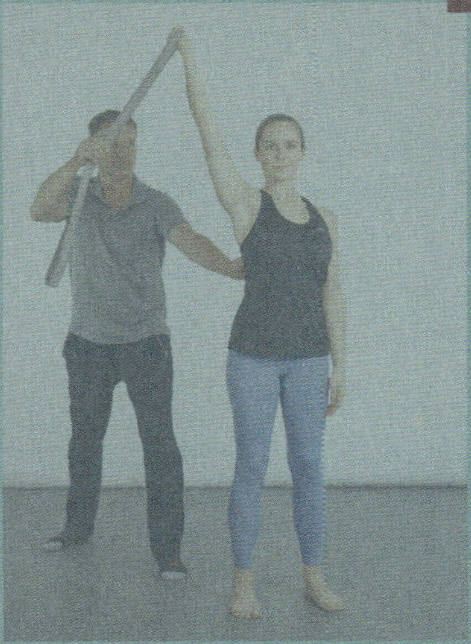
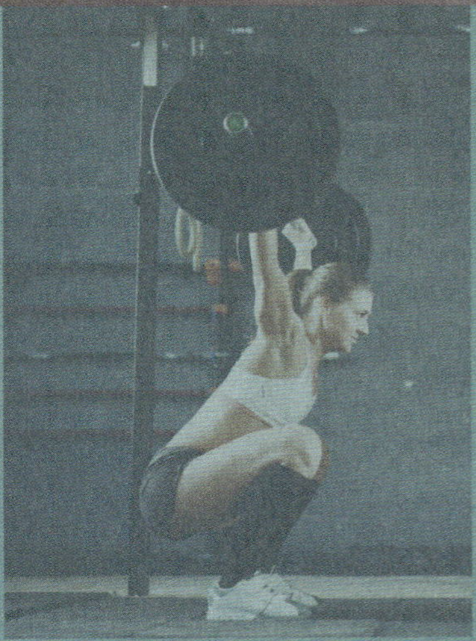

Beweglichkeit optimal vorbereiten

4

Bessere Rahmenbedingungen schaffen

Wie in Kapitel 1 beschrieben, sind es für die meisten Menschen nicht die strukturellen Veränderungen der Gewebe, die größere Bewegungsweite ermöglichen. Vielmehr gehen die positiven Veränderungen überwiegend auf eine erhöhte Dehntoleranz zurück, die aufgrund neuronaler Prozesse vom Gehirn reguliert wird. Zur Erinnerung: Es sollte im Beweglichkeitstraining also nicht der Aufgabe nachgegangen werden, mit verschiedensten Methoden das involvierte Gewebe anatomisch-strukturell zu verändern, vielmehr müssen die Rahmenbedingungen verbessert werden, innerhalb derer das Erreichen des Bewegungsziels für Ihr Gehirn sicherer erscheint. Sicherheit ist immer der ausschlaggebende Punkt für die Erlaubnis, größere Bewegungen einnehmen zu dürfen.

Beweglichkeit durch bessere Programmierung

Es scheint auf den ersten Blick eine banale Aussage zu sein: Beim Training der aktiven Beweglichkeit handelt es sich um willkürlich, das heißt willentlich, ausgeführte Bewegungen. Willkürliche Bewegungen werden über motorische Programme, die im Gehirn erstellt werden, initiiert und gesteuert. Auf den zweiten Blick eröffnet uns diese Tatsache jedoch zahlreiche Möglichkeiten, die Beweglichkeit zu verbessern. Die Erstellung dieses Bewegungsprogramms ist nämlich von vielen, insbesondere sensorischen Aspekten abhängig, und auf diese können Sie gezielt Einfluss nehmen, sobald Sie wissen, nach welchen Regeln und Prinzipien die Programmerstellung abläuft, welche Bereiche im Gehirn beteiligt sind und wie Sie diese gezielt beeinflussen beziehungsweise optimieren können. Die wichtigsten Aspekte sind die folgenden:

- Bewegungen werden im Kortex geplant und veranlasst.
- Bewegungen müssen über Hirnstammfunktionen stabilisiert werden.
- Bewegungen sind als Output von sensorischen Informationen aus dem Körper und der Umwelt abhängig.

Diese drei Aspekte bilden für dieses Buch nun die Rahmenbedingungen, die es im Vorfeld des Trainings zu optimieren gilt, damit Ihr Gehirn größere Bewegungsweiten als sicher einstufen kann. Die Aktivität und Funktionalität jeder an der Planung, Erstellung und Ausführung des Bewegungsprogramms beteiligten Struktur hat Auswirkungen auf das Endresultat: Die Reihenfolge, in der wir Ihnen die rahmenbildenden Aspekte »Sensorik«, »Stabilität« und »Kortexaktivierung« hier vorstellen, entspricht dem

Aktivierungsverlauf im Gehirn. Wir empfehlen Ihnen, diese auch in dieser Reihenfolge durchzuarbeiten und anzuwenden.

Ziel ist es, später alle Aktivierungen, falls möglich, auch in die Zielbewegung des Beweglichkeitstrainings zu implementieren. Die Aspekte in diesem Kapitel sollen Ihnen helfen, Ihr Training im Allgemeinen und das Beweglichkeitstraining im Besonderen vorzubereiten. Sie können die Übungen zur Verbesserung der Rahmenbedingungen direkt und unmittelbar vor dem oder innerhalb des Beweglichkeitstrainings absolvieren, um bestmögliche Fortschritte zu erreichen. Nutzen Sie hierfür die Übungen, bei denen Sie ein positives Assessment hatten.

Sensorik – Grundlage von Bewegung

Der erste Aspekt betrifft die sensorischen Informationen aus den taktilen Rezeptoren der Haut. Alle Bewegungsaufgaben, die an das Gehirn gestellt werden, müssen sensomotorisch gelöst und reflexiv stabilisiert werden. Sensomotorisch bedeutet, vereinfacht ausgedrückt, dass Ihr Gehirn sensorische Informationen aus der Umwelt und dem Körper braucht, um die Bewegungsaufgabe (motorisch) zu lösen.

Wichtige Informationen aus der Haut

Wichtig, aber oft vernachlässigt, sind die sensorischen Informationen, die über die Haut in das Gehirn gelangen. Die Haut ist das größte Organ und der einzige Bereich, der direkten Kontakt mit der Außenwelt hat. Dementsprechend wichtig sind die hier aufgenommenen Informationen in Bezug auf das allgemeine Sicherheitsempfinden. Ist die taktile Informationsvermittlung unzureichend, beeinträchtigt das immer die Bewegungsregulation. Unabhängig von der allgemeinen Wichtigkeit der sensorischen Informationen aus der Haut gibt es noch spezifischere Aspekte, die durch die Stimulation der Haut adressiert werden und die einen Einfluss auf die Dehntoleranz großamplitudiger Bewegungen haben. Diese werden im Folgenden vorgestellt.

Positive Effekte des sensorischen Stimulus

Zunächst einmal zeigt es sich, dass ein sensorisches Stimulieren der Arme und Beine durchblutungsfördernd auf das Gehirn wirkt. Stimulieren Sie Ihre linke Körperseite, wird der rechte Kortex vermehrt durchblutet, und umgekehrt bewirkt eine sensorische Stimulierung der rechten Körperseite eine verbesserte Durchblutung des linken

Kortex. Über die positive Wirkung wird ab Seite 78 noch ausführlich berichtet. Aber ein sensorischer Stimulus der Haut bewirkt noch weitere positive Aspekte. So bekommt das Gehirn über sensorische Reize eine bessere innere Repräsentation davon, wo sich Ihr Körper im Raum und die Körperteile zueinander befinden. Je besser diese inneren Repräsentationen, auch Homunkuli genannt, sind, desto präziser kann das Gehirn die Bewegungen planen und eine bessere Vorhersehbarkeit für die Bewegung erstellen. Diese ist entscheidend für die Erlaubnis, große Bewegungen sicher einnehmen zu dürfen. Des Weiteren ist auch die Spannung der Haut ein Faktor, der die Dehntoleranz nicht unerheblich mitbestimmt. Über sensorisches Stimulieren haben Sie die Möglichkeit, die Gewebespannung der Haut positiv zu beeinflussen.

Der hier vorgestellte sensorische Stimulus, den Sie auf der Haut auslösen, gelangt über die sogenannten Hinterstrangbahnen ins Gehirn. Diese Nervenbahnen, die zum Rückenmark gehören, leiten Aspekte der feineren Wahrnehmungsprozesse wie leichte Berührung, leichten Druck, Vibration, Größe und Auflagefläche der Berührung und vieles mehr aus dem Körper an das Gehirn weiter. Die Menge und Qualität dieser Informationen ist wichtig, wenn es zur Beurteilung des Gewebezustands kommt. Die nozizeptiven Informationen, also diejenigen sensorischen Informationen, über die auch potenzielle Schädigungen am Gewebe wahrgenommen werden und die in hohem Maße die Dehntoleranz mitbestimmen, werden immer im Gesamtkontext aller eingehenden Informationen eines Gewebes betrachtet. Je klarer die Informationen aus einem Gewebe sind, desto besser kann das Gehirn die gesamte Qualität des Gewebes beurteilen.

Im Folgenden werden Ihnen zwei Möglichkeiten aufgezeigt, wie Sie gezielt sensorischen Stimulus in Ihr Training integrieren können. Die sensorischen Informationen können zum einen global genutzt werden, um die allgemeinen Aktivitätsmuster des Kortex zu beeinflussen. Durch einen lokalen sensorischen Stimulus können Sie gezielt die Beweglichkeit in ausgewählten Dehnpositionen und Mobility-Übungen verbessern.

Globaler sensorischer Stimulus

Bei dieser Form der sensorischen Stimulation werden sensorische Reize auf die zu dehnende Extremität gegeben. Diese Art lässt sich gut in das Aufwärmen unmittelbar vor dem Beweglichkeitstraining integrieren. Auch bewirkt ein globales Stimulieren eine vermehrte kortikale Durchblutung und eine verbesserte Repräsentation der stimulierten Körperbereiche.

▶ Sensorischer Flow als Warm-up

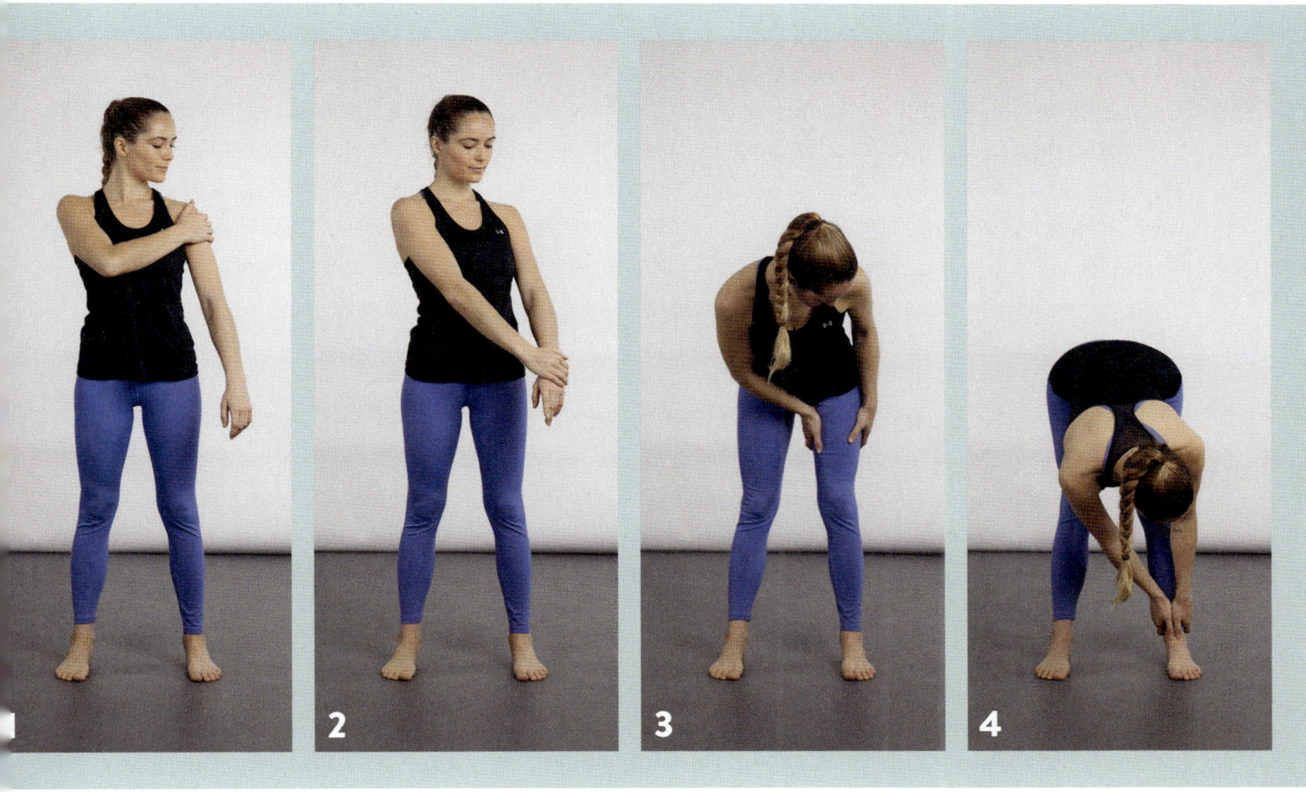

Das Prinzip ist denkbar einfach: Sie reiben entweder Ihren kompletten Körper oder aber vor allem die Arme und Beine vor dem Training ab.

1. Stellen Sie sich hüftbreit hin. Legen Sie die rechte Hand auf den linken Oberarm.
2. Reiben Sie den linken Arm von oben nach unten und wieder hinauf. Nutzen Sie hierfür die flache rechte Hand oder eine Bürste oder einen Schwamm. Lenken Sie hierbei Ihre Aufmerksamkeit auf das Fühlen auf Ihrer Haut. Führen Sie diese Bewegung für 10 bis 20 Sekunden durch.
3. Wechseln Sie im Anschluss zu Ihrem linken Bein. Legen Sie Ihre Hände auf den Oberschenkel.
4. Streichen Sie das Bein mit beiden Händen aus. Führen Sie diese Bewegung für 10 bis 20 Sekunden durch.

Hinweise

- Testen Sie im Anschluss die Wirkung anhand eines Assessments Ihrer Wahl (ab Seite 24) und führen Sie dann die Übung auf der rechten Körperseite durch. Testen Sie auch hier die Wirkung der Übung durch ein Assessment.
- Welche Seite erhöht Ihre Beweglichkeit mehr? Es zeigt sich häufig, dass die Stimulation einer Körperseite bessere Ergebnisse zeigt als die Stimulation beider Seiten. Nutzen Sie dann zur Vorbereitung Ihres Beweglichkeitstrainings die Seite mit dem besseren Assessment.

Unser Expertentipp

Was sich in der Praxis als äußerst wirkungsvoll zeigt, ist, wenn Sie im Vorfeld speziell die Hautfläche von den Bereichen, die im Anschluss durch die Bewegung hohe Zugspannungen ertragen müssen, abreiben. Dies wäre zum Beispiel die Vorderseite des Oberschenkels für die Beweglichkeitsverbesserung der Beckenaufrichtung oder Hüftstreckung.

Lokaler haltungs- oder positionsspezifischer sensorischer Stimulus

Neben dem globalen Stimulus bietet es sich an, auch haltungs- oder positionsspezifisch, in diesem Fall lokal, mit dem Gewebe zu arbeiten. Hierbei wird der sensorische Stimulus so spezifisch wie möglich und unmittelbar vor oder während der Übung genutzt. In der Praxis ist vor allem eine direkte sensorische Stimulation an der Stelle beziehungsweise dem Bereich, wo Sie am meisten Zugspannung fühlen, am effektivsten. Reiben Sie den Bereich für 5 bis 10 Sekunden mit den Händen ab.

▶ Sensorische Reize im Bereich der größten Spannung

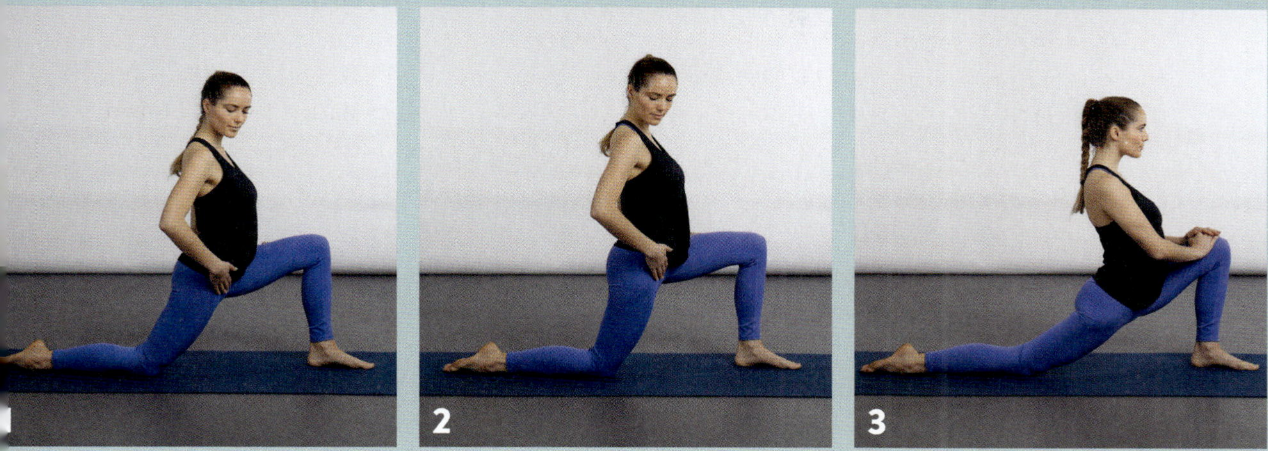

1. Begeben Sie sich zunächst einmal kurz in die gewünschte Dehnposition und nehmen Sie wahr, wo genau die größte Zugspannung zu fühlen ist.
2. Sobald Sie diese lokalisiert haben, reduzieren Sie die Dehnposition wieder etwas und stimulieren Sie die Stelle durch Reiben oder Klopfen für 5 bis 10 Sekunden.
3. Begeben Sie sich erneut in die Dehnposition. Überprüfen Sie, ob Ihr Gehirn nun eine größere Bewegungsweite zulässt.

Verbesserung der neuromechanischen Komponenten

Wenn Sie sich dehnen oder in großen Bewegungsweiten bewegen, sind immer viele verschiedene Gewebe involviert, darunter Ligamente (Bänder), Sehnen, Nerven et cetera. So müssen sich alle Nerven, die Ihre Muskeln oder Ihre Haut versorgen, immer den Bewegungen, die ausgeführt werden, anpassen können. Dies ist besonders wichtig bei Bewegungen mit einer großen Bewegungsweite. Die Gleit- und Bewegungseigenschaften der Nerven können jedoch leicht durch das Bewegungsverhalten im Sport und Alltag, Verletzungen und vieles mehr eingeschränkt werden. Vor allem das Nervengewebe der peripheren Nerven verdient hier besondere Beachtung. Periphere Nerven sind diejenigen Nerven, die aus dem Rückenmark zu den Muskeln und anderen Geweben verlaufen und den Informationstransfer zum zentralen Nervensystem sicherstellen. Diese Nerven sind sensibel für äußeren oder inneren Druck. Daher gibt es verschiedene Bereiche, in denen der Nerv leichter durch das umliegende Gewebe komprimiert werden kann. Ihr Gehirn bekommt, wie Sie in Kapitel 1 erfahren haben, permanentes Feedback aus der Bewegung – so auch über den Zustand des Nervengewebes selbst. Ist hier keine gute Vorhersehbarkeit gegeben oder die Prognose für die weitere Dehnung unsicher, so wird die Bewegung vorzeitig gestoppt, um weiteren Zug auf die empfindlichen und für das Gehirn wertvollen Nervenfasern zu verhindern.

Die einfachste Möglichkeit, die Gleiteigenschaften der Nerven zu verbessern, sind die sogenannten Nervdehnungen. Durch diese Mobilisation verbessert sich nicht nur die Gleitfähigkeit des peripheren Nervs, sondern auch die Spannungsmuster der Gewebe, die von den Nerven versorgt werden – zu ihnen zählen Muskeln, Faszien, Haut, Bänder, Gelenke und Knochen –, und der Datenverkehr zwischen den ausführenden Organen und dem Gehirn. Erinnern Sie sich: Die Gewebespannung hat großen Anteil an der Dehnfähigkeit der Gewebe und somit Einfluss auf die Dehntoleranz. Im Folgenden werden jeweils die wichtigsten Nervdehnungen für die Beweglichkeitsverbesserung der Arme und Beine vorgestellt.

Nervdehnungen zur Verbesserung der Armbeweglichkeit

Um große Bewegungsweiten bei Armbewegungen zu gewährleisten, müssen vor allem diejenigen Nerven in ihren Gleiteigenschaften angemessen aktiv sein, die über die Schulter ziehen beziehungsweise die Muskeln innervieren, die das Schultergelenk bewegen. Vor allem der Bizeps, der Trizeps und der Deltamuskel sollen hier über gezielte Nervdehnungen vorbereitet werden. Die hier vorgestellten Nerven liefern zusätzlich sensible (Fühl-)Informationen aus den jeweiligen Bereichen. Es werden also zum einen die Muskeln in ihren Grundspannungsmustern optimiert, und zum anderen wird sichergestellt, dass Ihr Gehirn die für die Beweglichkeitserlaubnis so wichtigen sensorischen Informationen aus den innervierten Bereichen erhält.

Die richtige Dehnspannung

Die gefühlte Spannung während der Nervdehnungen sollte nie zu stark werden. Eine leichte bis mittlere Dehnspannung ist absolut ausreichend, um das Nervengewebe zu mobilisieren. Häufig müssen Sie sich nicht einmal komplett in die Dehnposition hineinbegeben, um genügend Spannung auf den jeweiligen Nerv zu erzeugen. Die Nerven verlaufen über das Rückenmark bis in die Arme und Beine, daher können Sie die Dehnspannung in verschiedenen Körperbereichen fühlen, was jedoch von Mensch zu Mensch variiert. Wundern Sie sich also nicht, wenn Sie die Dehnung an einer anderen Stelle fühlen als Ihr Trainingspartner.

▶ Den Bizeps vorbereiten: Dehnung des Muskel-Haut-Nervs

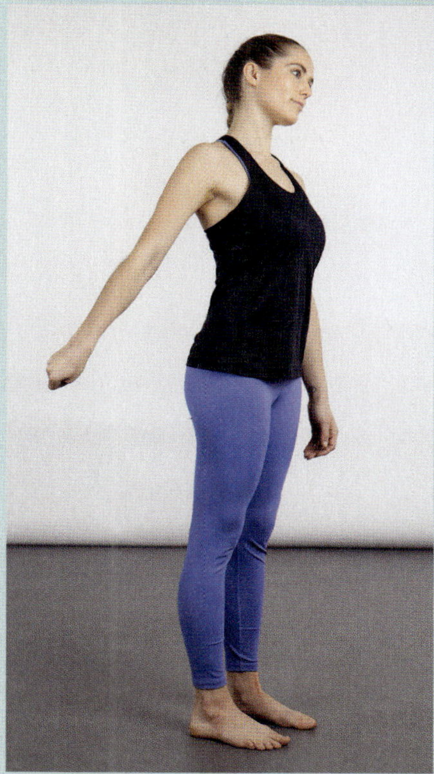

Die Dehnung des Muskel-Haut-Nervs stabilisiert die Schulter und verbessert die Funktion des Bizeps. Über den Muskel-Haut-Nerv bekommt das Gehirn sensible Informationen aus der Haut an der Innenseite des Unterarms. Die Dehnung des Muskel-Haut-Nervs zeigt sich vor allem bei Beuge- und Streckbewegungen des Armes beweglichkeitsfördernd.

Nehmen Sie einen neutralen Stand ein und umgreifen Sie den Daumen der rechten Hand mit den Fingern vorsichtig wie einen Hammer. Senken Sie diesen »Hammer« dann nach vorn ab und strecken Sie aktiv den Ellenbogen durch. Ziehen Sie das Schulterblatt aktiv nach unten Richtung Gesäß und den Arm geradlinig nach hinten in die Streckung. Rotieren Sie den Arm leicht nach innen oder nach außen, um eine Dehnspannung im Bereich des Unterarms zu spüren. Achten Sie besonders darauf, dabei das Schulterblatt unten und den Ellenbogen aktiv gestreckt zu halten.

Sie können dann durch rhythmisches Seitneigen des Kopfs, leichtes Innen- oder Außenrotieren der Schulter oder sanftes Beugen und Strecken des Ellenbogens für 10 bis 20 Sekunden die Dehnung verstärken. Wiederholen Sie diesen Vorgang 2- bis 3-mal und wechseln Sie dann die Seite und den Arm.

▶ Den Trizeps vorbereiten: Dehnung des Speichennervs

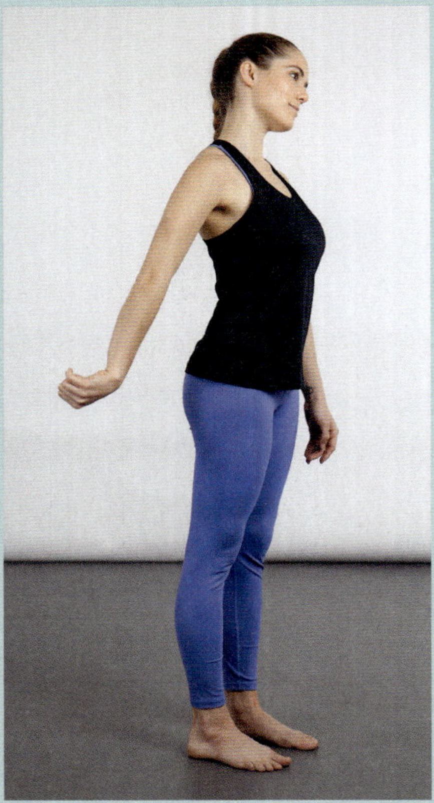

Der Speichennerv stabilisiert ebenfalls die Schulter und verläuft durch den Trizeps. Über den Speichennerv bekommt das Gehirn wichtige sensible Informationen aus dem seitlichen Bereich des unteren Teils des Oberarms, von der Rückseite des Unterarms und dem Handrücken. Diese Nervenmobilisation zeigt sich vor allem bei Beuge- und Streckbewegungen beweglichkeitsfördernd.

Nehmen Sie einen neutralen Stand ein. Legen Sie den Daumen der rechten Hand in die Handfläche und beugen Sie das Handgelenk Richtung Innenseite des Unterarms, sodass der Handrücken nach unten zum Boden zeigt. Strecken Sie den Ellenbogen und drehen Sie die Hand (nur die Hand, nicht den ganzen Arm) in Richtung kleiner Finger nach außen. Führen Sie den Arm schließlich leicht seitlich von der Hüfte weg nach außen und ziehen Sie das Schulterblatt nach unten Richtung Gesäß. Neigen Sie Ihren Kopf nach links. Achten Sie besonders darauf, das Schulterblatt unten und den Ellenbogen gestreckt zu halten. Sie können nun durch rhythmisches Seitneigen des Kopfs, Außenrotieren der Schulter oder Beugen und Strecken des Handgelenks die Dehnung des Speichennervs auslösen.

▶ Den Deltamuskel vorbereiten: Dehnung des Axillarisnervs

Der Axillarisnerv versorgt den Deltamuskel, dieser umspannt die gesamte Schulter von oben und den Seiten. Er hat somit Einfluss auf die meisten Schulterbewegungen, besonders groß ist sein Einfluss jedoch auf die Abduktionsbewegungen der Schulter. Durch den Achselnerv bekommt das Gehirn sensible Informationen aus der Haut aus dem seitlichen Bereich der Schulter.

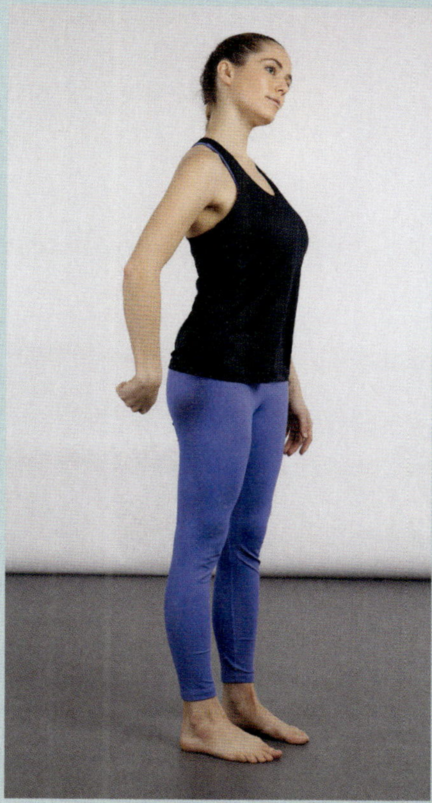

Nehmen Sie einen neutralen Stand ein und halten Sie die Wirbelsäule lang aufgerichtet. Beugen Sie den rechten Arm leicht im Ellenbogengelenk. Führen Sie den Arm etwas nach hinten und ziehen Sie das linke Schulterblatt nach unten Richtung Gesäß. Neigen Sie den Kopf nach links zur Seite. Rotieren Sie den rechten Arm leicht nach innen, um eine Dehnspannung im äußeren Bereich der Schulter zu spüren. Achten Sie besonders darauf, dabei das Schulterblatt unten und den Ellenbogen gebeugt zu halten. Drehen Sie nun das Schultergelenk 10 bis 20 Sekunden lang rhythmisch in die Dehnung nach innen und wieder heraus. Wiederholen Sie die Übung 2- bis 3-mal. Wechseln Sie dann die Seite und den Arm.

Hinweis für alle Nervdehnungen der Arme

Über eine Änderung der Bewegungsreihenfolge gelingt es manchmal, besser in die gewünschte Dehnung zu kommen. Beginnen Sie die Nervdehnung zum Beispiel, indem Sie das Schulterblatt als Erstes senken, dann die Halswirbelsäule zur Seite neigen und im Anschluss die richtige Armposition einnehmen. Finden Sie die für Sie passende Reihenfolge.

Nervdehnungen zur Verbesserung der Beinbeweglichkeit

Wenn es darum geht, die Beine auf Beweglichkeitstraining, wie etwa die Hüftbeweglichkeit, vorzubereiten, sind die Gleiteigenschaften derjenigen peripheren Nerven wichtig, die die Oberschenkelmuskulatur versorgen. Hier sind vor allem die Nerven, die in die Oberschenkelvorderseite und Oberschenkelinnenseite führen, entscheidend für die Beweglichkeit der Hüfte und des Beins, doch für eine umfassende Beweglichkeit spielen alle den Oberschenkel versorgenden Nerven eine Rolle.

▶ Piriformis-Dehnung

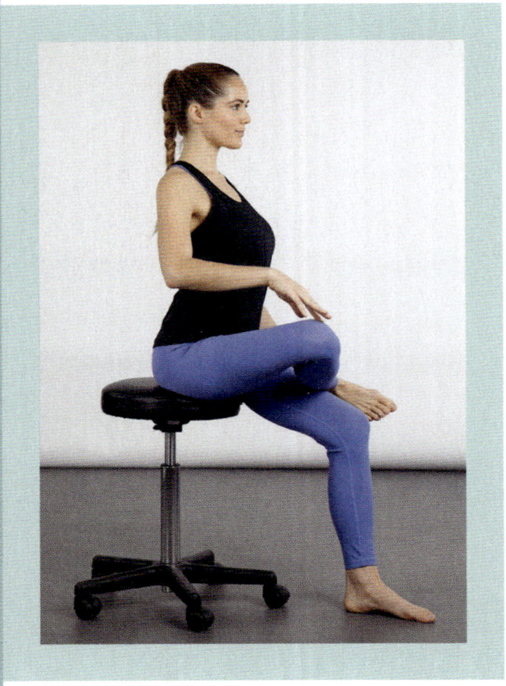

Eine einfache, aber effektive Verbesserung der Gleiteigenschaften der Nerven, die die Oberschenkelrückseite und die Muskulatur um den Fuß herum innervieren, ist die Veränderung der muskulären Spannung des Piriformis. Dies ist ein Muskel im äußeren Gesäßbereich. Hierdurch kann der Ischiasnerv, der unter diesem Muskel verläuft, in seinen Gleiteigenschafften deutlich verbessert werden. Der Ischiasnerv teilt sich im weiteren Verlauf in zahlreiche Äste und hat somit Einfluss auf die Beweglichkeit der Beinrückseite, der Knie-, Sprunggelenks- und Fußbeweglichkeit.

Setzen Sie sich auf einen Stuhl und legen Sie den Unterschenkel des rechten Beins auf den linken Oberschenkel. Drücken Sie sich aktiv ins »Hohlkreuz« und neigen Sie den Oberkörper je nach Fähigkeit leicht nach vorn. Im Außenbereich des rechten Gesäßmuskels sollte jetzt eine Dehnspannung zu spüren sein. Ziehen Sie im Anschluss das rechte Bein aktiv ganz leicht (fast ohne sichtbare Bewegung) für 5 bis 15 Sekunden nach innen und oben. Entscheidend hierbei ist, dass die Dehnspannung unbedingt gehalten wird. Die Stellung des Beckens und der Wirbelsäule dürfen sich nicht verändern! Wiederholen Sie den Vorgang 1- bis 3-mal und überprüfen Sie im Anschluss die Wirkung durch ein Assessment (ab Seite 24).

▶ Dehnung des Oberschenkelnervs

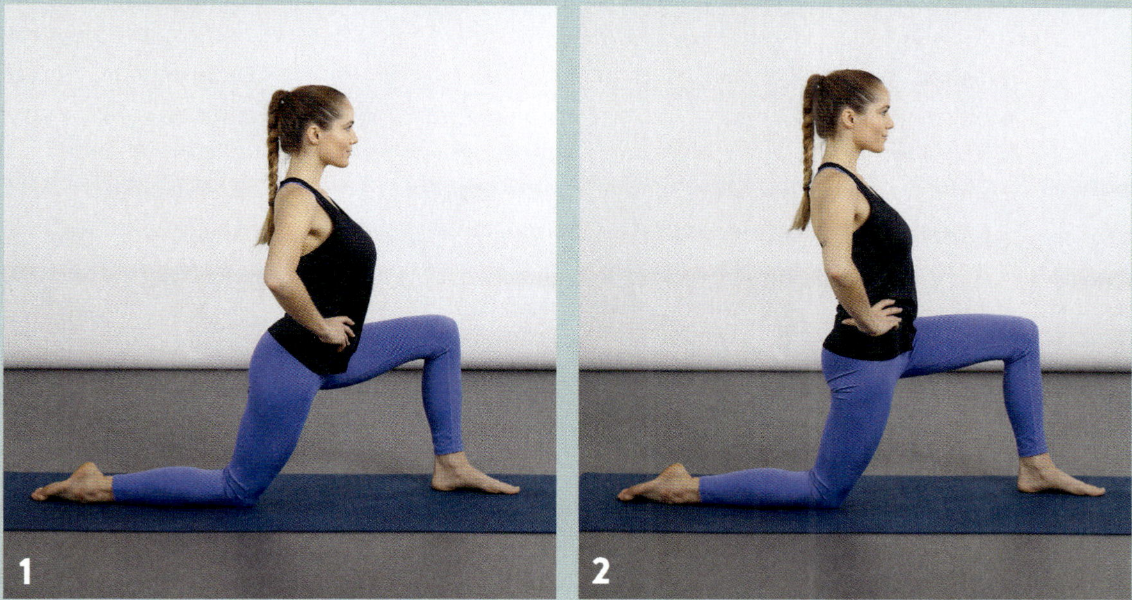

Der Oberschenkel- oder Femoralnerv versorgt vor allem die Oberschenkelvorderseite, aber auch Teile der Muskulatur, die im Becken liegen. Dies macht die Nervdehnung besonders geeignet, wenn Sie mehr Beweglichkeit in der Hüftbeugung oder Hüftstreckung haben möchten.

1. Stellen Sie aus dem Kniestand das linke Bein nach vorn auf, als ob Sie die rechte Oberschenkelvorderseite dehnen wollten.
2. Rollen Sie das Becken nun mehrmals hintereinander nach hinten in die Aufrichtung, sodass sich der untere Rücken dabei leicht rundet. Dabei ist es wichtig, den Rücken möglichst zu entspannen und das vordere Bein gebeugt zu halten. Durch das Aufrichten des Beckens sollte eine Dehnung im Bereich der Oberschenkelvorderseite spürbar sein. Führen Sie die Nervdehnung circa 10 bis 20 Sekunden lang aus und wiederholen Sie die Übung 2- bis 3-mal. Wechseln Sie dann die Seite und das Bein.

▶ Dehnung des Obturatornervs

Der Obturatornerv versorgt vor allem die Adduktorenmuskulatur und nimmt hierdurch Einfluss auf die Gesamtbeweglichkeit der Hüfte und des Knies. Vor allem bei großen Seitwärtsbewegungen kann der Nerv Einfluss auf die Dehntoleranz nehmen.

1. Schieben Sie aus dem Kniestand das rechte Knie weiter zur Seite – es bleibt dabei auf dem Boden – und schieben Sie die Körpermitte nach links, als ob Sie die Adduktoren, also die innere Oberschenkelmuskulatur, dehnen wollten.

2. **a+b** Rollen Sie das Becken nun mehrmals hintereinander aus dem Hohlkreuz in die Aufrichtung. Der untere Rücken rundet sich. Dabei ist es wichtig, den Rücken möglichst zu entspannen. Durch das Aufrichten des Beckens sollte eine Dehnung im Bereich der Adduktoren spürbar sein. Führen Sie die Übung circa 10 bis 20 Sekunden lang aus und wiederholen Sie sie 2- bis 3-mal. Wechseln Sie dann die Seite und das Bein. Prüfen Sie anhand der Assessments in Kapitel 2 ab Seite 24 die Wirkung der Nervdehnung.

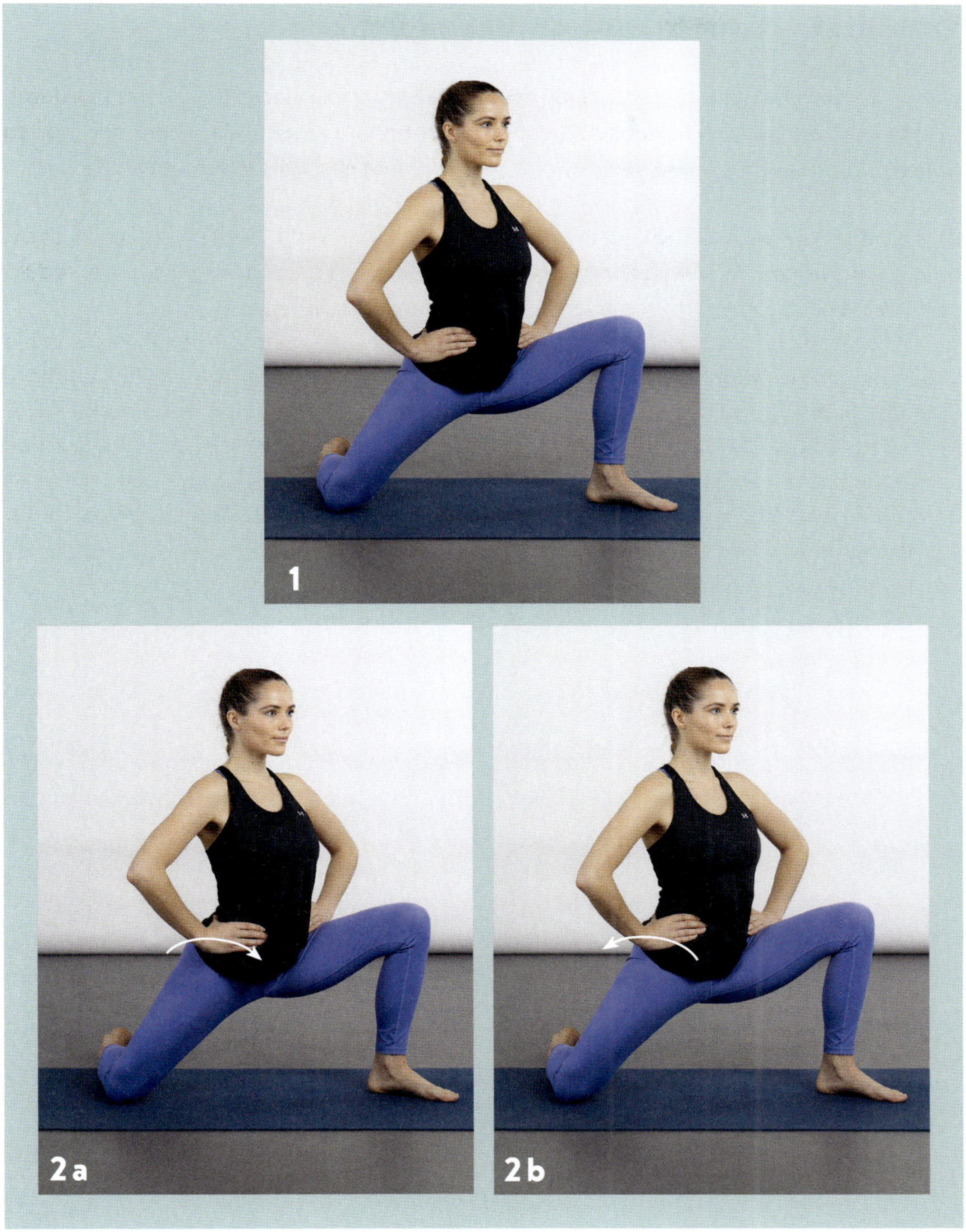
1
2a
2b

Stabilität – Grundlage von Beweglichkeit

Die nächste wichtige Voraussetzung, die das Gehirn braucht, um größere Bewegungsweiten sicher ausführen zu dürfen, ist die Stabilität des Körpers. Durch die Kortexaktivierung verbessert sich meist schon automatisch die Stabilität des Körpers. Diese Stabilisierung wird durch sogenannte Projektionen veranlasst, die von den Kortexbereichen in die älteren Stammhirnregionen laufen. Diese älteren Regionen regulieren den Großteil unserer reflexiven und autonom gesteuerten Stabilisierung. Im Folgenden stellen wir Ihnen Möglichkeiten vor, die Fähigkeit zu stabilisieren durch eine gezielte Aktivierung des Gleichgewichts sowie des Mittelhirns zu verbessern.

Training des Gleichgewichts

Eine der wichtigsten Grundlagen für alle sensorischen Systeme und motorischen Prozesse liegt im Gleichgewichtssinn. Er bietet aufgrund seiner vielfältigen Aufgaben und seines Einflusses Orientierung und eine sichere Bewegungssteuerung. Wo ist oben und in welcher Richtung bewege ich mich gerade? Mit welcher Geschwindigkeit bewege ich mich und wie verändert sich diese? Das sind für uns meist Dinge, über die wir uns keine (bewussten) Gedanken machen. Und doch haben hier viele Menschen oft mehr Schwierigkeiten, als ihnen bewusst ist.

Jede Bewegung wird grundsätzlich und immer in Bezug zur Erdanziehungskraft reguliert, stabilisiert, ausgerichtet und gesteuert. Diese Wahrnehmung der Gravitation erfolgt durch unsere Gleichgewichtsorgane. Dieser Punkt allein wäre schon ausreichend, die fundamentale Stellung unseres Gleichgewichtssystems hervorzuheben. Störungen innerhalb der Wahrnehmung und Beurteilung der Schwerkraft und Orientierung im Raum haben stets zur Folge, dass sämtliche Bewegungen als unsicherer beurteilt werden. Des Weiteren sind die Gleichgewichtsorgane in der Lage, Bewegungsrichtungen und Bewegungsänderungen, etwa Beschleunigungen, wahrzunehmen. Die Informationen aus den Gleichgewichtsorganen bilden jedoch nicht nur die Grundlage für die Körperaufrichtung und die Bewegungskontrolle. Auch zahlreiche autonome Funktionen wie die Herz-Kreislauf-Tätigkeit, Blutdruck, Verdauung oder die Atmung sowie die Kontrolle der Augenbewegungen sind an die Stellung und Bewegung im Raum und die Erdanziehungskraft gebunden.

Ist der Körper instabil oder kann die Lage und Stellung des Körpers im Raum nicht klar erkannt werden, ist es wahrscheinlich, dass großamplitudige Bewegungen der Extremitäten nur bedingt zugelassen werden, da die gesamte Situation keine optimalen Sicherheitsprognosen zulässt und ein instabiler Körper auch aus biomechanischer Sicht keine gute Basis für großamplitudige Bewegungen ist. Die Übungsauswahl für dieses Buch adressiert auf einfache Weise die wichtigsten sensorischen Rezeptoren der Gleichgewichtsorgane und die vestibulären Kerngebiete, in denen wichtige Integrationsprozesse stattfinden.

Aufbau des Gleichgewichtssystems

Das Gleichgewichtssystem besteht aus verschiedenen Organen, die Bewegungsinformationen wahrnehmen. Die Dreh- und Rotationsbewegungen des Kopfs und des Körpers werden durch die sogenannten Bogengänge gemessen, die geradlinigen Beschleunigungen des Körpers durch die Makulaorgane. Die Makulaorgane Utriculus und Sacculus erfassen geradlinige Beschleunigungen vorwärts und rückwärts, zur Seite nach rechts und links sowie aufwärts und abwärts. Diese beiden Gleichgewichtsorgane sitzen jeweils rechts und links im Innenohr, eingebettet im knöchernen Schädel.

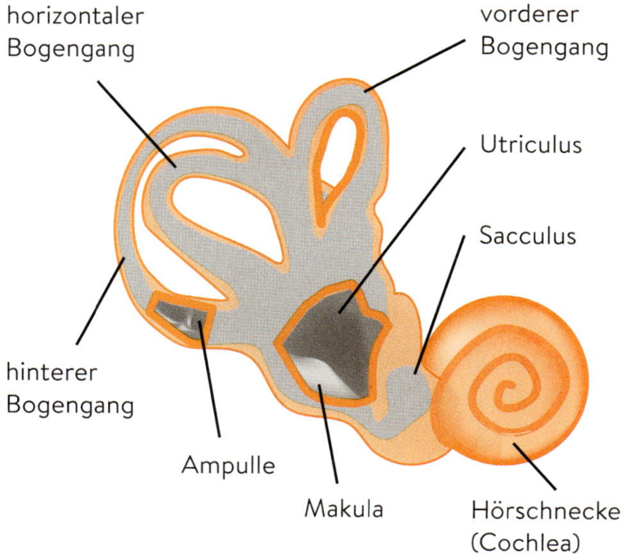

▶ *Das Gleichgewichtsorgan liegt im Innenohr und besteht aus den drei Bogengängen, die die Rotationsbeschleunigung messen, sowie den Makulaorganen Sacculus und Utriculus, die die lineare Beschleunigung messen.*

Sowohl auf der rechten als auch auf der linken Seite gibt es je drei Bogengänge: den horizontalen, den hinteren und den vorderen Kanal. Diese korrespondieren mit den Kopfdrehrichtungen: horizontal, diagonal nach oben und diagonal nach unten zur gegenüberliegenden Seite. Durch die Anordnung der einzelnen Organe können sämtliche Bewegungen des Kopfs registriert und eingeordnet werden. Die Gleichgewichtsorgane arbeiten und wirken überwiegend gleichseitig, also nur auf einer Körperhälfte. Das bedeutet, das rechte Gleichgewichtssystem beeinflusst überwiegend die rechte Körperhälfte und das linke Gleichgewichtssystem wirkt auf die linke Körperhälfte. Dies ist oft entscheidend, wenn es dem Gehirn um Sicherheit geht. Meist ist es eine Seite, die durch eine Funktionseinbuße des Gleichgewichtssystems und die damit einhergehende schlechtere Stabilität, Haltung und Orientierung der Körperseite die Dehntoleranz stärker beeinflusst.

Die aufgenommenen Informationen aus den Gleichgewichtsorganen werden zudem auch im Kleinhirn moduliert und verarbeitet. Gemeinsam regulieren Kleinhirn und Gleichgewichtsorgane die muskuläre Spannung der Streckmuskulatur, die uns aufrichtet. Dies ist eine Grundvoraussetzung, um die eigene Haltung kontrollieren und den Körper entsprechend ausrichten zu können.

Die Makulaorgane Sacculus und Utriculus können Sie gut durch leichte Übungen aktivieren. Diese Gleichgewichtsorgane bilden die Grundlage für die Bewegung und Orientierung im Raum und in Relation zur Schwerkraft und zur eigenen Bewegung und werden daher auch als Lageorgane bezeichnet. Anschließend lernen Sie Prinzipien kennen, mit denen Sie die Bogengänge der Gleichgewichtsorgane aktivieren können.

Den Sacculus aktivieren

An der Qualität und Sicherheit innerhalb vertikaler Bewegungen sind maßgeblich die Sacculusorgane beteiligt, indem sie vertikale Bewegungen messen. Die einfachste Art, die Sacculusorgane zu aktivieren, sind Hoch-und-runter-Bewegungen wie zum Beispiel Wippbewegungen, die Kniebeuge oder der Ausfallschritt. Hierbei sollte unbedingt ein visuelles Ziel anvisiert und während der Bewegungsausführung gehalten werden. Die Blickfixierung erhöht die Aktivität der Makulaorgane deutlich. Bewegen Sie sich immer nur so schnell, dass Sie noch in der Lage sind, den Blick auf das visuelle Ziel zu fixieren und scharf zu sehen.

▶ (Teil-)Kniebeuge mit visuellem Ziel

Material: visuelles Ziel, zum Beispiel Vision Stick

Diese Kniebeugenvariante ist hervorragend geeignet, um die Sacculusfunktion zu verbessern. Für die meisten Menschen stellt sie den leichtesten und sichersten Einstieg in das Training des Sacculus dar.

1. Stellen Sie sich mit hüft- oder schulterbreit platzierten Füßen hin und halten Sie den Kopf entspannt und neutral. Blicken Sie auf ein visuelles Ziel, das Sie am gestreckten Arm auf Augenhöhe vor sich halten. Dieses visuelle Ziel sollte klein sein, Sie sollten es jedoch klar und scharf sehen können.
2. Beugen Sie Knie und Hüfte gleichzeitig und senken Sie das Gesäß etwas ab. Halten Sie den Rücken gerade. Strecken Sie die Beine wieder und halten Sie währenddessen den Blick auf das visuelle Ziel gerichtet.

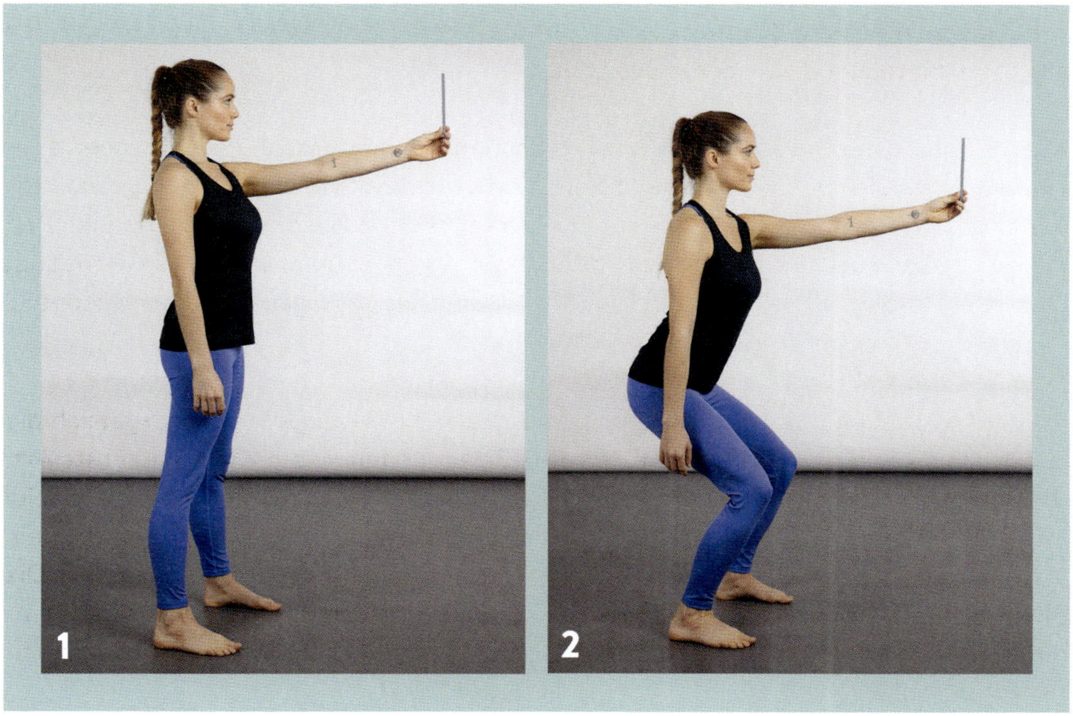

▶ Wippen mit visuellem Ziel

Material: visuelles Ziel, zum Beispiel Vision Stick

1. Nehmen Sie einen neutralen Stand ein und halten Sie den Kopf entspannt geradeaus gerichtet. Blicken Sie auf ein visuelles Ziel wie einen Vision Stick, den Sie am gestreckten Arm auf Augenhöhe vor sich halten. Dieses visuelle Ziel sollte klein sein, Sie sollten es jedoch klar und scharf sehen können. Heben Sie die Fersen.
2. Bleiben Sie auf den Fußballen und wippen Sie rhythmisch in kleinen zügigen Bewegungen auf und ab. Führen Sie diese Wippbewegungen 10 bis 15 Sekunden lang aus. Halten Sie währenddessen den Blick auf das visuelle Ziel gerichtet.

Hinweis für (Teil-)Kniebeuge und Wippen mit visuellem Ziel

Bei beiden Übungen sollten Sie das visuelle Ziel scharf sehen und klar fixieren können. Sollte es unscharf werden oder kurzzeitig verschwinden, passen Sie die Geschwindigkeit so an, dass Sie durchgehend ein scharfes Bild halten können, oder nehmen Sie ein größeres visuelles Ziel.

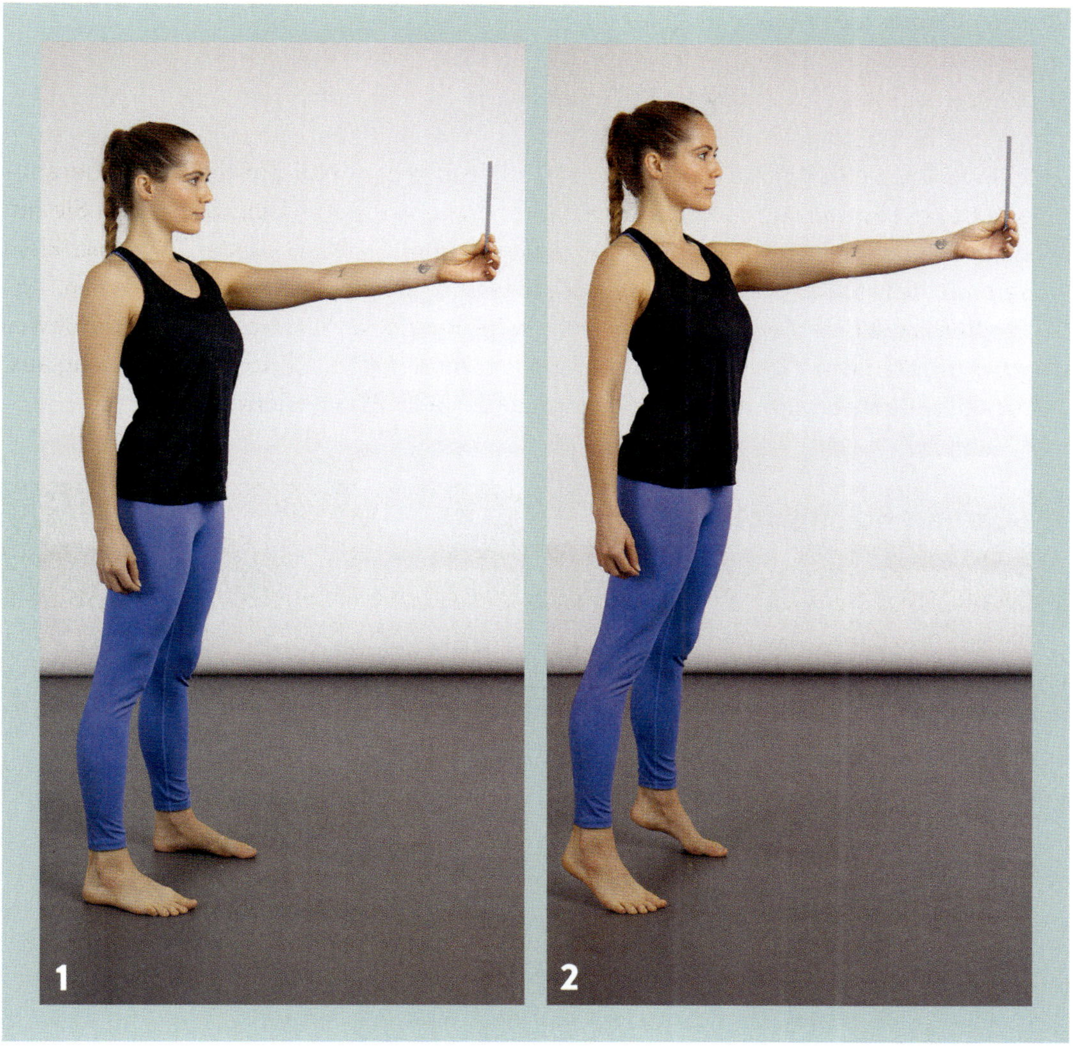
1
2

Den Utriculus aktivieren

Im Gegensatz zum Sacculus misst der Utriculus die linearen Beschleunigungen in der horizontalen Ebene. Dies sind Bewegungen nach vorn und zurück sowie seitliche oder diagonale Bewegungen. Der rechte Utriculus nimmt dabei die rechte Körperseite und Bewegungen in den Raum zur rechten Seite und der linke Utriculus die linke Körperseite und Bewegungen in den Raum linker Hand wahr. Kann dieses Organ die Geschwindigkeit, mit der sich der Körper bewegt, oder die Richtung, in die er sich bewegt, nicht optimal wahrnehmen, ist jede Bewegung, in die der Utriculus involviert ist, für das Gehirn eine Form von potenzieller Bedrohung. Das Gehirn muss aufgrund der situativen Datenlage die Leistungsfähigkeit inklusive der Erlaubnis zu großen, weiten, raumgreifenden Bewegungen wegen mangelnder Sicherheitsprognosen reduzieren.

▶ Gehen mit visuellem Ziel

Material: Vision Stick oder Trainingskarte mit unterschiedlich großen Schriften

Die einfachste Art, die Funktionalität des Utriculus zu verbessern, ist das Gehen mit Blickfixierung. Das Gehen mit visuellem Ziel eignet sich ideal dazu zu trainieren, Bewegungsrichtungen, Geschwindigkeiten und Beschleunigungen zu verändern und zu variieren.

1. Halten Sie, bevor Sie losgehen, einen Vision Stick oder eine Trainingskarte mit unterschiedlich großen Schriften auf Augenhöhe in Armlänge vor sich. Rollen Sie das Kinn leicht ein und fixieren Sie mit Ihren Augen einen Buchstaben, den Sie klar und deutlich sehen können.
2. Gehen Sie nun 10 bis 30 Sekunden lang – je nach Ihrer Fähigkeit, das Bild scharf zu halten – vorwärts. Fokussieren Sie währenddessen den Buchstaben. Passen Sie gegebenenfalls Ihre Bewegungsgeschwindigkeit oder die Größe des visuellen Ziels an, wenn es Ihnen schwerfällt, den Buchstaben die ganze Zeit scharf zu sehen.

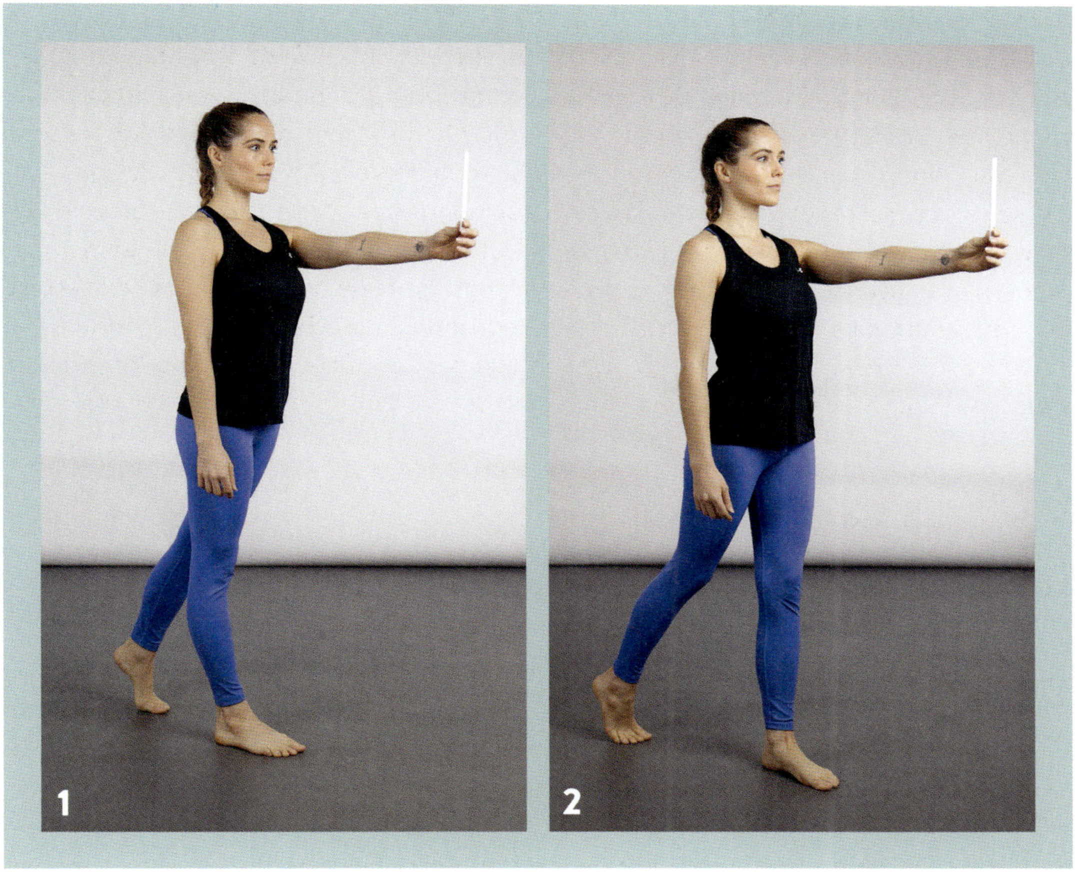

▶ Variante: Rückwärts- und Seitwärtsgehen mit visuellem Ziel

Sie können das Gehen mit visuellem Ziel auch rückwärts oder seitlich gehend ausführen. Beim Seitwärtsgehen sollten Sie den Kopf in die Richtung neigen, in die Sie beschleunigen wollen.

Die Makulaaktivität im Beweglichkeitstraining erhöhen

In der Praxis zeigt sich, dass eine Integration des Gleichgewichtssinns in die Zielbewegung die Sicherheit für das Gehirn oft erheblich verbessert. Integrieren Sie, sobald Sie sich mit dem Training der Makulaorgane sicher fühlen, diese in Ihre Beweglichkeitsübungen - soweit dies möglich ist. Das Prinzip kennen Sie nun bereits. Halten Sie Ihren Blick auf ein visuelles Ziel fixiert, während Sie in die Zielbewegung gehen. Zu Beginn sollten Sie noch nicht in die maximale Bewegungsweite gehen. Gewöhnen Sie sich an den Reiz und steigern Sie nach und nach den Bewegungsumfang und gerne auch die Geschwindigkeit der Bewegung.

Rotationsbewegungen – die Bogengänge aktivieren

Besonders großen Einfluss auf die Koordination und Stabilität der Augen und des Kopfes sowie der Wahrnehmung der Lage und Stellung des Kopfes im Raum haben die Bogengänge, die die sogenannte Winkelbeschleunigung (Rotation des Kopfes) messen. Die Stabilität der Augen und des Kopf- und Nackenbereiches ist einer der wichtigsten Aspekte, wenn es um Sicherheit innerhalb einer Bewegung geht, sie kann sich dementsprechend positiv auf die Beweglichkeit auswirken. Im Folgenden finden Sie Basisübungen, wie Sie durch gezielte Kopfbewegungen die Bogengänge Ihres Gleichgewichtssystems aktivieren können.

Die sogenannten Nein-nein- und Ja-ja-Bewegungen sprechen auf einfache Art und Weise global die Bogengänge an. Die Nein-nein-Bewegung aktiviert dabei die horizontalen Bogengänge, die Ja-ja-Bewegung, wenn der Kopf nach hinten geht, die hinteren Bogengänge, und die vorderen Bogengänge, wenn der Kopf sich nach vorn bewegt. Diese Grundbewegungen sind recht unspezifisch, zeigen jedoch in der Praxis gute Ergebnisse hinsichtlich Stabilität, Sicherheit und Haltungskontrolle. Gerade weil sie so einfach sind, lassen sie sich besonders gut in komplexere Bewegungen, wie im Beweglichkeitstraining, integrieren.

▶ Nein-nein-Bewegung

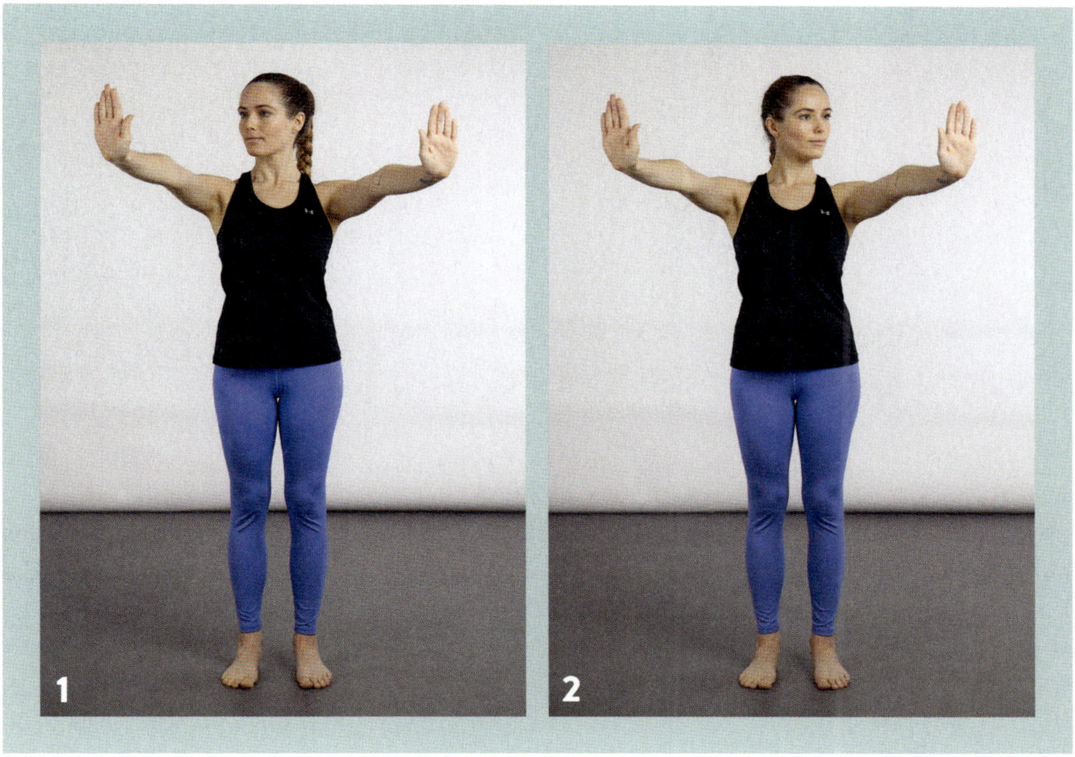

Die Nein-nein-Bewegung ist eine unkomplizierte Grundübung zum Trainieren der horizontalen Bogengänge und hilft vor allem, den Kopf, die Augen und den Körper bei klassischen Rotationsbewegungen nach links beziehungsweise rechts zu stabilisieren.

1. Nehmen Sie einen neutralen Stand ein und rollen Sie den Kopf etwas ein, sodass Sie ein leichtes Doppelkinn haben. Heben Sie die Arme gestreckt bis auf Schulterhöhe diagonal nach vorn an. Drehen Sie den Kopf jetzt nach rechts in Richtung der rechten Hand.
2. Drehen Sie den Kopf im Anschluss sofort nach links zur linken Hand. Rotieren Sie den Kopf zügig bis impulsiv 30 bis 60 Sekunden lang in einer Nein-nein-Bewegung nach rechts und links zu den visuellen Zielen. Kopf und Blick sollten jeweils kurz stabil und präzise auf das Ziel ausgerichtet sein, bevor Sie den Kopf in die andere Richtung beschleunigen.

▶ Ja-ja-Bewegung

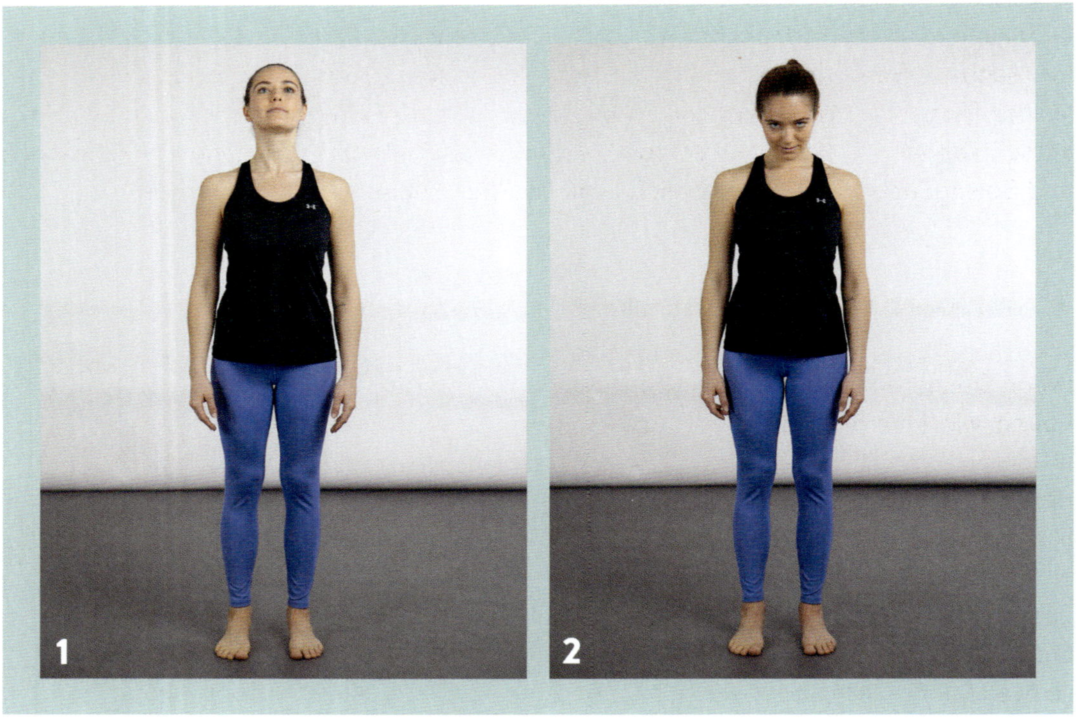

Die Ja-ja-Bewegung ist die Basisübung für die hinteren und vorderen Bogengänge. Weiterhin erreichen Sie durch Ja-ja-Bewegungen eine gute globale Aktivierung des Gleichgewichtssystems, da durch das Beschleunigen nach vorn und zurück sowie nach oben und unten auch die Makulaorgane Sacculus und Utriculus mitaktiviert werden.

1. Nehmen Sie einen neutralen Stand ein und rollen Sie den Kopf etwas ein, sodass Sie ein leichtes Doppelkinn haben. Zwei Punkte, die sich im gleichen Winkel ober- und unterhalb Ihrer Augen in etwas Abstand vor Ihnen befinden, dienen als Ziele für die Kopfbewegung. Heben Sie den Kopf nun in Richtung des oberen Punkts an.
2. Senken Sie den Kopf im Anschluss sofort nach unten zum unteren Punkt ab. Bewegen Sie den Kopf zügig bis impulsiv 30 bis 60 Sekunden lang in einer Ja-ja-Bewegung nach oben und unten zu den visuellen Zielen. Kopf und Blick sollten jeweils kurz stabil und präzise auf das Ziel ausgerichtet sein, bevor Sie den Kopf in die andere Richtung beschleunigen.

Integration der Bogengangaktivität in das Beweglichkeitstraining

Es ist wichtig, das Gleichgewichtstraining in die jeweilige Zielbewegung zu integrieren. Dies kann eine sportartspezifische Position sein, die Übungen aus der Reha und natürlich auch die Beweglichkeitsübungen selbst. Jede Anpassung hat umso mehr Transfer, je spezifischer sie erfolgt. Im Folgenden sehen Sie beispielhaft, wie Sie dieses Prinzip in verschiedenen Positionen umsetzen können. Seien Sie kreativ: Beinahe alle Positionen und Bewegungen sind mit fast allen Gleichgewichtsübungen kombinierbar.

▸ Nein-nein-Bewegung in der Kniebeugenposition

Wenn Sie die Beweglichkeit in einer Grundübung wie hier der Kniebeuge verbessern möchten, integrieren Sie die Übung aus dem Gleichgewichtstraining in das Beweglichkeitstraining.

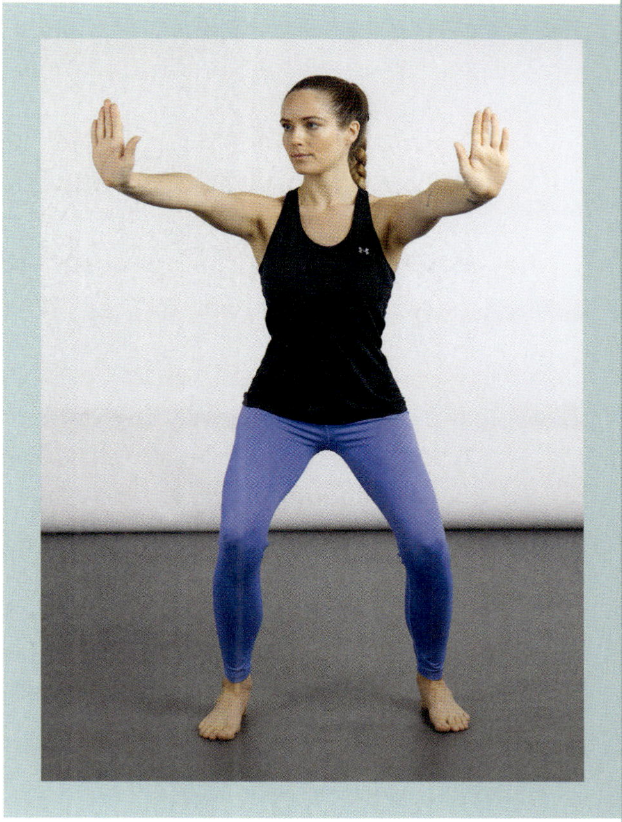

Stellen Sie sich im schulterbreiten Stand auf, halten Sie die Wirbelsäule lang und richten Sie sie locker nach oben auf. Halten Sie den Kopf neutral und den Blick geradeaus gerichtet. Gehen Sie nun in die Kniebeuge, indem Sie das Gesäß Richtung Boden absenken. Gehen Sie nur so weit in die Kniebeuge, dass Sie noch ausreichend Sicherheit, Kontrolle und Stabilität haben. Beginnen Sie nun, den Kopf rhythmisch in Nein-nein-Bewegungen von rechts nach links zu rotieren. Führen Sie diese Bewegung für 10 bis 30 Sekunden durch und testen Sie im Anschluss, ob sich die Beweglichkeit in der Kniebeuge verbessert hat.

Mit synchronisierten Bewegungen zu mehr Stabilität

Eine weitere Möglichkeit, die Stabilität im Beweglichkeitstraining zu verbessern, sind komplexere Synchronisationsbewegungen. Hierbei werden Kopf, Augen und Nacken synchron miteinander bewegt. Die Stabilität von Kopf, Augen und Nacken ist ein zentraler Punkt, wenn es um die Sicherheit geht, die Ihr Gehirn wahrnimmt, sie hat daher großen Einfluss auf die Dehntoleranz und Beweglichkeit. Des Weiteren ist eine Stabilisationsverbesserung in diesem Bereich besonders gut geeignet, um Beweglichkeit im Nacken-Schulter-Bereich zu fördern. Mehr dazu finden Sie in Kapitel 7 auf Seite 171.

Diese Übungen lassen sich hervorragend nutzen, um auch seitenspezifische Stabilität zu fördern, wobei die Synchronisationsbewegungen nach rechts mehr die Stabilität der rechten und die Synchronisationsbewegungen nach links mehr die Stabilität der linken Körperseite verbessern.

▶ Synchronisationsübung

Material: Vision Stick, Kugelschreiber oder anderes visuelles Ziel

1. Nehmen Sie einen neutralen Stand ein und halten Sie einen Vision Stick mit ausgestrecktem linkem Arm auf Augenhöhe vor Ihrer Nase. Achten Sie darauf, dass Sie den Stick klar sehen.
2. Rotieren Sie Arm und Kopf synchron 3- bis 5-mal nach links, wobei Sie jeweils am Ende der Bewegung entspannen, den Arm kurz absenken und zur Ausgangsposition zurückkehren. Nase und Daumen sollten dabei immer auf einer gedachten Linie liegen und Sie sollten das visuelle Ziel während der gesamten Bewegung scharf sehen. Nehmen Sie den Vision Stick im Anschluss in die rechte Hand, um die Bewegung nach rechts auszuführen. Rotieren Sie auch den rechten Arm und den Kopf wie zuvor beschrieben synchron 3- bis 5-mal zur Seite. Testen Sie im Anschluss die Ergebnisse der Synchronisationsbewegungen nach rechts und links jeweils durch ein Assessment Ihrer Wahl in Kapitel 2 (ab Seite 24).

Hinweis: Um die Kopfbewegung zu unterstützen, dreht sich anfangs häufig der gesamte Körper mit. Versuchen Sie, dies zu vermeiden. Bewegen Sie nur den Arm und den Kopf und halten Sie den Oberkörper ruhig und aufrecht.

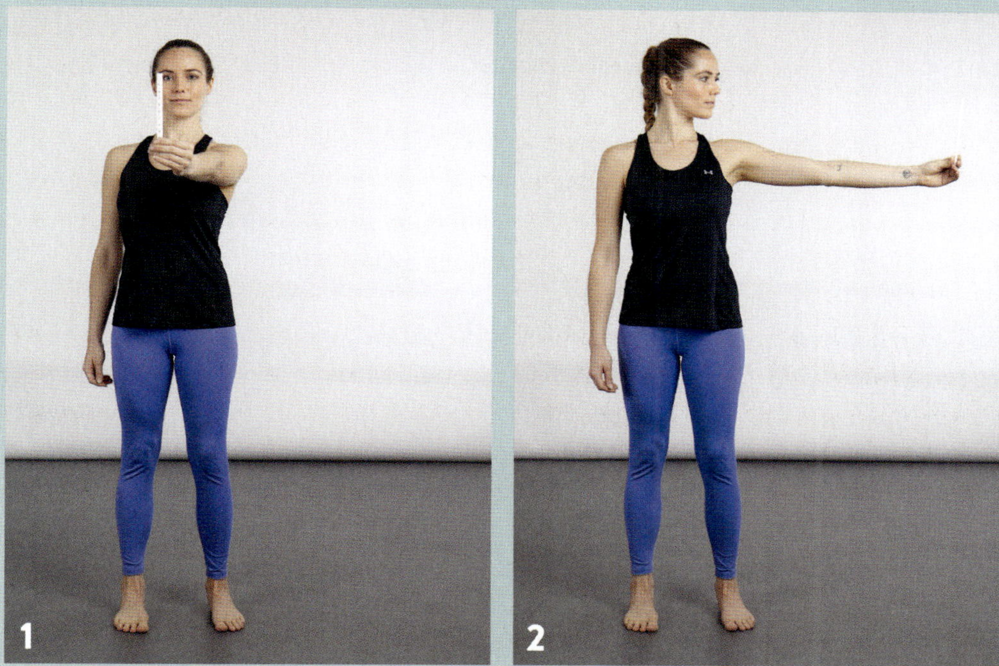

Integrieren Sie die Stabilisationsverbesserung so spezifisch wie möglich

Versuchen Sie die verschiedenen Komponenten, die zur Verbesserung der Stabilisation der Bewegung dienen, so gut wie möglich in der Zielposition zu trainieren, nachdem Sie die Basisübung erlernt haben. Dies führt häufig zu noch besseren Ergebnissen. Beginnen Sie aber immer leicht und ruhig mit der Integration dieser Komponenten in der gewünschten Position und sorgen Sie stets dafür, dass Sie in der von Ihnen gewählten Körperposition sicher und kontrolliert agieren können. Möchten Sie also die Rotations- und Aufdrehbewegung Ihrer Tennisvorhand, Ihrer Auf- und Eindrehbewegung im Diskuswurf oder Ihren Golfschwung verbessern, können Sie die Synchronisationsübung gut innerhalb dieser Grund- beziehungsweise Ausgangspositionen zu diesen Bewegungen trainieren.

▶ Synchronisationsbewegung mit Ausfallschritt

Material: Vision Stick, Kugelschreiber oder anderes visuelles Ziel

Hier zeigen wir Ihnen, wie Sie die Synchronisationsübungen in Ihre Zielbewegung integrieren können. Die Synchronisationsübung kann auch mit einer Seitwärtsbewegung kombiniert werden, um einen zusätzlichen Stimulus für das Gleichgewicht zu erzeugen. Hier bieten sich seitliche und diagonale Ausfallschritte an.

1. Nehmen Sie einen neutralen Stand ein und richten Sie die Wirbelsäule lang und locker nach oben auf. Blicken Sie auf den Vision Stick, den Sie mit der linken Hand auf Augenhöhe vor sich halten, sodass sich Nase und Vision Stick auf einer gedachten Linie befinden.
2. Gehen Sie nun mit dem linken Bein in einen Ausfallschritt zur linken Seite. Führen Sie den Schritt nur so weit aus, wie Sie sich noch sicher fühlen.
3. Rotieren Sie von hier den Kopf, den linken Arm und den Oberkörper so weit nach links, wie Sie die Synchronisation von Hand, Nase und Auge noch gewährleisten können. Kommen Sie zurück in die Ausgangsposition und führen Sie die Übung 3- bis 5-mal hintereinander zur selben Seite aus. Wechseln Sie im Anschluss die Seite und führen Sie die Übung wie beschrieben zur rechten Seite durch. Testen Sie jeweils im Anschluss die Wirkungen der beiden Bewegungsrichtungen separat durch ein Assessment Ihrer Wahl aus Kapitel 2 (ab Seite 24).

Hinweis: Wenn Sie die Synchronisationsübungen beherrschen, können Sie diese wie beschrieben in sportart- und übungsspezifische Positionen umsetzen. Sie können zum Beispiel eine Position wie die Windmühle, eine Yogaposition, das Aufdrehen zur Tennisvorhand oder eine ähnliche Position einnehmen und die Synchronisationsbewegung von dieser Ausgangsposition aus startend ausführen. Beachten Sie hierzu auch die Ausführungen im Kasten auf Seite 65.

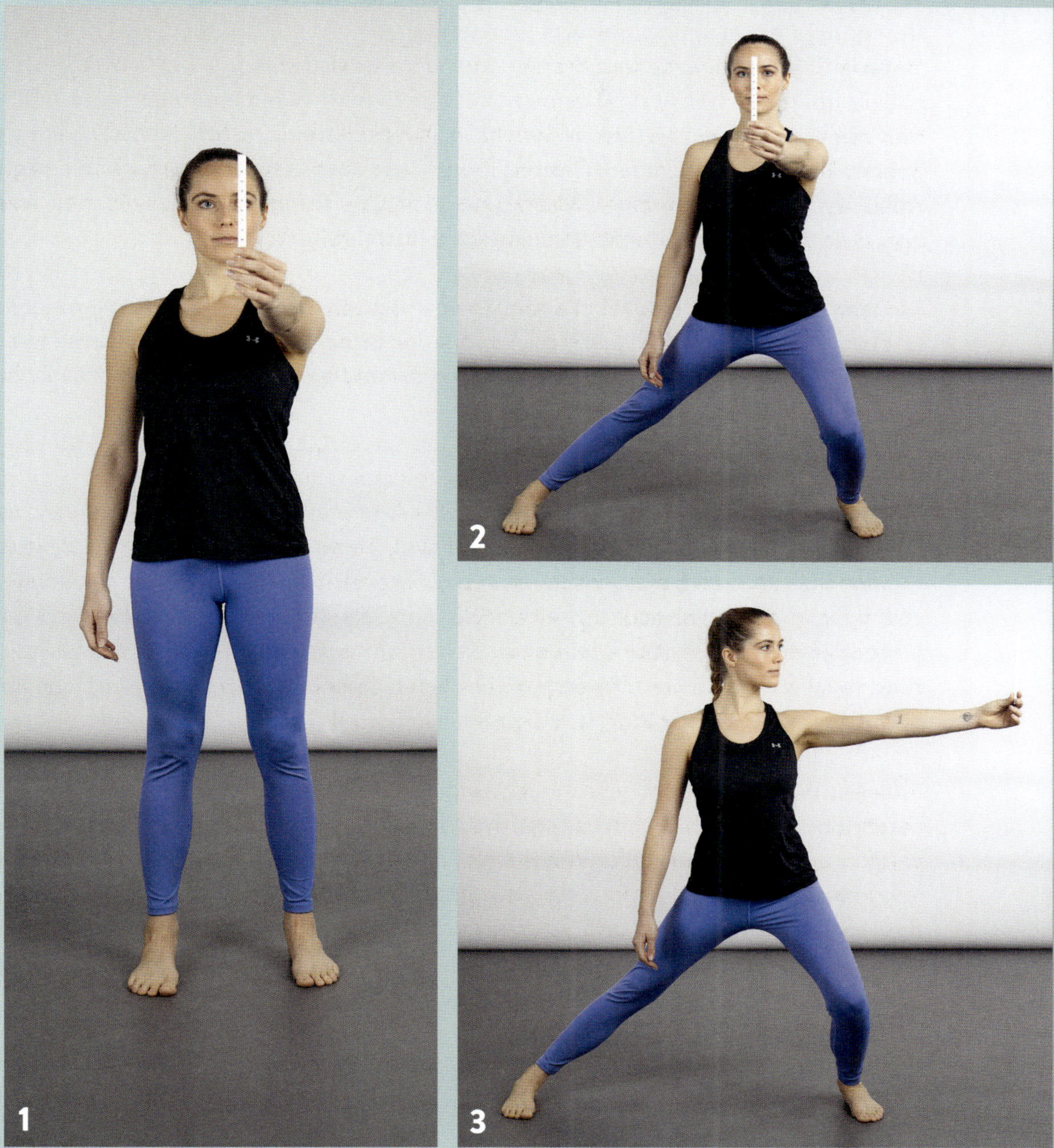
1
2
3

Wie kann das Aktivieren des Gleichgewichtssystems für das Beweglichkeitstraining genutzt werden?

Unabhängig davon, dass Sie über die Übungen, wenn Sie Ihre Gleichgewichtsorgane aktivieren, mehr Stabilität gewinnen und dem Gehirn allgemein mehr Sicherheit geben, liegt ein großer Nutzen in der Praxis in der Beweglichkeitsverbesserung innerhalb von Streckbewegungen. Das liegt daran, dass das Gleichgewichtssystem großen Anteil an der Regulierung der Grundspannung der Streckmuskulatur hat. Wollen Sie also innerhalb von Streckmustern wie der Hüfte, der Schulter oder der Wirbelsäule Beweglichkeitsverbesserungen erzielen, sollten Sie vor dem Training das Gleichgewichtssystem aktivieren. Des Weiteren zeigen sich Beweglichkeitsverbesserungen im Nacken-Schulter-Bereich durch die Wechselbeziehung von Hals- und Nackenmuskulatur mit den Kerngebieten des Gleichgewichtssystems. Mehr dazu finden Sie in Kapitel 7 ab Seite 171.

Stabilität aus dem Mittelhirn

Neben dem Gleichgewichtssinn spielt auch das Mittelhirn eine bedeutende Rolle in Bezug auf die Stabilität und Sicherheit unserer Bewegungen. Das Mittelhirn hat sehr großen Einfluss auf die Grundspannung der Flexoren, also der Beugemuskulatur, wie zum Beispiel der Bauchmuskulatur oder der hüftbeugenden Muskeln. Über das Mittelhirndach werden zusätzlich wichtige Aspekte der Kopf-, Augen- und Nackenstabilisierung reguliert. Wenn Kopf, Augen und Nacken nicht ausreichend stabilisiert sind, fehlt dem Gehirn Sicherheit und die Wahrscheinlichkeit sinkt, dass Sie große Bewegungsamplituden sicher ausführen können und dürfen.

Das Mittelhirn ist des Weiteren ein wichtiger Teil des visuellen Systems. Im Mittelhirn erfolgen unter anderem die unbewusste Verarbeitung und Integration der visuellen Informationen aus den peripheren Gesichtsfeldern. Diese Integration hat großen Einfluss auf die Orientierung und Stabilisierung der eigenen Bewegung sowie das zu erstellende Bewegungsprogramm.

Die Aktivität des Mittelhirns bildet also eine wichtige Grundlage für die Wahrnehmung, Ortung und Orientierung der eigenen Bewegung im Raum und ist eine entscheidende Komponente der körperlichen Stabilität – und damit Grundvoraussetzung, dass große Bewegungsweiten überhaupt eingenommen werden dürfen. Hier finden Sie nun einige Techniken, mit denen Sie auf einfache und leichte Art Ihr Mittelhirn im Vorfeld des Beweglichkeitstrainings aktivieren können.

Luftnotübungen

Wenn es um Beweglichkeit geht, sind Luftnotübungen sehr zu empfehlen. Durch die Veränderungen der Zusammensetzung der Blutgase, die durch Luftnotübungen entstehen, werden neben positiven physiologischen Aspekten auch zahlreiche Areale und Netzwerke im Gehirn aktiviert, die positiv auf die Dehntoleranz und die allgemeine Leistungsfähigkeit Einfluss nehmen können.

Durch das Anhalten des Atems erhöht sich der CO_2-Gehalt im Blut, was zur Folge hat, dass sich Arterienwände weiten und es zu einer vermehrten Blutversorgung im Körper und im Gehirn kommt. Des Weiteren ist der CO_2-Gehalt wichtig für den Sauerstofftransport in die Zellen. Neben diesen wichtigen physiologischen Aspekten gibt es auch auf neuronaler Ebene Veränderungen. Der wichtigste Faktor hier ist, dass das Gehirn vermehrt durchblutet und mit Sauerstoff versorgt wird.

Das schnelle und drastische Verändern der Blutgase aktiviert zusätzlich Hirnareale, die bei der Regulierung von Schmerz beteiligt sind – hier handelt es sich vor allem um die Inselrinde und das periaquäduktale Grau im Mittelhirn und im Kleinhirn. Dies wirkt positiv auf die Beurteilung der Dehntoleranz. Im Mittelhirn ist der Sitz des sympathischen Nervensystems, des Bereichs des Nervensystems, der den Körper auf anstehende Anforderungen vorbereitet. Hier liegen auch die Atemzentren, die die Atmung auf erwartete höhere Anforderungen vorbereiten. Genau diese Zentren werden durch die Luftnotübungen sehr aktiv.

▶ Luft anhalten

Bei dieser Übung geht es darum, nach einer Ausatmung die Luft so lange anzuhalten, bis Sie ein starkes Bedürfnis verspüren, wieder einzuatmen. Dies geschieht während einer moderaten körperlichen Belastung, wie etwa einer Kniebeugebewegung, um so zusätzlich Kohlendioxid zu produzieren.

1. Stellen Sie sich mit schulterbreit platzierten Füßen hin und atmen Sie durch den Mund einen Teil der Luft aus. Verschließen Sie dann Mund und Nase und halten Sie die Luft an.
2. Führen Sie mit angehaltenem Atem eine Kniebeuge aus. Wiederholen Sie diese Bewegung so lange, bis Sie einen deutlichen Impuls zur Einatmung bekommen. Beenden Sie dann die Bewegung und versuchen Sie, möglichst schnell wieder ruhig und gleichmäßig in Ihrem gewohnten Atemrhythmus zu atmen. Versuchen Sie, nach und nach den Einatemimpuls zu kontrollieren und immer weiter nach hinten zu verschieben. Wiederholen Sie diese Übung 2- bis 3-mal.

Hinweis: Ein wichtiger Punkt ist, dass Sie lernen, nach der Übung wieder so schnell wie möglich in einen ruhigen, ausgeglichenen Atemrhythmus zurückzukehren. Schaffen Sie es, innerhalb von zwei bis drei Atemzügen wieder normal zu atmen? Versuchen Sie es – Übung macht den Meister.

Tipp: Statt einer Kniebeuge können Sie auch eine andere Bewegung wie moderates Gehen, leichtes Joggen, Ausfallschritte oder Ähnliches ausführen.

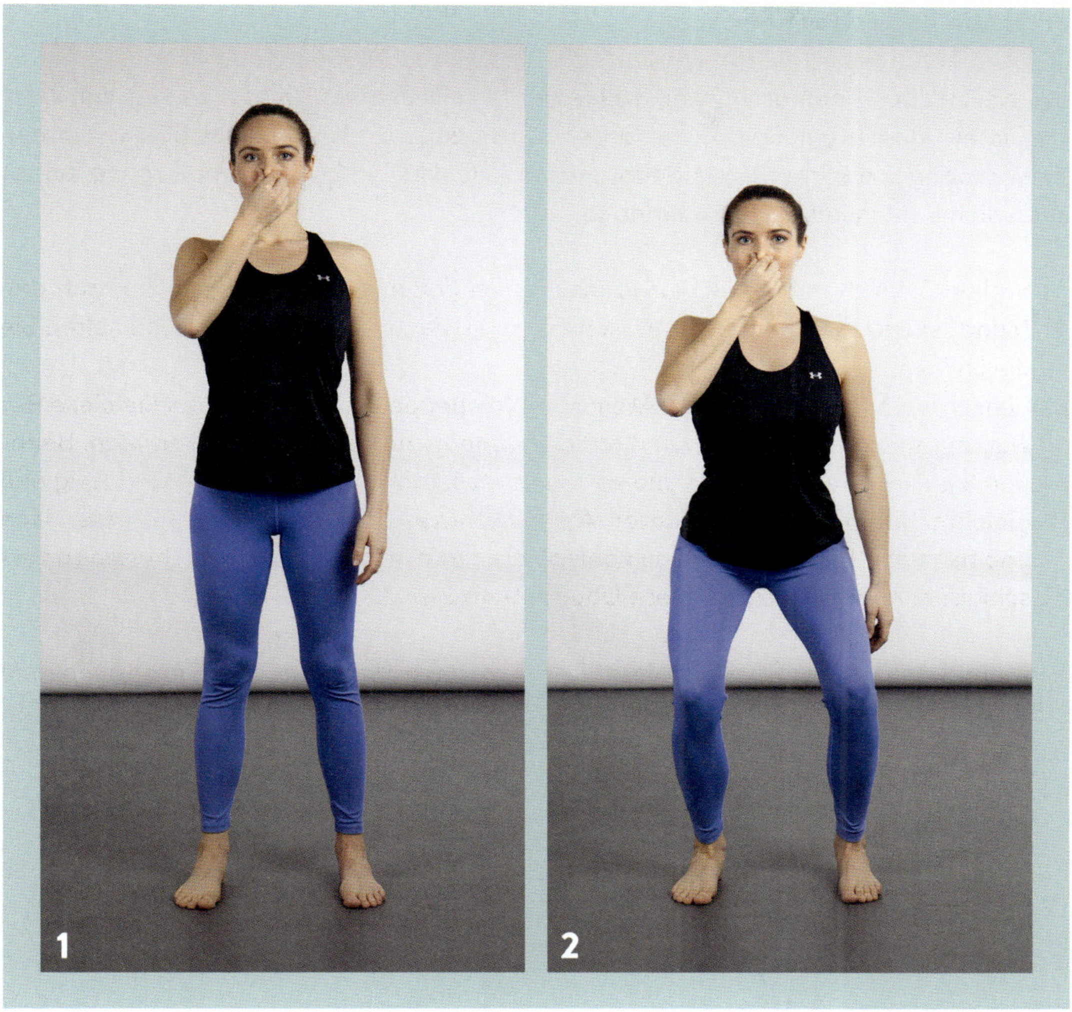
1
2

Vertikale Augenbewegungen

Die Aktivität des Mittelhirns können Sie auch sehr gut über vertikale Augenbewegungen beeinflussen, da diese Bewegungen über die Hirnnerven 3 und 4 im Mittelhirn gesteuert werden. Diese Nerven versorgen die Muskulatur der Augen, die die vertikalen Bewegungen ausführen. Insbesondere vertikale Sakkaden – Augensprünge von unten nach oben und zurück – haben einen starken Einfluss.

▶ Vertikale Sakkaden

Material: zwei Vision Sticks

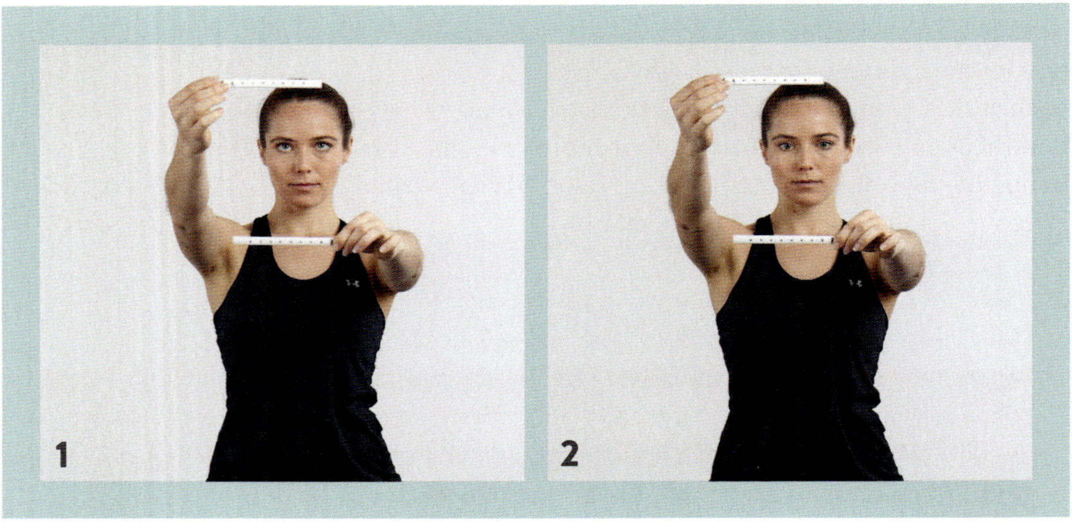

1. Halten Sie je einen Vision Stick im ungefähr gleichen Abstand ober- und unterhalb der Augen mit lang ausgestreckten Armen vor sich. Nehmen Sie einen neutralen Stand ein und halten Sie die Wirbelsäule lang und entspannt. Blicken Sie geradeaus. Lassen Sie Ihren Blick nun auf das obere visuelle Ziel springen.
2. Springen Sie mit den Augen sofort auf das untere visuelle Ziel. Führen Sie die vertikalen Augensprünge 10 bis 20 Sekunden lang im Wechsel aus.

Hinweis: Überprüfen Sie im Anschluss die Wirkung der Übungen anhand eines Assessments aus Kapitel 2 (ab Seite 24).

▶ Vertikale Sakkaden in Flexionshaltung

Material: zwei Vision Sticks

Um eine noch größere Aktivierung für das Mittelhirn zu erzeugen, können Sie zusätzliche Aufgaben integrieren, in die das Mittelhirn durch seine verschiedenen Aufgaben involviert ist. Eine leicht umsetzbare Methode ist das gleichzeitige Aktivieren der Flexoren, also der beugenden Muskulatur, da die Grundspannung der Flexoren auch über das Mittelhirn mitreguliert wird. Ihre Aufgabe ist also, eine Aktivierung der Flexoren aufrechtzuerhalten, während Sie die vertikalen Augensprünge ausführen. Im Folgenden wird beispielhaft die Ausführung im Ausfallschritt nach rechts gezeigt. Sie können jedoch auch andere Flexionsstellungen wie einen Ausfallschritt nach links, die Kniebeuge oder Ausfallschritte nach vorn oder hinten wählen, in denen Sie die Augensprünge ausführen.

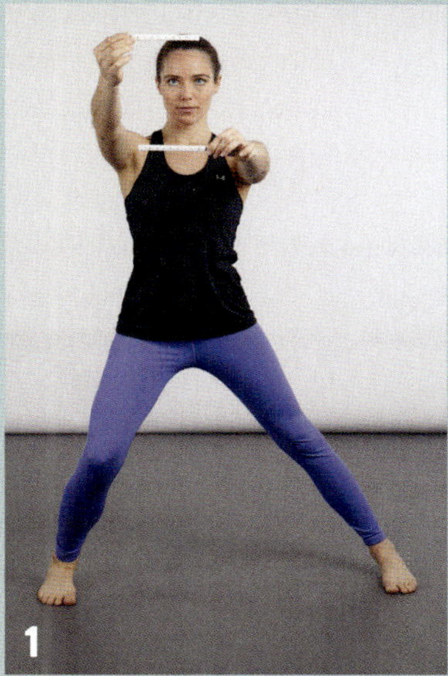

1

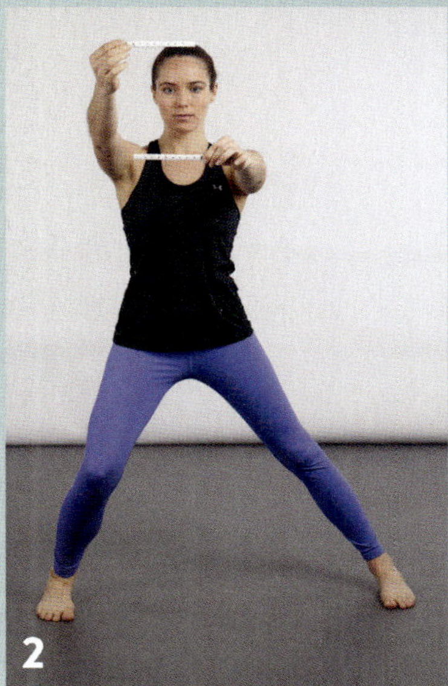

2

1. Halten Sie zwei visuelle Ziele im ungefähr gleichen Abstand ober- und unterhalb der Augen mit ausgestreckten Armen vor sich. Setzen Sie den rechten Fuß mehr als schulterbreit nach rechts in einen Ausfallschritt, halten Sie die Wirbelsäule lang nach oben aufgerichtet. Lassen Sie Ihren Blick nun auf das obere visuelle Ziel springen.
2. Lassen Sie ihn sofort auf das untere visuelle Ziel springen und führen Sie die vertikalen Augensprünge 10 bis 30 Sekunden lang im Wechsel aus.

Hinweise

- Sie können die Übung, je nach Leistungsstand, 2- bis 3-mal hintereinander durchführen.
- Überprüfen Sie im Anschluss die Wirkung der Übungen anhand eines Assessments Ihrer Wahl (Kapitel 2 ab Seite 24).

Akkommodation

Eine weitere Möglichkeit, die Aktivität im Mittelhirn zu erhöhen, ist die Ausführung von sogenannten Akkommodationsübungen. Der Begriff »Akkommodation« beschreibt eine visuelle Fähigkeit, bei der die Fokuslänge der Augen auf Objekte in verschiedenen Raumtiefen angepasst wird. Die Fähigkeit, die Fokuslänge adäquat und schnell auf ein neues Objekt einzustellen, ist an die Aktivität des Hirnnervs 3 gebunden, der seinen Ursprung im Mittelhirn hat. Das macht das Ausführen der Akkommodation zu einem geeigneten Mittel, die Aktivität im Mittelhirn zu erhöhen.

▶ Nah-fern-Blicksprünge

Material: zwei unterschiedlich große Nah-fern-Trainingskarten

Durch den Blickwechsel zwischen einem nahen und einem fernen Objekt wird die Fähigkeit der Akkommodation trainiert, die es dem Gehirn erlaubt, ein klares, scharfes Bild in verschiedenen Distanzen zu erzeugen.

Y L E B E A S U M H
K O D S U T L O F Z
H C W A E I Q K Y R
P B V G N O A R V T
L C K O B D U T M D
A W E S P R O X N L
Z A P T I E N U R Z
V X R Y S M X J D T
S O E N R E N U H W
L B V S P D M N G H

Z M D C D B T V N G
L F E T V U M P G Y
I D X B D G R L Z T
Q C W H O P B T W U
M S L P C E V U N E
B Z F T Q S P Y O M
E B Q Z J F O W S A
W Y S Z T N Y K E U
T P F O S F O V I Y
M C W T Q E N O H I

Platzieren Sie die größere der Nah-fern-Trainingskarten in einer Entfernung, in der Sie die Buchstaben noch absolut scharf sehen können. Stellen Sie sich in diesem Abstand mit hüft- bis schulterbreit platzierten Füßen auf und halten Sie die kleinere Nah-fern-Trainingskarte circa 15 bis 20 Zentimeter vor Ihren Augen. Auch hier müssen Sie die Buchstaben klar und deutlich sehen. Lassen Sie Ihren Blick jetzt von der nahen Karte zu der entfernteren und wieder zurück springen. Wechseln Sie dabei immer von einem Buchstaben der jeweiligen Trainingskarte zum nächsten. Entscheidend ist, dass der Blickwechsel immer erst erfolgt, wenn Sie den jeweiligen Buchstaben klar und deutlich gesehen haben, das heißt, erst wenn sich die Fokuslänge der Augen auf das Ziel ausgerichtet hat. Führen Sie die Übung 20 bis 30 Sekunden lang aus.

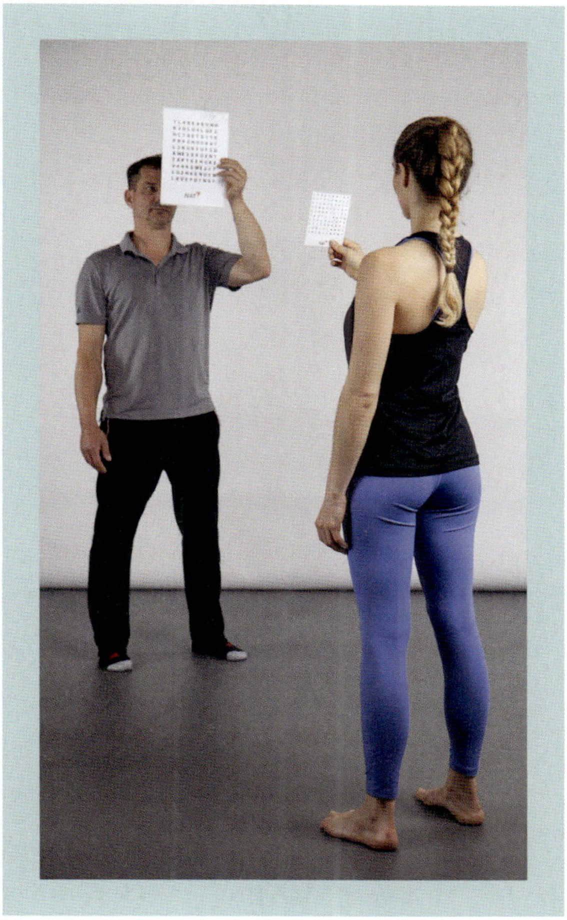

Hinweise

- Testen Sie die Ergebnisse der Nah-fern-Blicksprünge anhand eines Assessments Ihrer Wahl aus Kapitel 2 (ab Seite 24).
- Bei der Ausführung dieser Übung zählt zunächst nur die Qualität und nicht die Geschwindigkeit der Wechsel.

Tipp: Die Buchstabenreihen können Sie dabei nach Belieben horizontal, diagonal oder vertikal durchlaufen.

▶ Variante: Nah-fern-Blicksprünge in Flexionsstellung

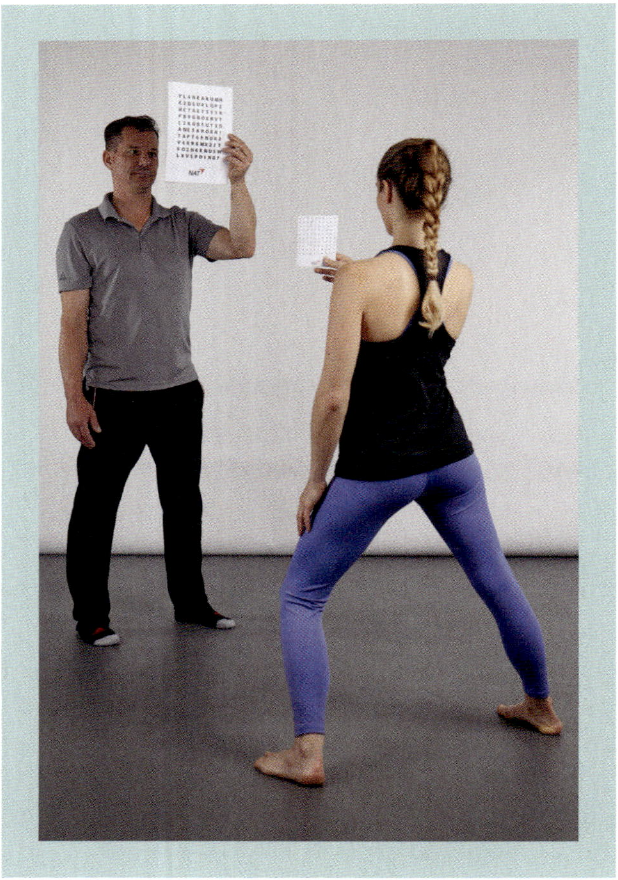

Ebenso wie die vertikalen Augensprünge können Sie auch das Training der Akkommodation in einer Flexionsstellung durchführen. Hierzu nehmen Sie eine Flexionshaltung ein wie zum Beispiel einen seitlichen Ausfallschritt und führen die Nah-fern Blicksprünge wie auf Seite 75 beschrieben in dieser Position 20 bis 30 Sekunden lang aus.

Hinweis: Möchten Sie auf der linken Seite innerhalb von Flexionsbewegungen beweglicher werden, sollten Sie eine Flexionsstellung nach links einnehmen, und umgekehrt sollten Sie für eine Beweglichkeitsverbesserung auf der rechten Seite eine Flexionsstellung nach rechts einnehmen.

Konvergenz

Die nächste Fähigkeit, die dominant über Ihr Mittelhirn reguliert wird, ist die sogenannte Konvergenz. Bei dieser Fähigkeit geht es darum, die Augen gegengleich – das rechte Auge blickt nach links, das linke Auge blickt nach rechts – nach innen kreuzen zu können. Der Fokus ist dabei auf ein Objekt in der Mitte gerichtet.

▶ Augenliegestütz

Material: Vision Stick

Eine der einfachsten Möglichkeiten, das Kreuzen der Blickrichtung beider Augen zu trainieren, ist der sogenannte Augenliegestütz.

1. Nehmen Sie einen neutralen Stand ein und halten Sie den Vision Stick circa 40 bis 50 Zentimeter entfernt auf Höhe der Nasenwurzel vor sich. Halten Sie den Kopf neutral und gerade. Fixieren Sie einen Buchstaben, den Sie klar und scharf erkennen können.
2. Führen Sie den Stick langsam zur Nase und verfolgen Sie den Buchstaben dabei mit beiden Augen, bis das Bild unscharf wird. Halten Sie diese Position für 3 bis 5 Sekunden. Führen Sie den Stick dann wieder zurück in die Ausgangsposition. Wiederholen Sie diesen Vorgang 3- bis 5-mal.

Hinweise

- Ziel der Übung ist es, den Vision Stick bis zur Nase zu führen, ohne ihn dabei doppelt zu sehen.
- Anstelle eines Vision Stick können Sie auch Ihren Daumen oder ein anderes Objekt nutzen, bei dem Sie ein Detail klar und scharf erkennen können.

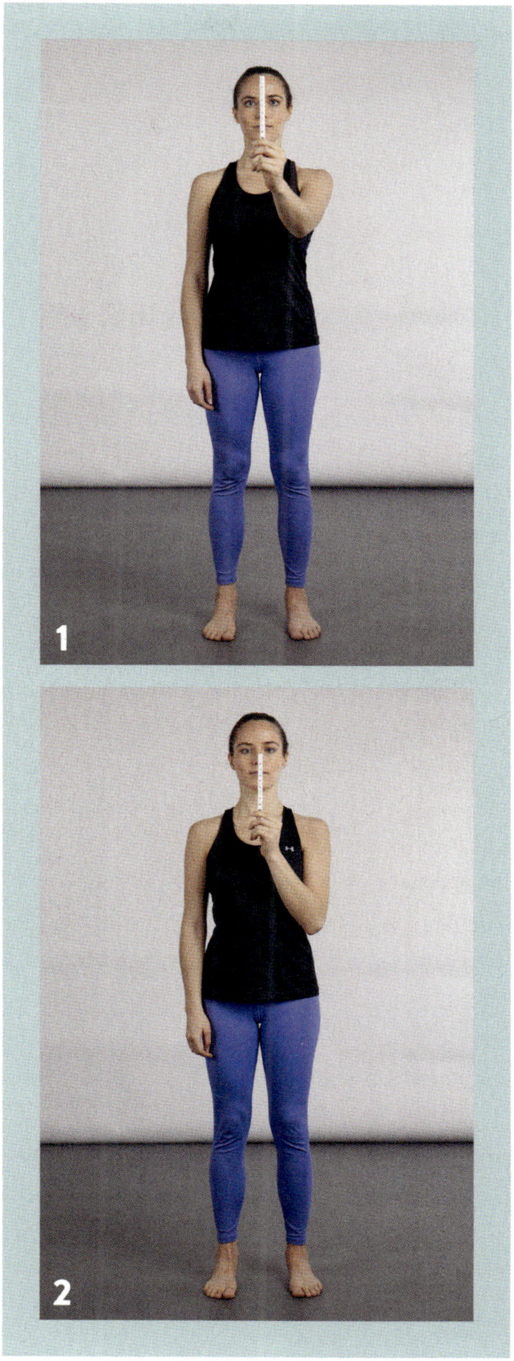

Augentraining kann sehr anstrengend sein

Sollten Sie merken, dass Ihnen in irgendeiner Form unwohl wird, brechen Sie die Übung ab. Das ist zunächst nichts Schlimmes, und es bedeutet auch nicht, dass dies keine guten Übungen sind. Es bedeutet zuerst einmal nur, dass die gestellte Aufgabe von Ihrem Gehirn mit dem, was Ihnen gerade zur Verfügung steht, nicht optimal gelöst werden konnte.

Die vermehrte Aktivität im Mittelhirn gezielt für Ihr Beweglichkeitstraining nutzen

Unabhängig davon, dass die Übungen, die das Mittelhirn aktivieren, Ihnen mehr Stabilität und dem Gehirn allgemein mehr Sicherheit geben, liegt der größte Nutzen in der Praxis in der Beweglichkeitsverbesserung innerhalb von Beugebewegungen, da das Mittelhirn großen Anteil an der Regulierung der Grundspannung der Beugemuskulatur hat. Wollen Sie also innerhalb von Beugemustern wie dem Ausfallschritt oder der Rumpfbeuge Beweglichkeitsverbesserungen erzielen, sollten Sie vor dem Training das Mittelhirn aktivieren. Mehr dazu finden Sie in Kapitel 7 auf Seite 170.

Die kortikale Aktivität verbessern

Jede Bewegung entsteht zunächst einmal im Kortex, also in den Hirnarealen, die auch bewusste Wahrnehmung und Handlungsregulationen (Bewegung) ermöglichen. Entwicklungsgeschichtlich sind das die jüngeren Bereiche des Gehirns. Wenn es um Bewegungsplanung und Steuerung geht, ist es vor allem der Frontallappen, der eine zentrale Rolle spielt. Eine globale Aktivierung dieses Bereichs ist daher eine der einfachsten Methoden, um bessere Rahmenbedingungen zu erzeugen.

Auf den folgenden Seiten finden Sie eine Auswahl leichter, aber effektiver Übungen, die es Ihnen ermöglichen, schnell und einfach den Kortex und insbesondere den Frontallappen direkt vor dem Beweglichkeitstraining zu aktivieren. Wie die jeweiligen Methoden der Aktivierung bei Ihnen wirken, können und sollten Sie anhand der Assessments aus Kapitel 2 (ab Seite 24) überprüfen.

Wie Farben die kortikale Aktivität beeinflussen

Eine der einfachsten Methoden, um den Kortex global zu aktivieren, ist sicherlich der Gebrauch von Farbbrillen. Jede Farbe hat eine spezielle Wellenlänge. Diese wird von unterschiedlichen Rezeptoren im Auge wahrgenommen und von unterschiedlichen Neuronen im Gehirn verarbeitet. Daher zeigen sich auch in ihrer Wirkung Unterschiede. Alle hier vorgestellten Farben wirken zunächst einmal aktivierend auf das Gehirn. Die stärkste Aktivierung wird über das Spektrum der blauen Farben erreicht, gefolgt von Rottönen, während das am wenigsten aktivierende Farbspektrum Grün ist. Neben dem Grad der Aktivierung zeigen die Farben weitere Unterschiede in Bezug auf ihre Wirkung:

- Blau erhöht die allgemeine Aktivität am stärksten.
- Rot wirkt stärker auf den Bereich des Mittelhirns und fördert die Aktivität des sympathischen Nervensystems.
- Grün wiederum hat das geringste Aktivierungspotenzial und wirkt wie Blau eher global.

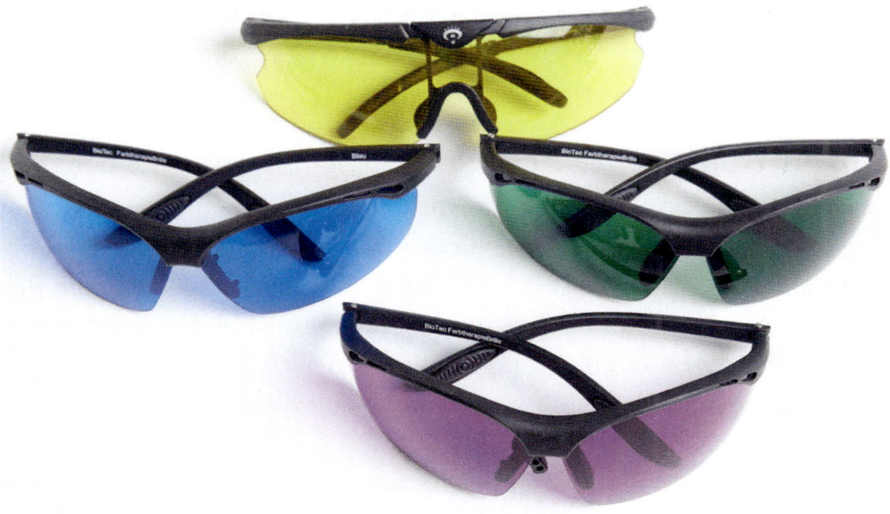

▶ *Farbbrillen eignen sich hervorragend, um den Kortex global zu aktivieren. Welche Farbe für Sie am besten wirkt, können Sie über die Übung auf Seite 80 ermitteln.*

▶ Die richtige Farbe auswählen

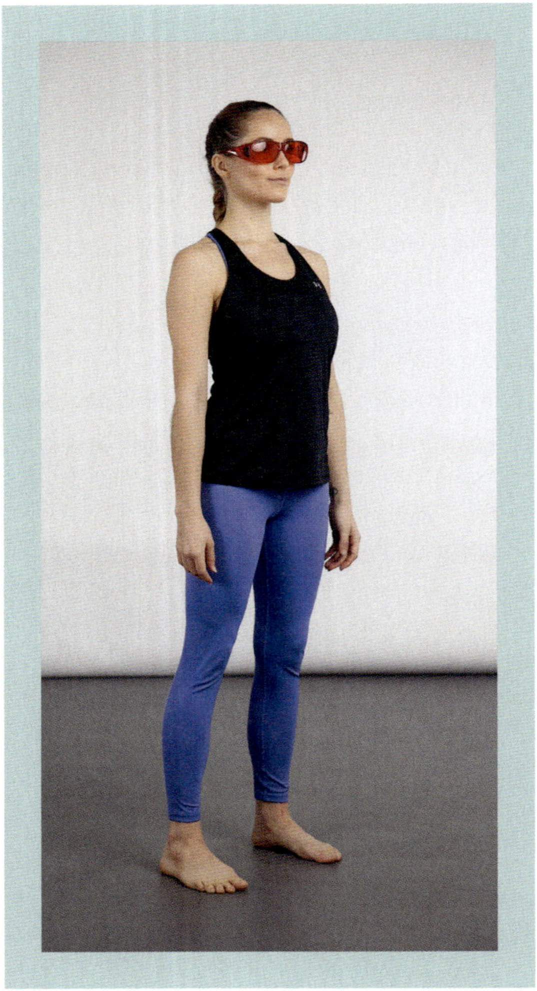

Um die für Sie passende Farbe auszuwählen, nutzen Sie die Assessments aus Kapitel 2 (ab Seite 24). Gehen Sie wie folgt vor:

1. Machen Sie ein Beweglichkeitsassessment.
2. Setzen Sie dann die Farbbrille auf und lassen Sie die Farbe für 10 bis 15 Sekunden wirken. Es ist hilfreich, wenn Sie dabei in eine Lichtquelle oder ins natürliche Licht nach draußen schauen.
3. Im Anschluss testen Sie Ihre Beweglichkeit über das Assessment erneut. Hierbei können Sie die Brille ruhig aufgesetzt lassen.

Testen Sie die Wirkung jeder Farbe. Sollte die Brille zu positiven Assessments führen und Sie in der Bewegung nicht stören, können Sie die Brille ruhig für 2 bis 5 Minuten vor dem Training oder, wenn sie äußerst angenehme Effekte verursacht, auch während des Trainings tragen.

▶ Über Riechen den Frontallappen aktivieren

Material: Duftfläschchen mit ätherischen Ölen

Den Kortex können Sie sehr gut über den Geruchssinn aktivieren. Die Signale, die bei der Geruchswahrnehmung entstehen, werden in den gleichseitigen Kortex gesendet und bewirken hier eine vermehrte neuronale Aktivität. Es empfiehlt sich, reine ätherische Öle zu verwenden.

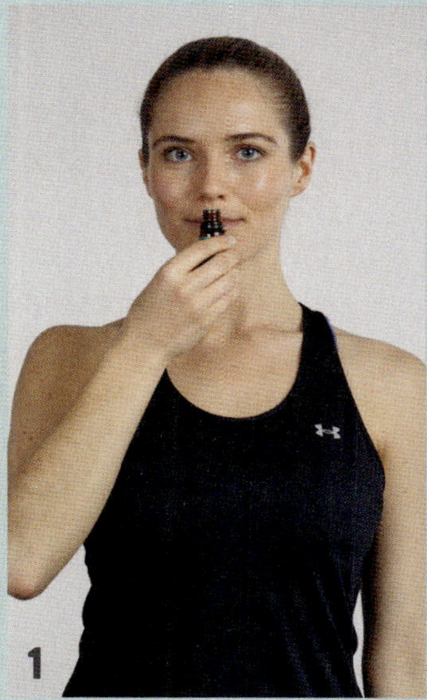

1

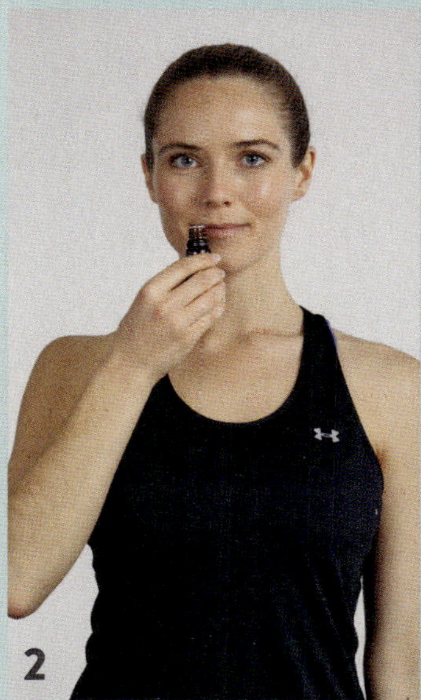

2

1. Halten Sie im neutralen Stand ein Riechfläschchen in der Hand. Richten Sie die Wirbelsäule lang und locker nach oben auf. Führen Sie das Fläschchen unter Ihre Nase. Atmen Sie ganz leicht durch die Nase ein und lassen Sie den Geruch in beide Nasenlöcher aufsteigen. Wie intensiv nehmen Sie den Geruch wahr? Können Sie den Geruch erkennen? Nehmen Sie das Fläschchen nach 4 bis 5 Sekunden wieder von der Nase weg. Wiederholen Sie den Vorgang 2- bis 4-mal hintereinander. Überprüfen Sie die Wirkung der Aktivierung.
2. Riechen Sie anschließend über das rechte Nasenloch an dem Fläschchen und wiederholen Sie den obigen Vorgang. Überprüfen Sie nun durch ein Assessment erneut die Wirkung der Aktivierung. Abschließend führen Sie die Übung mit dem linken Nasenloch durch und testen danach das Ergebnis

Hinweise

- Überprüfen Sie nach jeder Seite die Wirkung der Aktivierung durch ein Assessment Ihrer Wahl (ab Seite 24).
- Das Riechen über das linke Nasenloch erhöht die Aktivierung des linken Kortex und das Riechen rechts den rechten Kortex. Überprüfen Sie anhand der Assessments, ob eine globale Aktivierung oder eine separate Aktivierung der rechten oder der linken Seite bessere Ergebnisse zeigt.

Sakkaden – Blicksprünge

Eine weitere einfache Methode, um den Frontallappen zu aktivieren, sind Augensprünge, auch Sakkaden genannt. Sakkaden bezeichnen die Fähigkeit des visuellen Systems, den Blick gezielt, schnell und präzise von einem Objekt auf ein neues Objekt zu richten – eine grundlegende und essenzielle Fähigkeit in Sport und Alltag. Aus neurologischer Sicht werden Augensprünge nach links von den frontalen Augenfeldern im rechten Frontallappen und Augensprünge nach rechts vom linken Frontallappen initiiert.

▶ Horizontale Sakkaden

Material: zwei Vision Sticks

Für eine globale Aktivierung der Frontallappen bietet es sich an, horizontale Blicksprünge von rechts nach links und zurück zu machen. Nutzen Sie zur Orientierung visuelle Ziele wie einen Vision Stick oder Stifte oder Ihre Daumen.

1. Halten Sie in beiden Händen einen Vision Stick. Stellen Sie sich mit hüftbreit platzierten Füßen auf und halten Sie die gestreckten Arme auf Schulterhöhe nach vorn gestreckt. Springen Sie zunächst mit dem Blick zum oberen Buchstaben auf dem rechten Vision Stick.
2. Lassen Sie den Blick nun zum oberen Buchstaben des linken Vision Stick springen. Springen Sie zunächst jeweils 5- bis 10-mal vom oberen Buchstaben rechts zum oberen Buchstaben nach links und wieder zurück. Wechseln Sie den Blick erst, wenn Sie den jeweiligen Buchstaben deutlich erkannt haben.

Hinweis: Alternativ können Sie anstatt eines Vision Stick einfach die Daumen als visuelles Ziel nehmen. Aber auch hierbei ist es wichtig, dass Sie während der Ausführung der Blicksprünge darauf achten, ein Detail Ihres Daumens, wie etwa den Nagelfalz, deutlich und scharf zu sehen.

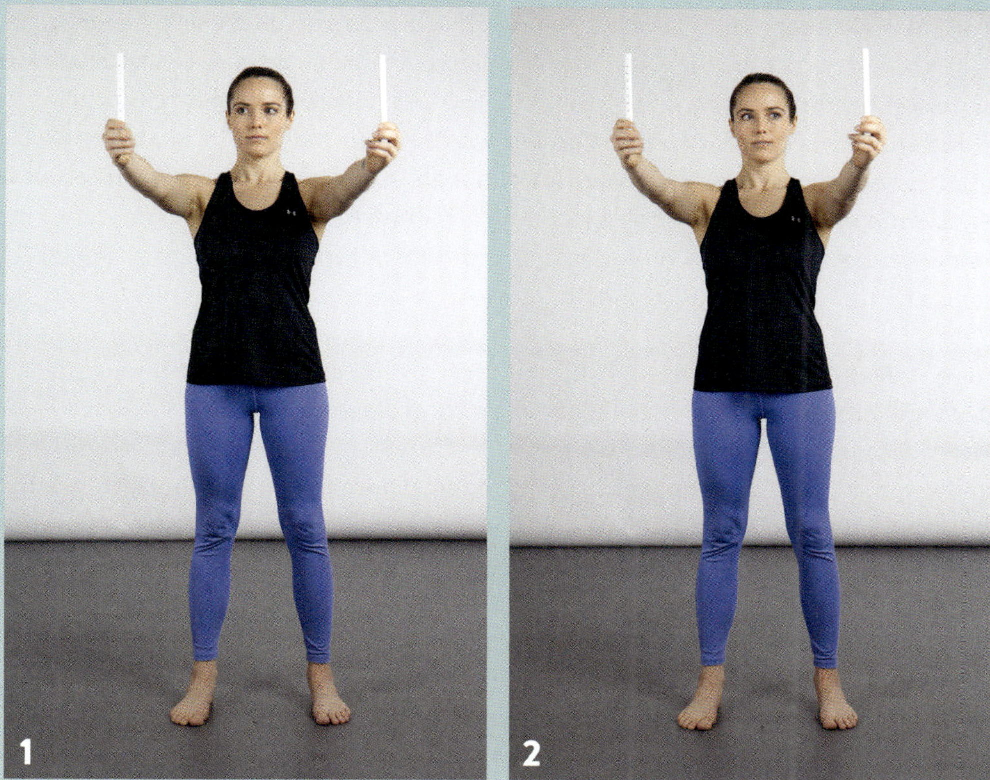

Variieren Sie das Sakkadentraining

Die horizontalen Sakkaden sind sicherlich der geeignetste Einstieg, um über die Augenbewegung den Kortex zu aktivieren. Sie können das Sakkadentraining aber auch variabel und umfangreicher gestalten. Dafür bietet es sich an, ebenfalls in den Diagonalen zu trainieren. Natürlich können Sie die Sakkaden auch über sensorische oder akustische Reize initiieren. Beispiele hierfür finden Sie bei den Antisakkaden-Übungen ab Seite 85.

Antisakkaden – Training zur Impulsunterdrückung

Eine wichtige Aufgabe des Frontallappens ist die Impulsunterdrückung. Oft muss man, um ein gewünschtes Bewegungsziel zu erreichen, in der Lage sein, eingehende Informationen zu differenzieren und zu selektieren und aufkommende Impulse, die nicht zielführend sind, zu unterdrücken. Das wohl effektivste Mittel, um über Augenbewegungen genau die Bereiche zu aktivieren, die an der Impulsunterdrückung beteiligt sind, sind die sogenannten Antisakkaden. Hierbei wird über Blicksprünge ein Impuls auf einen visuellen, taktilen oder akustischen Reiz unterdrückt und stattdessen eine gegensätzliche Handlung ausgeführt.

Der Frontallappen muss jedes Mal aktiv werden, wenn Sie willentlich einen Impuls unterdrücken, also die Reaktion auf einen Reiz kontrollieren. Das visuelle System ist so angelegt, dass die Augen reflexartig zu einem Objekt springen, sobald Sie eine auffällige Bewegung im peripheren Raum wahrnehmen. Hierdurch wird abgeklärt, worum es sich handelt und ob von dort Gefahr droht. Auf einen auffälligen visuellen Stimulus mit einer Augenbewegung zu reagieren, ist eine natürliche und tief verwurzelte Reaktion und muss bei dieser Übung unterdrückt werden. Sie bekommen also einen visuellen Reiz, unterdrücken die natürliche Reaktion darauf und führen stattdessen eine Augenbewegung weg vom gegebenen Reiz aus. Diese Übung verlangt deutlich mehr Fokus und Aufmerksamkeit als die klassischen Sakkaden. Für diese spielerische und äußerst effektive Übung benötigen Sie nichts weiter als einen Trainingspartner.

▶ Antisakkaden – visuell initiiert

1. Stellen Sie sich hüftbreit hin und richten Sie die Wirbelsäule lang und locker nach oben auf. Der Atem fließt ruhig und gleichmäßig. Ihr Trainingspartner steht circa 1,5 Meter vor Ihnen und hebt seine Arme v-förmig so nach vorn an, dass sich seine Hände auf Ihrer Augenhöhe befinden. Er streckt mit jeder Hand Zeige- und Mittelfinger nach oben. Richten Sie den Blick zu Beginn entspannt geradeaus. Die bebilderte Übungsabfolge finden Sie auf Seite 86.
2. Ihr Trainingspartner beginnt nun, eine kurze Wipp- oder Winkbewegung mit dem rechten Zeige- und Mittelfinger auszuführen, die Sie zunächst nur peripher wahrnehmen, während Ihr Blick auf seine Stirn beziehungsweise sein Kinn gerichtet bleibt. Lassen Sie den Blick von den sich bewegenden Fingern weg hin zur linken Hand des Trainingspartners springen, sobald Sie die Fingerbewegung vollständig wahrnehmen.
3. Von dort kehren Sie mit dem Blick wieder zur Stirn des Trainingspartners zurück.
4. Anschließend winkt Ihr Trainingspartner wieder mit Zeige- und Mittelfinger einer Hand, die Sie zunächst nur peripher wahrnehmen, während Ihr Blick auf die Stirn beziehungsweise das Kinn gerichtet bleibt. Lassen Sie den Blick dann wieder von den sich bewegenden Fingern weg hin zur anderen Hand des Trainingspartners springen, sobald Sie die Fingerbewegung wahrnehmen.

Hinweise

- Führen Sie diese Übung 60 bis 90 Sekunden lang aus und überprüfen Sie im Anschluss die Wirkung über ein Assessment (ab Seite 24).
- Wichtig ist, dass Ihr Trainingspartner beständig und unvorhersehbar die Hand wechselt. So müssen Sie stets konzentriert und fokussiert bleiben, während Sie die Augensprünge ausführen.

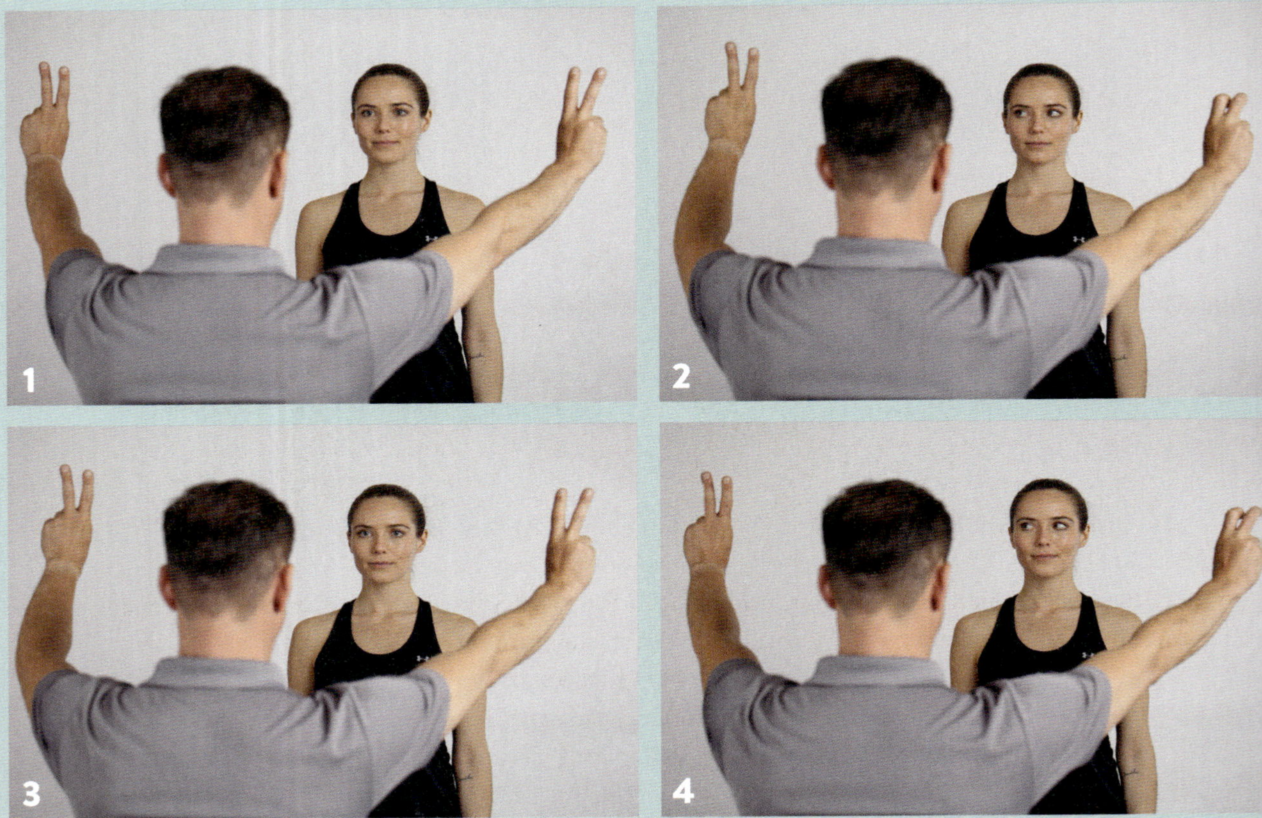

Weitere Formen der Impulsunterdrückung

Da der Kortex bei einer Impulsunterdrückung deutlich aktiver wird, werden im Folgenden weitere Möglichkeiten gezeigt, diese effiziente Methode umzusetzen. Das visuelle System ist mit allen sensorischen Systemen verbunden und kann auf diese reagieren. Um viel Kortexaktivität zu provozieren, können Sie die Antisakkaden, wie auch schon die Sakkaden, ebenfalls auf verschiedene Reize hin veranlassen. Hierfür eignen sich besonders gut akustische (hören) und taktile (berühren) Reize. Der Ablauf der Übung ist genauso wie zuvor bei den visuell initiierten Sakkaden beschrieben, nur dass der Auslöser der Sakkade ein anderer ist. In Kapitel 5 werden Ihnen noch Ansätze gezeigt, mit denen Sie die Komplexität über eine Impulsunterdrückung erhöhen können, um die Netzwerke, die im Hintergrund die Dehntoleranz regulieren, noch spezifischer zu adressieren.

▶ Antisakkaden akustisch eingeleitet

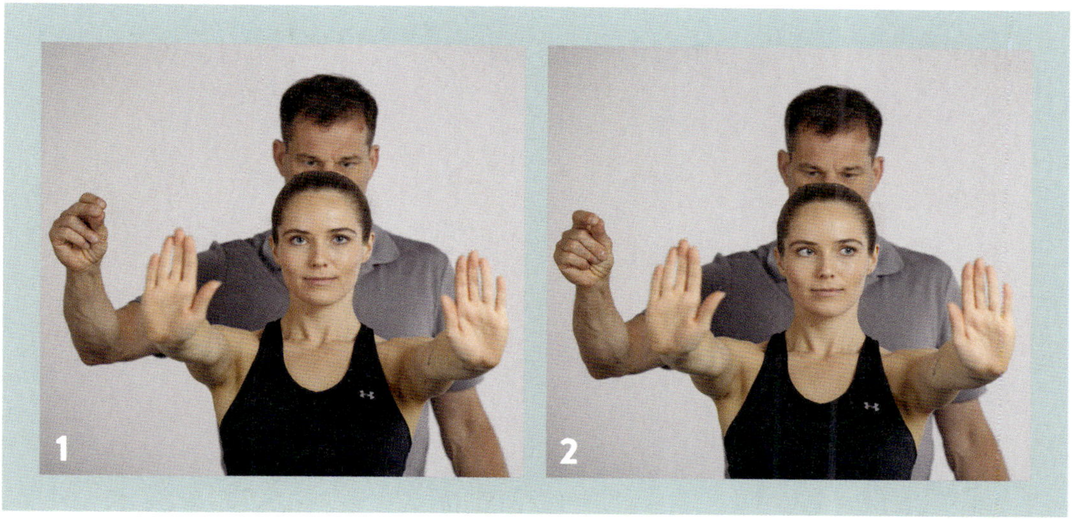

1. Stellen Sie sich hüftbreit hin und richten Sie die Wirbelsäule lang und locker nach oben auf. Der Atem fließt ruhig und gleichmäßig. Ihr Trainingspartner steht circa 1 Meter hinter Ihnen und hebt seine Arme so an, dass sich seine Hände rechts und links auf Kopfhöhe hinter Ihnen befinden. Strecken Sie selbst beide Arme nach vorn aus. Richten Sie den Blick zu Beginn entspannt geradeaus. Ihr Trainingspartner beginnt nun, nach dem Zufallsprinzip abwechselnd rechts und links mit den Fingern zu schnippen.
2. Lassen Sie den Blick von dem Geräusch weg in die jeweils gegenteilige Richtung zu einer Ihrer Hände springen. Von dort kehren Sie mit dem Blick wieder in eine neutrale Position zurück.

Hinweis: Führen Sie diese Übung 30 bis 60 Sekunden lang aus und überprüfen Sie im Anschluss die Wirkung über ein Assessment Ihrer Wahl aus Kapitel 2 (ab Seite 24).

▶ Antisakkaden taktil eingeleitet

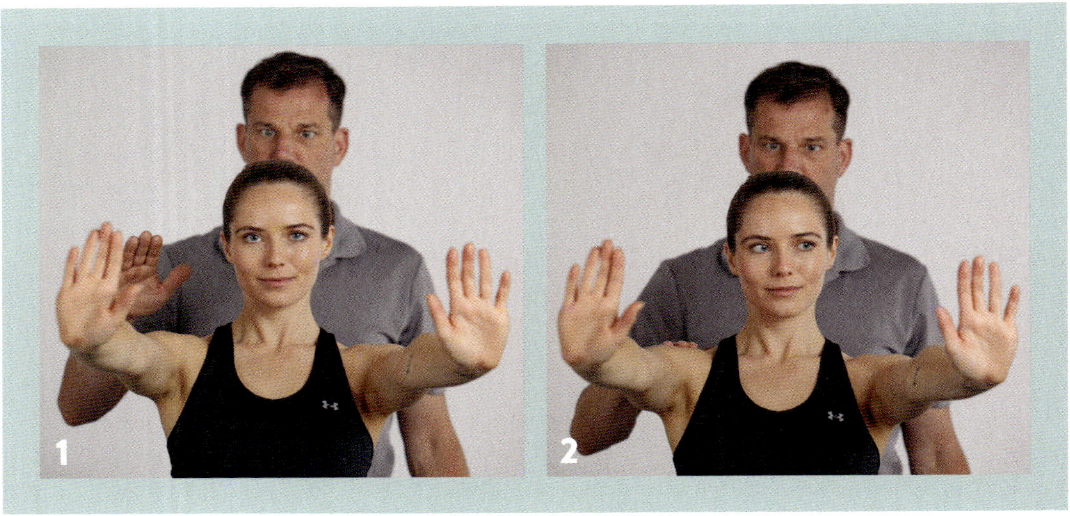

1. Stellen Sie sich hüftbreit hin und richten Sie die Wirbelsäule lang und locker nach oben auf. Der Atem fließt ruhig und gleichmäßig. Ihr Trainingspartner steht circa 1 Meter hinter Ihnen und hebt seine Arme so an, dass sich seine Hände rechts und links auf Schulterhöhe hinter Ihnen befinden. Strecken Sie beide Arme nach vorn aus. Richten Sie den Blick zu Beginn entspannt geradeaus. Ihr Trainingspartner beginnt nun, randomisiert mit der Hand Ihre Schulter anzutippen.
2. Lassen Sie Ihren Blick von der Berührung weg in die jeweils gegenteilige Richtung springen. Wenn Sie Ihr Trainingspartner also an der rechten Schulter berührt, schauen Sie zu Ihrer linken Hand. Von dort kehren Sie mit dem Blick wieder in eine neutrale Position zurück.

Hinweis: Führen Sie diese Übung 30 bis 60 Sekunden lang aus und überprüfen Sie im Anschluss die Wirkung über ein Assessment Ihrer Wahl aus Kapitel 2 (ab Seite 24).

Den Frontallappen über optokinetische Reflexe aktivieren

Eine weitere Möglichkeit, den Frontallappen zu aktivieren, bieten Ihnen spezielle Apps, mit denen Sie das visuelle System trainieren können. Vereinfacht ausgedrückt initiiert der rechte Frontallappen Augensprünge (Sakkaden) nach links und der rechte Parietallappen ist an der Initiierung von Augenfolgebewegungen (Pursuits) aus dem linken Raum beteiligt. Am einfachsten kann man optokinetische Reflexe über die App OptoDrum auslösen. Diese App bewirkt, dass Ihre Augen reflexartig auf den visuellen Stimulus der App reagieren. Während der Anwendung laufen abwechselnd schwarze und weiße Balken quer über den Bildschirm. Bewegen sich die Balken nach rechts, aktiviert das den rechten Frontal- und den rechten Parietallappen, und umgekehrt zählt das für die Fließmuster nach links.

Prüfen Sie, welche Kortexaktivierung zu besseren Beweglichkeitsveränderungen führt. Haben Sie bessere Ergebnisse, wenn die Balken nach rechts laufen und Sie Ihren rechten Kortex aktivieren, oder eher umgekehrt? Nutzen Sie dafür die Assessments in Kapitel 2 ab Seite 24.

▶ Die OptoDrum-App nutzen

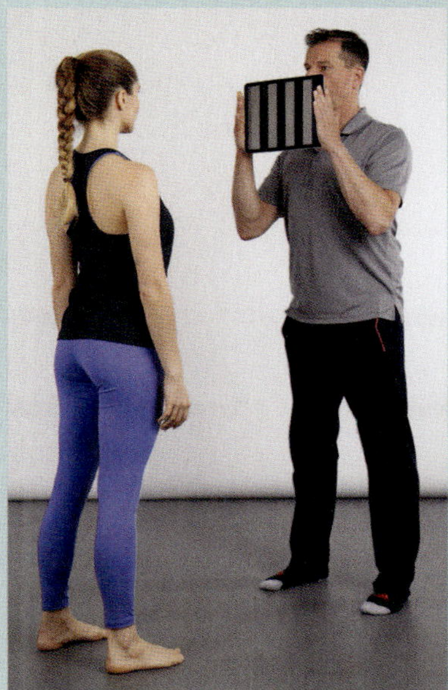

Material: Smartphone oder Tablet mit der OptoDrum-App

Schalten Sie die OptoDrum-App auf einem Smartphone oder Tablet ein und stellen Sie sich in einen neutralen Stand. Halten Sie die Wirbelsäule lang und entspannt. Aus dieser Ausgangsposition halten Sie das Smartphone oder Tablet auf Augenhöhe vor sich, sodass die Balken oder Symbole in die Richtung laufen, die Sie aktivieren möchten. Wählen Sie hierfür eine Geschwindigkeit und Balkenstärke, die Ihnen angenehm ist. Versuchen Sie, den Blick locker und entspannt auf den mittleren Balken gerichtet zu halten, ohne dabei zu »starren«.

Hinweis: Führen Sie diese Übung, je nach aktueller Fähigkeit, 2- bis 5-mal für je 10 bis 20 Sekunden durch.

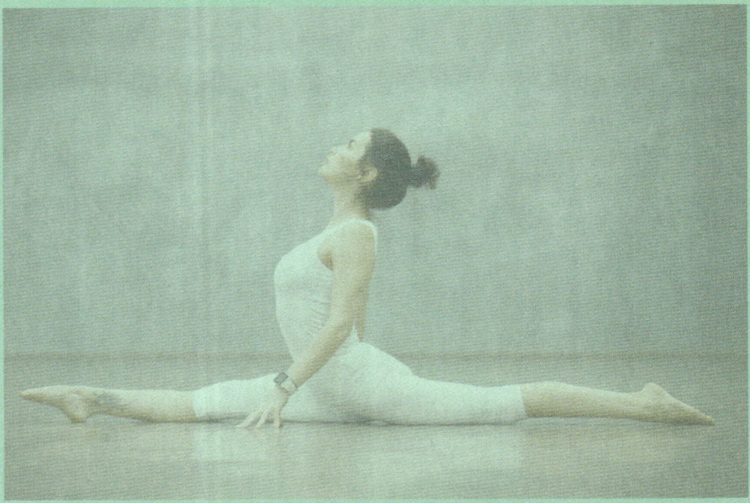
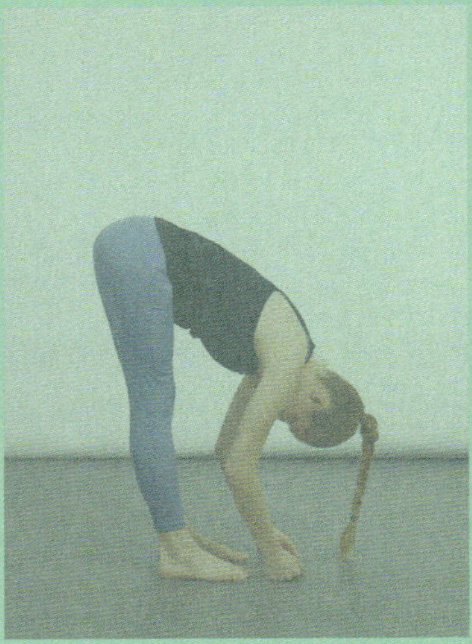
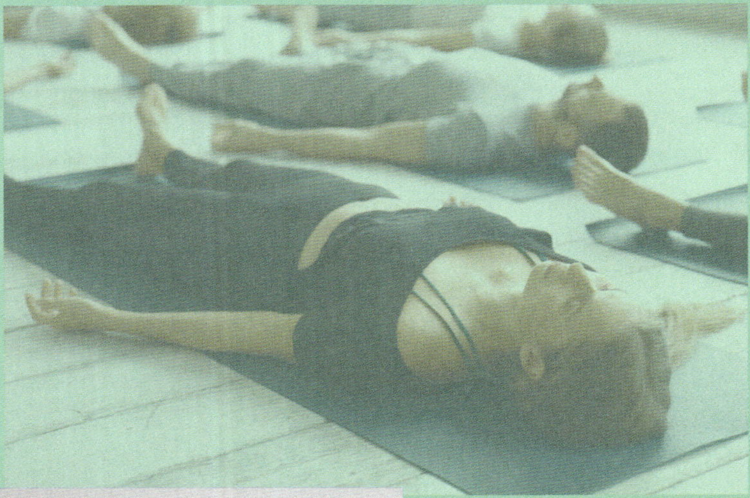
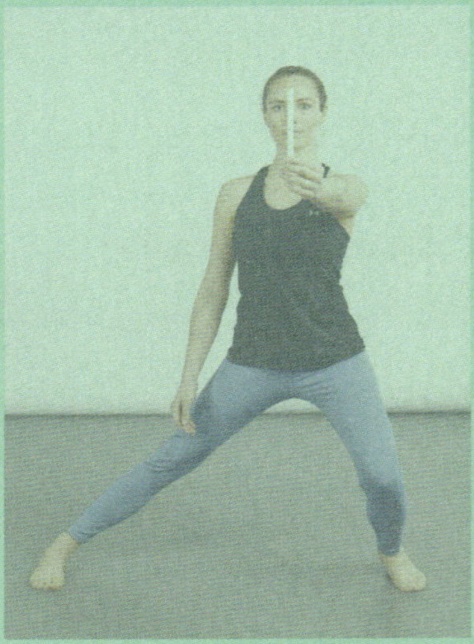
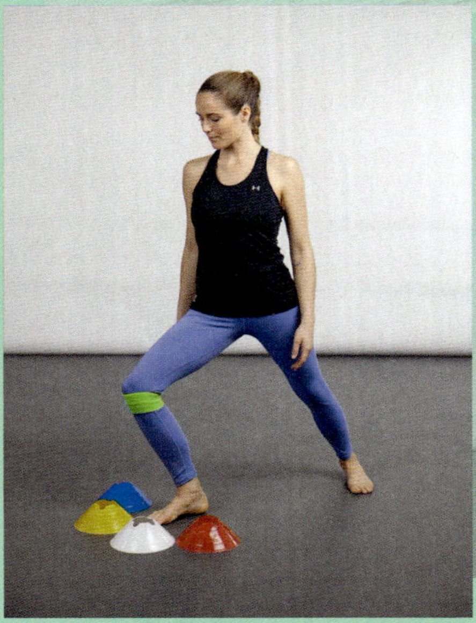
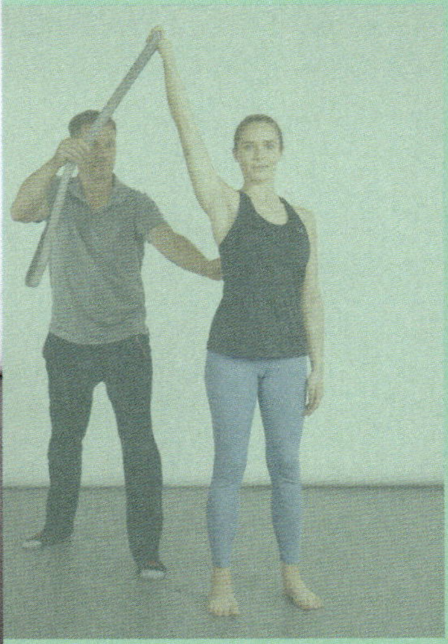
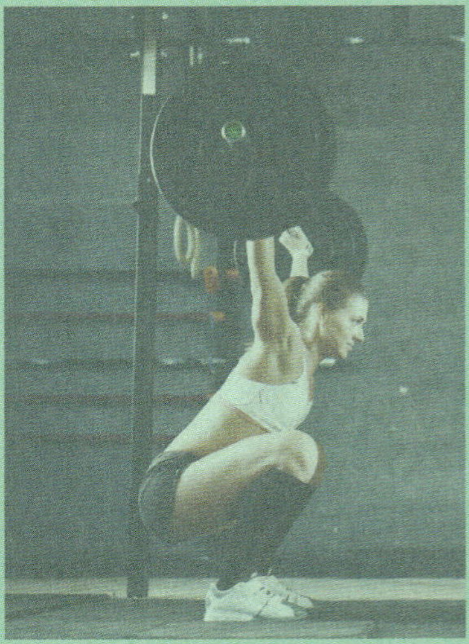

Bewegungsaufgaben verändern

5

Mit neuen Strategien zu einer verbesserten Beweglichkeit

Wie Sie in Kapitel 1 bereits erfahren haben, erstellt das Gehirn stets Prognosen über das, was durch die Zielbewegung an Feedback aus den Geweben zu erwarten ist. Diese Prognosen entstehen aufgrund vorausgegangener Erfahrungen, die durch Training, Verletzungen und so weiter erworben wurden. Das Gehirn vergleicht die Prognosen permanent mit den aktuellen Informationen, die bei der Dehnung des Gewebes entstehen. Diese Prognosen sowie eine adäquate Integration der Informationen aus der aktuellen Situation sind die Grundlage, um potenziell bedrohliche Situationen im Voraus richtig ein- und abschätzen zu können. Dies gilt insbesondere, wenn es sich um körpereigene Gewebestrukturen handelt, die besonderen Schutzes bedürfen, da sie bereits verletzt waren oder anderweitig negativ beeinflusst wurden.

Die aktuelle Beweglichkeit ist also stets auch ein Resultat aus Erfahrungen, die das Gehirn im Laufe des Lebens gelernt und als Gewohnheit abgespeichert hat. Sie bezieht sich, unabhängig von der jeweiligen genetischen und strukturellen, anatomisch-konstitutionellen Voraussetzung, auf kortikale Entscheidungen innerhalb der jeweiligen Situation. Diese Entscheidungen sind uns in dieser Form so nicht bewusst, sondern erfolgen größtenteils unbewusst. Um gespeicherte Erwartungen in Bezug zu einer Bewegung zu verändern, muss die Situation vom Gehirn neu beurteilt werden. Im Folgenden werden Prinzipien und Methoden vorgestellt, die eine Neubewertung ermöglichen.

Gespeicherte Erwartungen und Situationen neu bewerten

Das Gehirn ist das Organ, mit dem entschieden wird, wie eine Bewegungsaufgabe durch den Körper gelöst werden soll und kann. Das Lösen von Bewegungsaufgaben ist eine der wichtigsten, wenn nicht die primäre Aufgabe des Gehirns mit dem Zweck, das Überleben zu sichern. Hierfür muss es sowohl die willkürliche als auch die unwillkürliche Spannung der verschiedenen Gewebe in Bezug zu den gestellten Aufgaben regulieren. Es sind der (zu hohe) Muskeltonus und die Spannung in den gelenkumgebenden Strukturen, die die Hauptbarriere darstellen, große Bewegungen ausführen zu können – und diese Spannung ist erlernt und situationsspezifisch zugeordnet.

Genau diese Spannungsregulierung über das Gehirn können wir nun nutzen, damit es erlaubt, eine bessere Beweglichkeit zu erzeugen. Ein einfacher Weg, dies zu erreichen, besteht darin, dem Gehirn neue Bewegungsaufgaben und Ziele innerhalb der Beweglichkeitsübung oder Bewegungsausführung zu geben, sodass es zuvor gelernte Spannungen nicht mehr als zu erwartend voraussetzt und neue Erfahrungen über Spannungen innerhalb der gleichen Gewebe machen kann. Bewegungen werden über Sinneswahrnehmungen eingeleitet und dann über sensorisches Feedback reguliert und korrigiert. Die Sinnesreize sind also eine Grundlage, über die entschieden wird, wie Gewebespannung reguliert wird. Wir sehen etwas und greifen zum Beispiel danach, ohne uns über Anatomie auch nur im Entferntesten Gedanken zu machen. Vor allem im Sport werden meist Bewegungen ausgeführt, während der Fokus auf anderen Dingen (Sinneswahrnehmungen) liegt, die zur Lösung der Bewegungsaufgabe relevanter sind, wie zum Beispiel beim Tennisspiel ein großer Ausfallschritt hin zur Vorhand, während die Augen nur auf dem Ball gerichtet sind.

Die Herangehensweisen, die nun vorgestellt werden, beziehen sich alle auf Regulationsprinzipien der sensorisch geführten Bewegung. Zunächst lernen Sie zwei grundlegende Trainingsprinzipien kennen, die es auf einfache und natürliche Art ermöglichen, Erwartungen in Bezug auf die entstehenden Gewebespannungen zu verändern. Durch diese veränderten Erwartungen erlaubt das Gehirn größere Bewegungsweiten. Bei diesen Trainingsprinzipien handelt es sich um folgende:

- Spielen (Play)
- Nutzen externer Ziele während einer Bewegung

Mit diesen Trainingsprinzipien können Sie ausgewählte Bereiche kortikaler Netzwerke, die zur Beurteilung sensorischer Informationen dienen, gezielt ansprechen, um die Spannungsregulation für Ihr Beweglichkeitstraining zu optimieren. Hier liegt der Fokus besonders auf den Arealen, die bei der Beurteilung von Schmerz eine Rolle spielen. Dies sind vor allem die Netzwerke, die Spannung der Gewebe in Bezug auf den direkt empfundenen oder den durch die Übung zu erwartenden Schmerz regulieren.

Play – spielen, erkunden und lernen

Zu Beginn des Lebens gibt es wesentlich mehr interneuronale Verbindungen als im Erwachsenenalter. Dies bedeutet: Ihr Gehirn hat ursprünglich deutlich mehr neuronale Verknüpfungen. Diese müssen im Laufe der Entwicklung verdichtet und strukturiert werden, um eine bessere Effizienz zu erlangen. Gewohnheiten, die durch stetige Wiederholungen geschaffen werden, tragen dazu bei, häufig anfallende Tätigkeiten energieeffizienter zu erledigen. Wenn das Gehirn weniger Entscheidungen treffen muss und auf vorprogrammierte Abläufe zurückgreifen kann, bleiben mehr Ressourcen für Neues. Dies gilt auch für die Bewegungsausführung.

Die Natur hat nun als Grundlage der Strukturierung dieser Verbindungen unseres Gehirns das Spiel »entwickelt«. Über Spiel, eine Tätigkeit, die scheinbar ohne Ziel, freiwillig, frei von äußeren Regeln und aus Freude an der Sache selbst ausgeübt wird, haben wir die Möglichkeit, unser Potenzial zu erkunden, ohne beurteilt oder über gesetzte Normen reguliert zu werden. Das Ganze geschieht grundsätzlich angstfrei in einem geschützten Rahmen und ist nicht unbedingt an einen realen Zweck gebunden. Dies ist besonders wichtig, wenn man weiß, dass Erwartungsdruck, Angst und andere sehr »spannungsgeladene« Zustände nicht zeitgleich mit Neugier, Spiel und Erkunden im Gehirn existieren können, da die jeweiligen Gehirnschwingungen dieser beiden Zustände verschieden sind und sich gegenseitig ausschließen. Spielen übernimmt darüber hinaus eine fundamentale Rolle in der Aneignung, also dem Erlernen, anpassungsfähiger Bewegungsfunktionen.

Der Mensch ist übrigens das einzige Lebewesen, das – meist aufgrund soziokultureller Rahmenbedingungen – mit dem Spielen aufhört. Durch Sport haben wir nun ein hervorragendes Mittel, das Spiel – als Tool – mit all seinen positiven Aspekten wiederzuentdecken und von den Möglichkeiten, die es eröffnet, zu profitieren. Ebenso können wir das Prinzip »Spiel« nutzen, um unsere sportliche Leistung zu verbessern.

Spielen will (neu) gelernt sein

Die meisten Menschen machen sich übermäßig Gedanken, wie sie aussehen, während sie Sport treiben. »Spielen« wird häufig nicht (mehr) als Methode akzeptiert, um sich neue Fähigkeiten anzueignen. Im Spiel, beim Ausprobieren und Erkunden können Bewegungen schon mal etwas ungeschickter aussehen, sie wirken nicht sofort souverän. Demgegenüber erscheinen klar normierte anatomisch-strukturelle Konzepte und Methoden attraktiver für die meisten Menschen. Denn: Machen Sie die Dehnübung oder das Mobility-Training genau so wie vorgegeben, so wissen Sie im Voraus, dass Ihre Bewegung »richtig« ist. Sie fühlen sich dann emotional sicher und es erwartet Sie am Ende eine Belohnung durch Dopaminausschüttung für das erfolgreiche Erfüllen der gestellten Aufgabe.

Unser sportliches Selbstverständnis wird leider (noch) in vielerlei Hinsicht mehr durch eine Erwartung von Angst und Scham geprägt als durch die Lust, neue Wege zu entdecken und über spielerisches Selbstherausfinden Lösungswege zu finden, wie es beim Spielen automatisch der Fall wäre. Es ist jedoch nie zu spät, die Perspektive zu wechseln und wieder spielerisch und mit Leichtigkeit Bewegungserfahrungen zu machen.

Schaut man sich die neuronalen Netzwerke an, die durch das Spielen aktiviert werden, so sind das in erster Linie Netzwerke, die den sensorischen Istzustand beurteilen und mit gemachten Prognosen vergleichen. Letztlich sind es die Areale, die die Umwelt und den Körper auf Gefahren hin scannen, also genau die Bereiche, die auch auf die Dehntoleranz Einfluss haben.

Mit diesem Wissen über die Auswirkungen von Spiel möchten wir Sie ermutigen, Ihre Einstellung zu Bewegung zu überdenken und wieder locker und spielerisch Bewegung zu erkunden und zu erfahren. Wann sind Sie das letzte Mal spielerisch und mit Erkundungsdrang an Ihr Beweglichkeitstraining gegangen? Haben es leicht verändert und Dinge ausprobiert? Lösen Sie sich von dem, was Sie glauben, machen zu müssen, und entspannen Sie sich. Hier können und dürfen Sie »Fehler« machen und kreativ ohne Druck Dinge ausprobieren – und auch mal über sich selbst lachen.

Beweglichkeit spielerisch verbessern

Um einen guten Einstieg in den spielerischen Umgang mit Bewegung zu finden, stellen wir Ihnen verschiedene Konzepte vor, die es Ihnen erleichtern, direkt auf die Spannungsregulation der Gewebe Einfluss zu nehmen. Zum einen ist hier das Lenken und Regulieren der Bewegung auf ein externes Ziel hin hilfreich und zum anderen kann das Beweglichkeitstraining durch neue Bewegungs- und Korrekturstrategien immer wieder neu verändert und variiert werden.

Im zweiten Teil dieses Kapitels lernen Sie Möglichkeiten kennen, wie Sie gezielt die verschiedenen Bereiche der Netzwerke aktivieren, die die Dehntoleranz stark beeinflussen. Grundsätzlich können Sie, sobald Sie mit den verschiedenen Inhalten dieses Kapitels vertraut sind, kreativ und spielerisch die verschiedenen Aspekte miteinander kombinieren. Erfahren und erkunden Sie, was Ihrem Gehirn die größte Sicherheit gibt, die meiste Veränderung bewirkt und damit Ihre Bewegungsweite vergrößert.

Externe Ziele – der Weg für mehr Beweglichkeit

Um über Spiel eine Funktion im Allgemeinen und die Beweglichkeit im Besonderen zu verbessern, bietet es sich an, die Bewegung auf externe sensorische Ziele hin auszurichten. Im Dehn- oder Beweglichkeitstraining ist häufig zu sehen, dass mit einem internen Fokus gearbeitet wird. Hier wird der Fokus bei der Bewegungsausführung auf das körperliche Empfinden und oder die korrekte Bewegungsausführung gelegt, es handelt sich also um einen internen Fokus. Das Nutzen eines externen Fokus, bei dem die Aufmerksamkeit auf die Wirkung der Bewegung gerichtet wird, steht im Gegensatz zu diesem internen Fokus und führt zu einer verminderten muskulären Spannung. Dies ist im Rahmen des Beweglichkeitstrainings anzustreben, da eine erhöhte muskuläre Spannung zu Beweglichkeitseinschränkungen und geringeren Beweglichkeitsamplituden führt. Die muskuläre Spannung ist ein zentraler Aspekt der Beweglichkeitsregulation eines Menschen. Dass der Fokus auf externe Ziele während einer Bewegungsaufgabe zu besseren Ergebnissen führt als der Fokus auf interne Kontrollbedingungen, hat mehrere Hintergründe.

- Das Lenken der Aufmerksamkeit nach außen, auf ein Objekt außerhalb des Körpers, erlaubt dem motorischen Kontrollsystem, die Willkürmotorik, die eine höhere Spannung hat, etwas in den Hintergrund treten zu lassen. Hier vollzieht sich die Bewegung nun mehr reflexiv und unbewusst, was zu einer effizienteren Leistungserzeugung führt. Wenn die Aufmerksamkeit hingegen nach innen, auf die Wahrnehmung des eigenen Körpers, gelenkt wird, arbeitet das motorische Kontrollsystem bewusst und mit mehr willentlicher Aufmerksamkeit und Kontrolle, was vermehrt bewusste kortikale Arbeit und Aufwand erfordert, sodass die Bewegungsmuster deutlich weniger leichtfallen und weniger flüssig sind.
- Ein weiterer Schlüsselpunkt ist das Reduzieren der Freiheitsgrade, also der Menge der Bewegungsmöglichkeiten und damit der Entscheidungen, die getroffen werden müssen, um die Bewegung auszuführen. Wird die Bewegung auf ein externes Ziel ausgerichtet, ist die Richtung automatisch vorgegeben und klar definiert. Wenn dagegen (zu) viele Möglichkeiten zur Verfügung stehen, ergibt sich immer ein Auswahl- und Endscheidungskonflikt, der die Bewegung letztlich einschränkt.

Aus neuronaler Sicht reduzieren sich also zum einen der kortikale Aufwand der Bewegungsplanung sowie die Kontroll- und Korrekturfunktionen erheblich, was eine schnellere, sicherere und effizientere Bewegungsausführung zur Folge hat, die weniger

Spannung aufweist. Der Bewegungsplan und -vollzug wird mehr über das Stammhirn und subkortikale Gehirnbereiche reguliert. Zum anderen reduziert sich auch die reale und wahrgenommene Gewebespannung deutlich, was zu einer größeren Dehntoleranz beiträgt. Wie Sie die beiden Prinzipien – Spiel und externe Ziele – in der Praxis miteinander kombinieren, finden Sie auf den nächsten Seiten. Die Beispiele sollen Ihnen lediglich Anreize geben, wie Sie die Prinzipien in die Praxis umsetzen können. Seien Sie kreativ und finden Sie weitere Möglichkeiten – spielen Sie.

Externe Ziele spielerisch im Beweglichkeitstraining nutzen

Es gibt unterschiedliche Ansätze und Materialien, die es Ihnen erleichtern, den Fokus auf externe Ziele zu setzen. Sie können hier Bälle oder andere Gegenstände nutzen, die im Sport genutzt werden, oder mit einem Trainingspartner arbeiten. Sie können Dinge übergeben, aufheben, erreichen, verschieben, anvisieren und vieles mehr. Ein Tool, das wir in der Praxis gern nutzen, ist ein spezieller Laser, der mittels eines Gurts am Körper beziehungsweise Kopf fixiert wird (Anhang Seite 179). Die Aufgabe ist, den Laserstrahl als externes Ziel zu nutzen, nach dem Sie die Bewegung ausrichten. Dies ermöglicht ein sehr präzises Arbeiten und ist eine einfache Möglichkeit, spielerisch einen externen Fokus zu setzen. Über den Laser haben Sie ein sehr motivierendes Mittel, das Ihnen zusätzlich permanent Feedback und eine präzise Kontrolle über Ihre Bewegung ermöglicht. Im Folgenden zeigen wir Ihnen drei Beispiele, wie Sie den Laser einsetzen können.

Unser Expertentipp

Um die positive Wirkung durch externe Ziele zusätzlich zu verstärken, nutzen Sie einen Trick, mit dessen Hilfe sich der interne Fokus fast vollständig ausschalten lässt, indem Sie mit zwei externen Zielen arbeiten. Nehmen Sie hierzu einen Gegenstand, zum Beispiel ein Schweißband, das Sie an dem Körperteil befestigen, mit dem Sie die Bewegung dominant führen, wie bei den Übungen auf den Seiten 105 und 108 gezeigt. Die Aufgabenstellung besteht nun darin, das Schweißband und nicht mehr den Körperteil auf das externe Ziel hinzubewegen. Bei dieser Methode müssen Sie also die Aufmerksamkeit komplett vom Körper lösen. Dieser kleine Trick führt noch einmal zusätzlich zu einer Spannungsreduktion in den Geweben.

▶ Kopfrotation mit dem Laser nach rechts

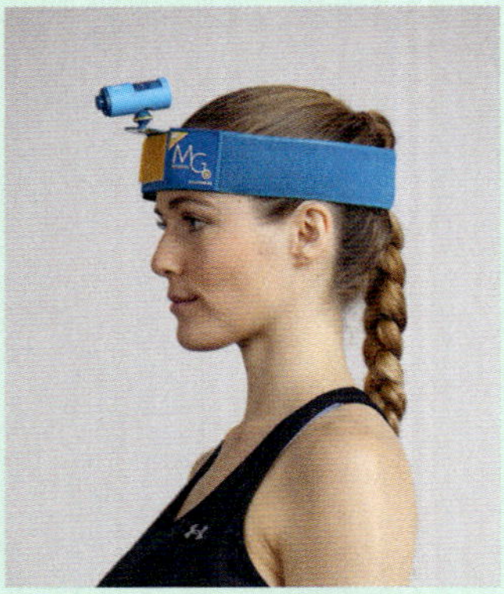

Material: Laser und Gurt, um diesen am Kopf zu befestigen

Ein wichtiger Bereich im Beweglichkeitstraining ist stets die Wirbelsäule. Vor allem ist die Beweglichkeit der Halswirbelsäule oft eingeschränkt und der ganze Bereich schlecht unter Kontrolle, sodass ein externes Feedback von großem Nutzen ist. Über ein Stirnband, an dem ein Laserpointer befestigt ist, können Sie nun die Bewegung in diesem empfindlichen Bereich gut führen und kontrollieren. Hier wird exemplarisch die Rotation nach rechts gezeigt. Wenn Ihr Ziel mehr Beweglichkeit in der Rotation nach links ist, führen Sie die Bewegung natürlich in diese Richtung aus.

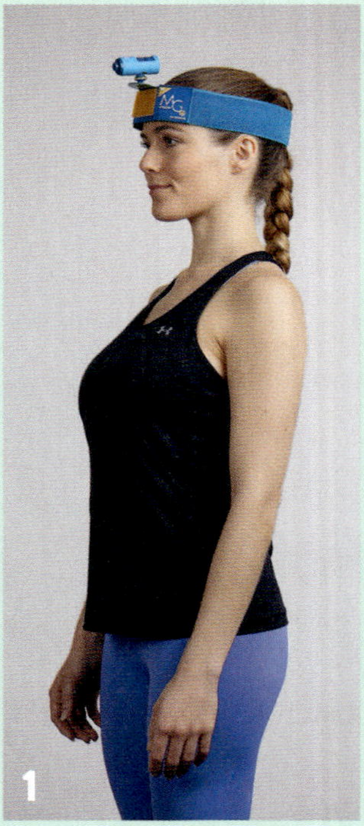

1

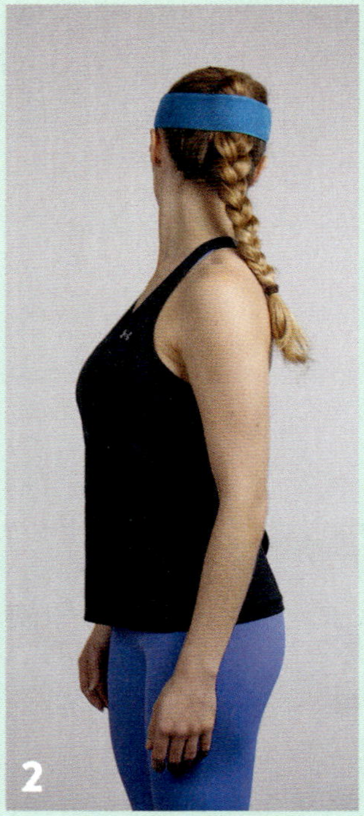

2

1. Stellen Sie sich mit hüftbreit platzierten Füßen vor eine Wand. Befestigen Sie das Stirnband am Kopf und richten Sie den Laser so aus, dass der Strahl ungefähr auf Augenhöhe vor Ihnen sichtbar ist.
2. Beginnen Sie nun, den Laserstrahl an der Wand entlang nach rechts zu führen. Wichtig dabei ist, dass Sie sich nur auf den Laserstrahl konzentrieren und diesen so weit wie möglich an der Wand entlanglaufen lassen. Kommen Sie locker in die Mitte zurück.

Hinweis: Führen Sie die Bewegung 3- bis 5-mal hintereinander durch und überprüfen Sie dann das Ergebnis anhand eines Assessments Ihrer Wahl (Kapitel 2 ab Seite 24).

▶ Innenrotation der Schulter mit dem Laser

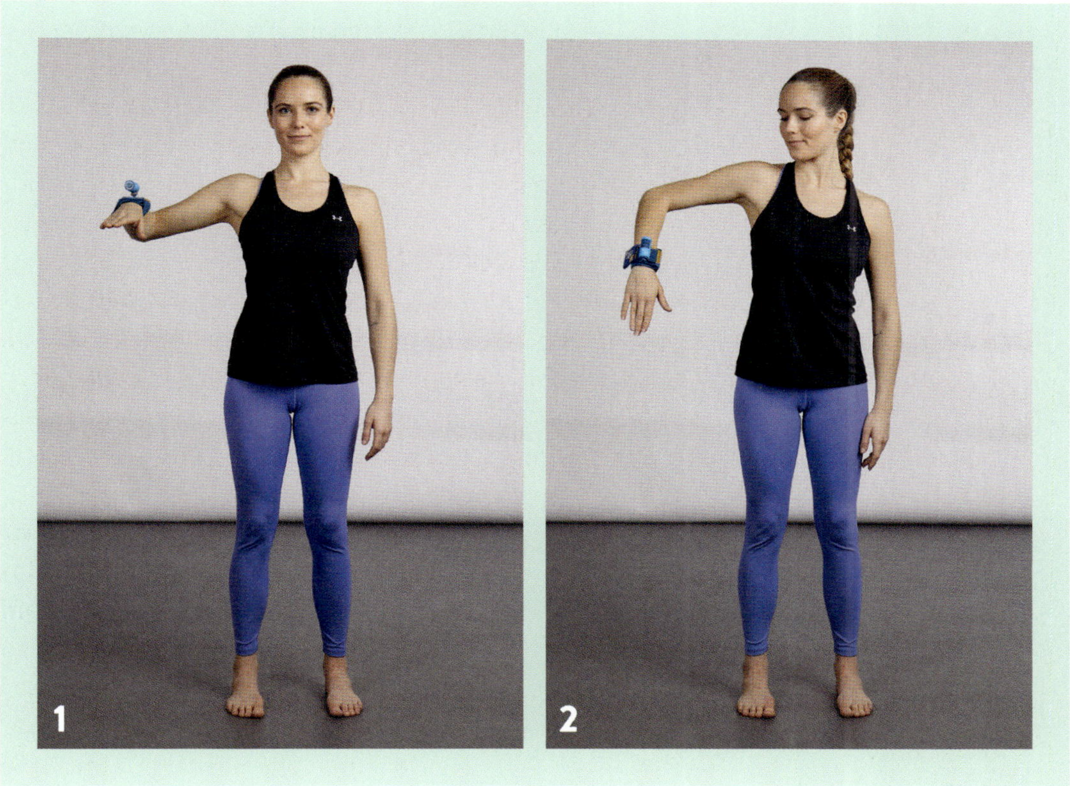

Bei dieser Übung nutzen Sie den Laser, um die Schulterbeweglichkeit zu verbessern.

1. Stellen Sie sich mit hüftbreit platzierten Füßen hin und heben Sie den Arm seitlich bis auf Schulterhöhe an. Der Ellenbogen ist um 90 Grad gebeugt. Sie halten den Laser so, dass der Laserstrahl direkt auf die Wand vor Ihnen zeigt.
2. Führen Sie nun den Laserstrahl in gerader Linie an der Wand entlang senkrecht nach unten, indem Sie den Arm in der Schulter nach innen rotieren. Konzentrieren Sie sich dabei nur auf den Laserpunkt auf der Wand beziehungsweise dem Boden. Führen Sie ihn so weit, wie Sie können, nach unten, wenn möglich sogar nach hinten.

Hinweis: Führen Sie die Bewegung 5- bis 10-mal hintereinander durch und überprüfen Sie dann das Ergebnis anhand eines Assessments Ihrer Wahl (Kapitel 2 ab Seite 24).

▶ Oberkörperrotation mit dem Laser

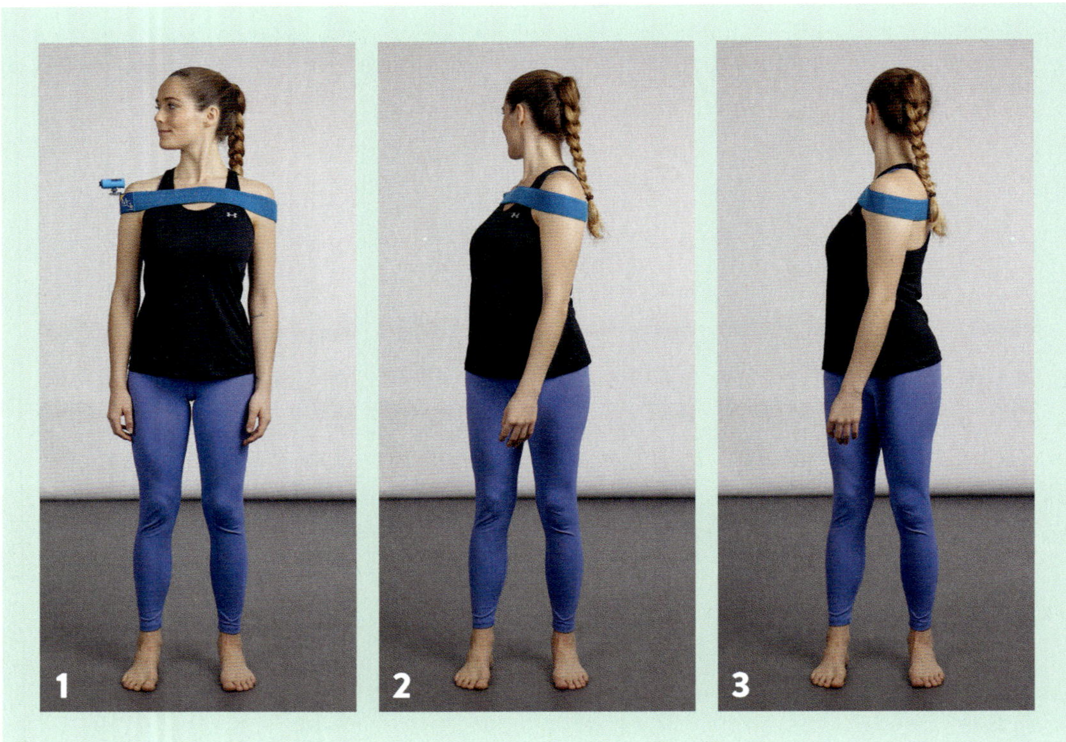

Bei dieser Übung nutzen Sie den Laser, um mehr Beweglichkeit in der Brustwirbelsäule zu erreichen.

1. Stellen Sie sich mit hüftbreit platzierten Füßen hin. Legen Sie den Gurt mit dem Laser um Ihre Schulter. Richten Sie den Laser so aus, dass er in Verlängerung der Schulter geradlinig zur Seite nach außen an die Wand zeigt.
2. Führen Sie nun den Laserpunkt an der Wand entlang nach hinten, indem Sie den Oberkörper nach rechts rotieren.
3. Drehen Sie sich so weit wie möglich und konzentrieren Sie sich dabei nur auf den Laserstrahl und lassen Sie diesen so weit wie möglich an der Wand entlanglaufen.

Hinweis: Führen Sie die Bewegung 5- bis 10-mal hintereinander durch und überprüfen Sie dann das Ergebnis anhand eines Assessments Ihrer Wahl (Kapitel 2 ab Seite 24).

Externe Ziele anstreben oder bewegen

Eine weitere Möglichkeit, spielerisch mit externen Zielen zu arbeiten, ist das Ausrichten der Bewegung hin zu einem Objekt, das erreicht beziehungsweise bewegt werden soll. Es bietet sich an, hier Equipment aus dem Sportbereich zu nutzen, wie Bälle, Hütchen, Stäbe, Sandsäckchen oder Tücher.

▶ Ballübergabe

Material: Ball, zum Beispiel ein Volleyball

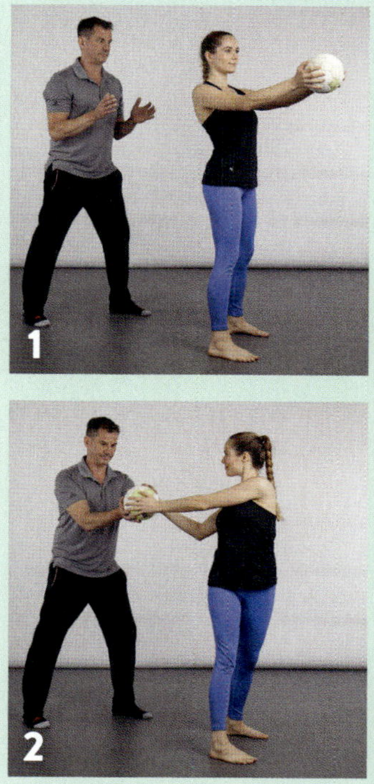

Eine andere Möglichkeit, die Oberkörperrotation mit dem Fokus auf ein externes Ziel zu verbessern, ist die Ballübergabe – ein Vorgang, der in vielen Sportarten relevant ist, aber auch eine Alltagsbewegung darstellt, wenn Dinge transportiert und an eine andere Person weitergegeben werden. Mit einem Ball und einem Trainingspartner zu spielen, macht Spaß, was die positive Wirkung noch intensiviert.

1. Halten Sie einen Ball mit leicht gebeugten Armen etwa auf Schulterhöhe. Ihr Trainingspartner steht hinter Ihnen.
2. Drehen Sie den Oberkörper nun nach rechts und übergeben Sie den Ball Ihrem Trainingspartner. Achten Sie darauf, sich auf die Übergabe des Balls und die Hände des Trainingspartners zu fokussieren. Drehen Sie sich dann nach links und holen Sie sich den Ball von Ihrem Trainingspartner zurück.

Hinweise

- Wiederholen Sie diesen Vorgang so lange, bis Sie eine bessere Beweglichkeit im Oberkörper erreicht haben.
- Überprüfen Sie das Ergebnis anhand eines Assessments Ihrer Wahl (Kapitel 2 ab Seite 24).

Tipp: Sie können durch diese Übung stets die Rotationsweite erhöhen, indem der Trainingspartner seine Position und damit den Punkt der Übergabe verändert.

▶ Rumpfbeuge mit Aufheben von externen Zielen

Material: kleine Gegenstände wie Sandsäckchen

Externe Ziele eignen sich hervorragend, um die Beweglichkeit in der Rumpfbeuge zu verbessern. Führen Sie diese Übung mit einem Trainingspartner durch.

1. Stellen Sie sich mit schulterbreit platzierten Füßen hin. Ihr Trainingspartner legt einen Gegenstand, beispielsweise ein kleines Säckchen, auf den Boden vor Ihre Füße.
2. Fixieren Sie den Gegenstand mit den Augen und heben Sie ihn auf, indem Sie sich nach vorn beugen und nach ihm greifen.
3. Richten Sie sich auf und übergeben Sie den Gegenstand zurück an Ihren Trainingspartner.

Hinweise

- Wiederholen Sie diesen Vorgang so lange, wie es für Sie angenehm ist und Sie eine Beweglichkeitsverbesserung spüren. Konzentrieren Sie sich hier nur auf die Aufgabe und nicht auf Ihre eigene Bewegung.
- Überprüfen Sie das Ergebnis anhand eines Assessments Ihrer Wahl (Kapitel 2 ab Seite 24).

Tipp: Je nach Beweglichkeit können Sie den Abstand zum Boden natürlich auch verringern, indem Sie den Gegenstand auf eine kleine Erhöhung legen lassen. Nutzen Sie Treppenstufen, einen Bücherstapel oder einen Stepper, was auch immer Ihnen zur Verfügung steht.

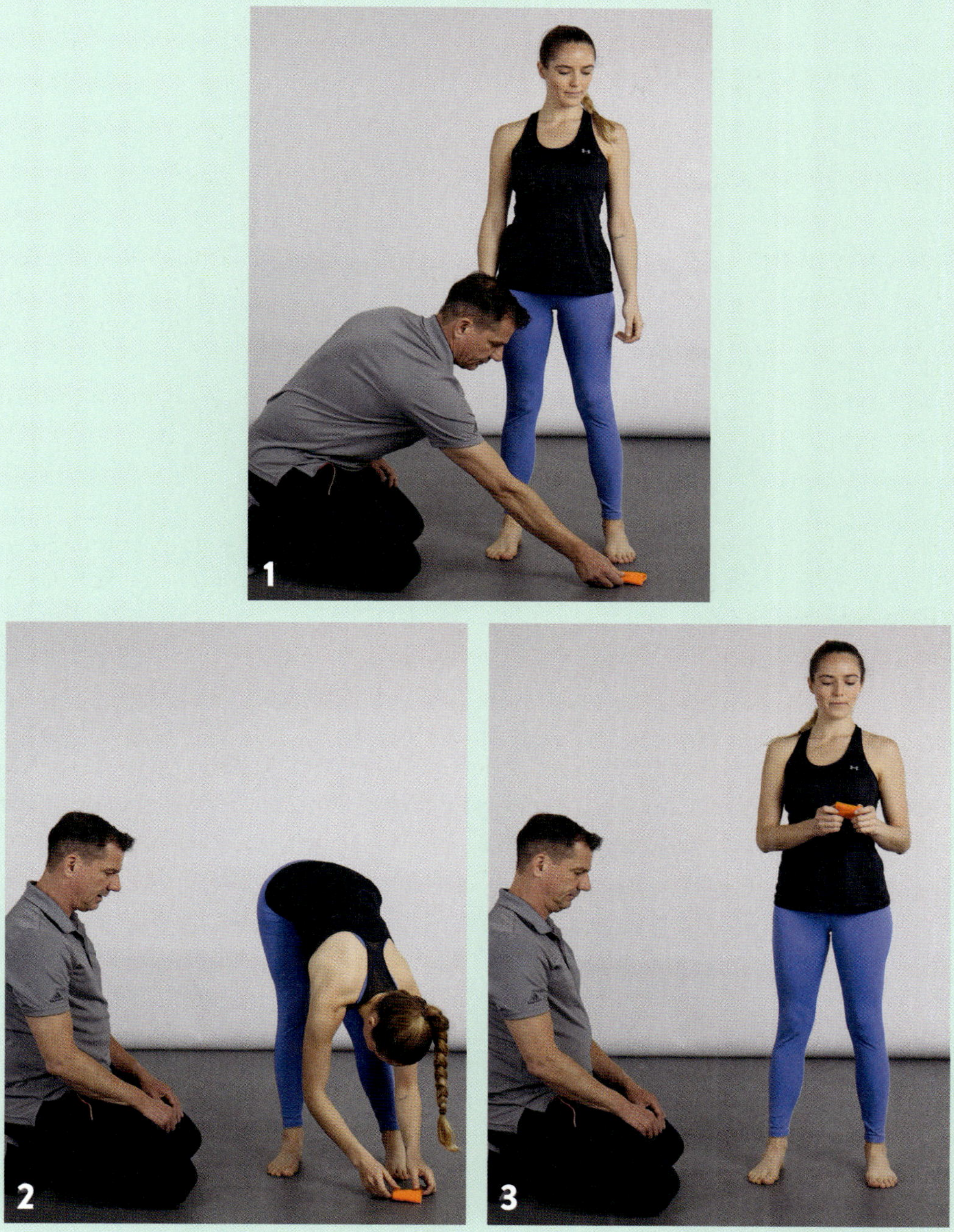
1
2
3

▶ Sprunggelenkmobilisation mit Hütchen

Material: kleine Gegenstände, wie Hütchen, als Markierungen

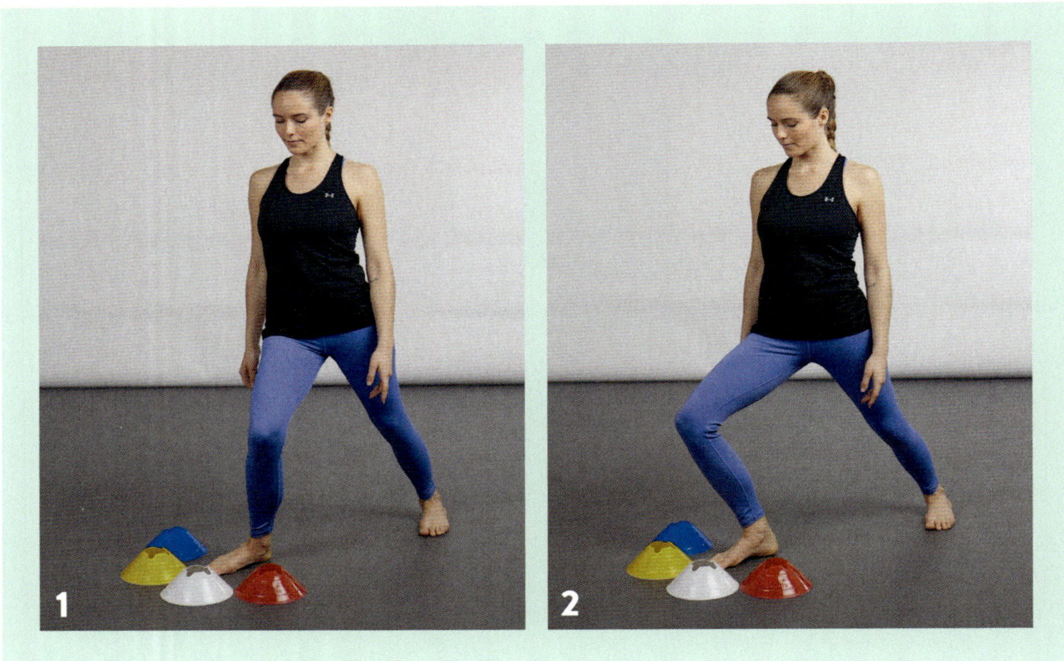

Die folgende Übung zeigt, wie Sie die Beweglichkeit Ihres Sprunggelenks optimieren können, indem Sie externe Ziele ansteuern.

1. Bilden Sie mit kleinen Gegenständen wie Markierungen oder Hütchen einen kleinen Halbkreis. Die Gegenstände dienen als externe Ziele, zu denen Sie die Bewegung ausrichten. Stellen Sie sich so in einen Ausfallschritt, dass der vordere Fuß in der Mitte des Halbkreises platziert ist.
2. Mobilisieren Sie nun Ihr Sprunggelenk, indem Sie Ihr Knie abwechselnd in Richtung der Gegenstände schieben. Achten Sie darauf, dass Sie den Fokus auf die Gegenstände lenken.

Hinweis: Führen Sie die Bewegung locker und spielerisch so lange aus, bis Sie eine Verbesserung in der Beweglichkeit Ihres Sprunggelenks spüren.

▶ Variante: Sprunggelenkmobilisation mit zwei externen Zielen

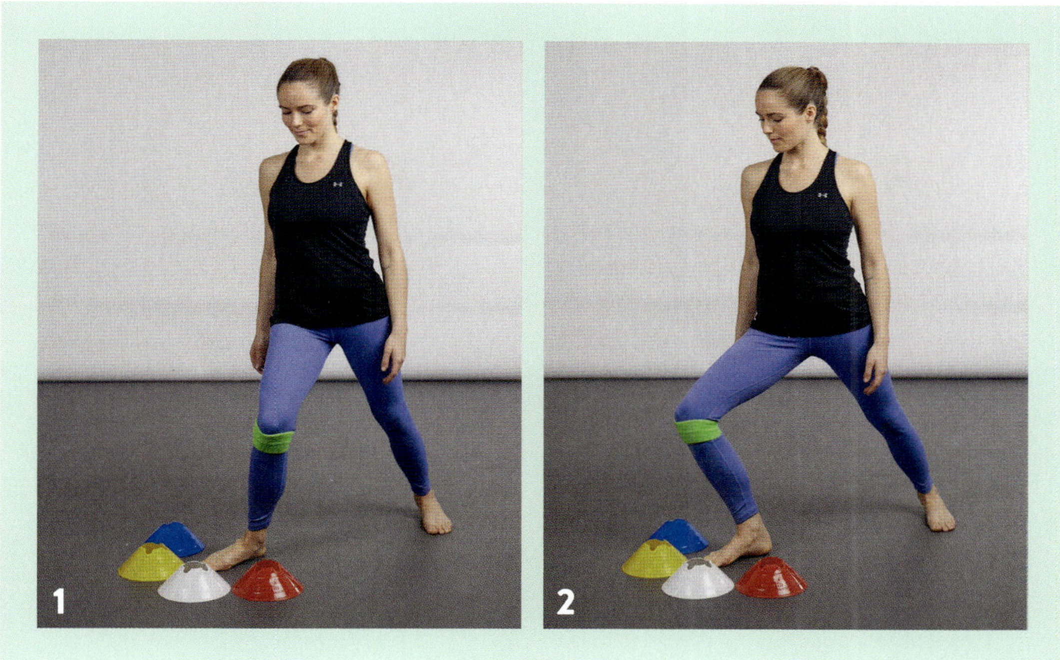

Um die positive Wirkung durch externe Ziele zusätzlich zu verstärken, arbeiten Sie mit zwei externen Zielen. Befestigen Sie ein Schweißband um das Knie. Dieses dient als erstes externes Ziel. Bewegen Sie nun das Schweißband – und nicht mehr das Knie – auf das Hütchen, das zweite externe Ziel, zu. Indem Sie die Aufmerksamkeit komplett vom Körper lösen, erreichen Sie eine zusätzliche Spannungsreduktion in den Geweben (Kasten Seite 97).

▶ Seitlicher Ausfallschritt mit Ball

Eine Möglichkeit, die Beweglichkeit innerhalb von Kniebeugen oder in Ausfallschritten zu optimieren, ist das Nutzen eines Balls als externes Ziel. Die Aufgabe besteht darin, sich auf den Ball zu setzen beziehungsweise diesen zusammenzudrücken oder in einer Kniekehle einzuklemmen.

1. Stellen Sie sich mit über schulterbreit geöffneten Füßen auf. Ihr Trainingspartner befindet sich links neben Ihnen und hält einen kleinen weichen Ball an Ihre linke Kniekehle.
2. Beugen Sie das linke Knie und versuchen Sie, den Ball zwischen Ober- und Unterschenkel einzuklemmen. Konzentrieren Sie sich dabei ganz auf den Ball.
3. Schieben Sie sich wieder etwas weiter nach oben aus dem Ausfallschritt heraus.
4. Sinken Sie erneut tiefer in den Ausfallschritt.

Hinweis: Wiederholen Sie die Bewegung 5-bis 10-mal hintereinander.

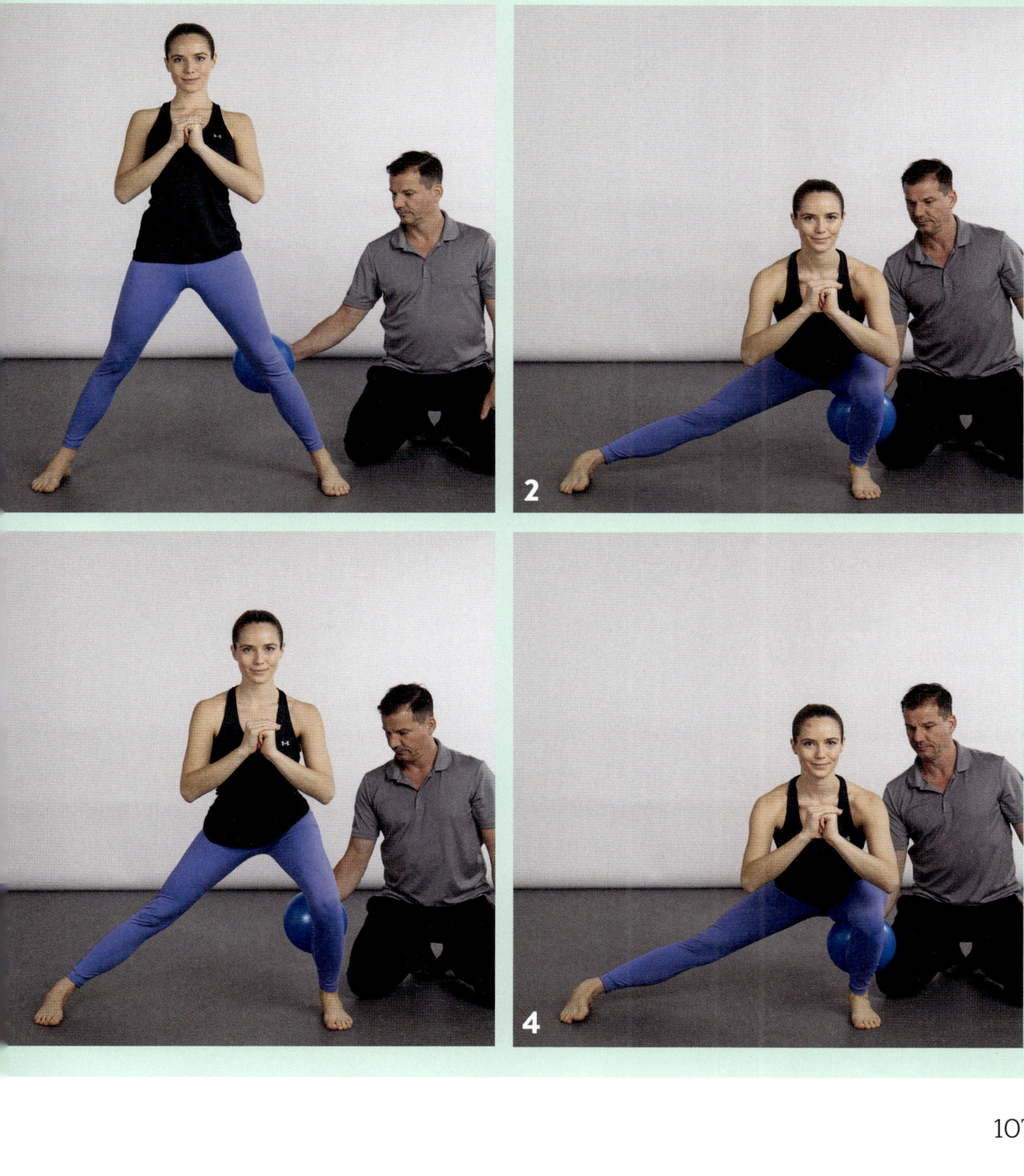
2
4

▶ Variante: Seitlicher Ausfallschritt mit zwei externen Zielen

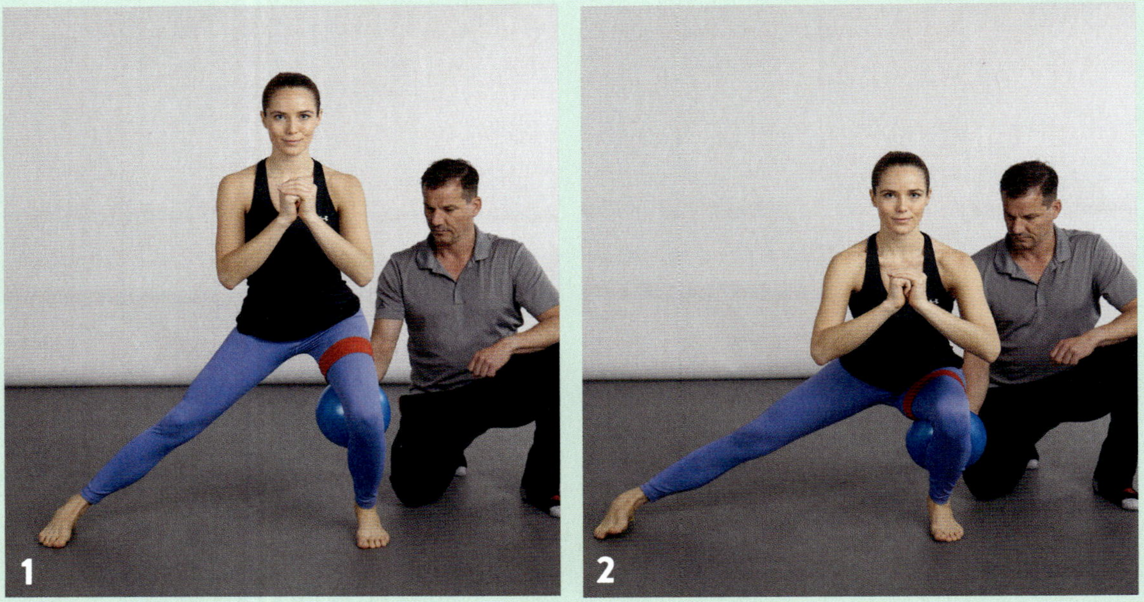

Auch hier bietet es sich an, mit zwei externen Zielen zu arbeiten, um den Fokus noch mehr nach außen zu lenken (Kasten Seite 97).

1. Befestigen Sie zusätzlich ein Band oder Ähnliches um Ihr Bein.
2. Ihre Aufgabe ist, mit dem Band den Ball zu berühren, indem Sie das Knie beugen, um das Band, das um Ihren Oberschenkel befestigt ist, zum Ball zu bewegen.

Hinweis: Diese Variante erzielt häufig noch bessere Ergebnisse als das einfache Ausrichten der Bewegung zu einem externen Ziel hin.

Gegenständen ausweichen

Ein anderer Ansatz, externe Ziele zu nutzen, ist das Reagieren auf einen Gegenstand, dem Sie gezielt ausweichen. In der Natur und im Sport ist eine gute Beweglichkeit notwendig, um beispielsweise einem herunterhängenden Ast oder einem Gegner auszuweichen. Hier drehen wir die Perspektive um und das Ausweichen wird zur Zielbewegung: Sie steigern damit Ihre Beweglichkeit und das externe Ziel führt Sie sozusagen in größere Bewegungsweiten. Die folgenden Beispiele zeigen, wie Sie auf ein externes Ziel reagieren können, um spezifische Beweglichkeitsverbesserungen zu erzielen. Entdecken Sie das Potenzial dieses spielerischen Ansatzes mit Freude.

▶ Einem Stab ausweichen – Extension

Material: Stab

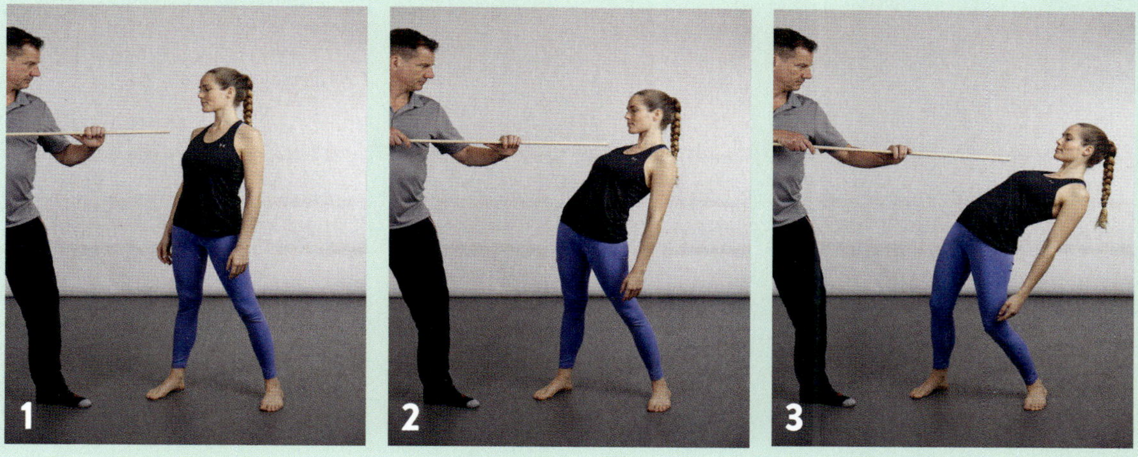

1. Stellen Sie sich locker und entspannt hin.
2. Ihr Trainingspartner führt nun einen Stab oder Ähnliches mit einer Geschwindigkeit, die für Sie angenehm ist, auf Sie zu. Weichen Sie dem Stab aus.
3. Bewegen Sie den Oberkörper vom Stab weg, die Füße bleiben stabil stehen.

Hinweise

- Weichen Sie immer nur so weit aus, wie Sie sich sicher fühlen. Mit zunehmender Sicherheit können Sie die Bewegungsweite vergrößern.
- Führen Sie diese Methode langsam und mit Bedacht aus. Lassen Sie sich Zeit und überstürzen Sie nichts.

▶ Variante 1: Oberkörperrotation

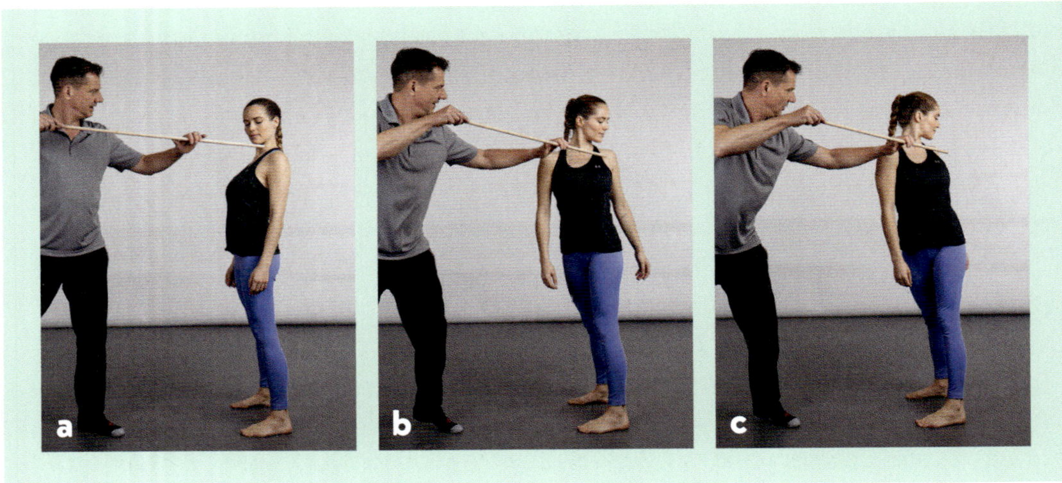

a–c Sie können dem Stab auch durch eine Oberkörperrotation ausweichen. Hierbei führt der Trainingspartner Ihre Schulter mit dem Stab in die gewünschte Richtung.

▶ Variante 2: Kniebeweglichkeit

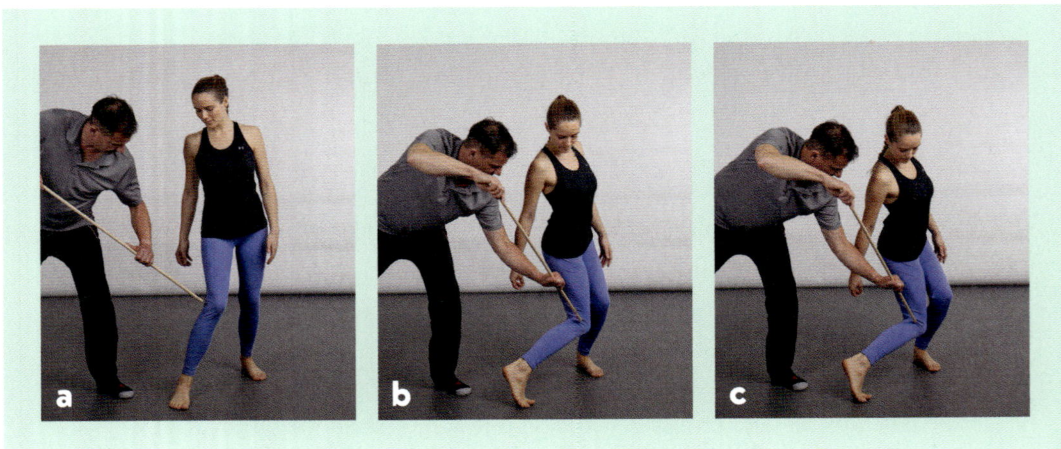

a–c Dieses Beispiel zeigt, wie Sie die Beweglichkeit im Knie verbessern können, indem der Trainingspartner Ihr Knie gezielt in die gewünschte Richtung führt.

Das Gehirn variantenreich trainieren

Eine weitere Methode, die geeignet ist, um spielerisch umgesetzt zu werden, ist das Nutzen von Bewegungsvariationen. Dies bedeutet, dass die Bewegungen leicht verändert begonnen oder durchgeführt werden sollen, wobei die Grundbewegung, zum Beispiel die Rumpfbeuge, gleich bleibt. Im Englischen heißt es: »The same but different.« Ein schöner Nebeneffekt von neuartigen Reizen, die sich vom herkömmlichen Training(salltag) unterscheiden, ist, dass hierdurch auch die Netzwerke, die an der Beurteilung der Dehntoleranz beteiligt sind, automatisch aktiver werden.

Besonders in Situationen, in denen unangenehme oder schmerzhafte Erfahrungen gemacht wurden, was beim Dehnen häufiger vorkommt, ist das Gehirn besonders hellhörig und durch diese Erfahrung in erhöhtem Aufmerksamkeitsmodus. Diese Situationen sind grundsätzlich positions- und kontextspezifisch im Gehirn »abgelegt«. Registriert das Gehirn also Schmerzen durch Zug am Gewebe in einer Dehn- oder Beweglichkeitsübung, wird dies situationsspezifisch abgespeichert und fließt als wichtige Information in die Prognosen, was zukünftig durch diese Bewegung zu erwarten ist, mit ein.

Wie Sie eine bereits gelernte Bewegung durch kleine Variationen neu gestalten können, sehen Sie in den folgenden Übungen. Diese Form der Bewegungsvariation ist auf alle Bewegungen, in denen Sie Ihre Beweglichkeit verbessern möchten, übertragbar!

Den Ausfallschritt zur Seite spielerisch variieren

Der Ausfallschritt zur Seite dient hier beispielhaft als Grundübung, die Sie mittels Bewegungsvarianten spielerisch abwandeln. Die folgenden zwei Varianten sind leicht und spielerisch umsetzbar.

Unser Expertentipp

Sie können grundsätzlich alle Grundübungen auf die hier gezeigten Weisen abwandeln. Wenn Sie das Grundprinzip verstanden haben, können Sie kreativ werden, mit den Bewegungsvariationen spielen und so Ihrem Gehirn immer wieder neue Informationen zur Verfügung stellen. Es wird hierdurch niemals langweilig und Stagnationen in der Beweglichkeit sind nicht so schnell zu erwarten.

▶ Beispiel 1: Seitlicher Ausfallschritt mit Beckenkippen

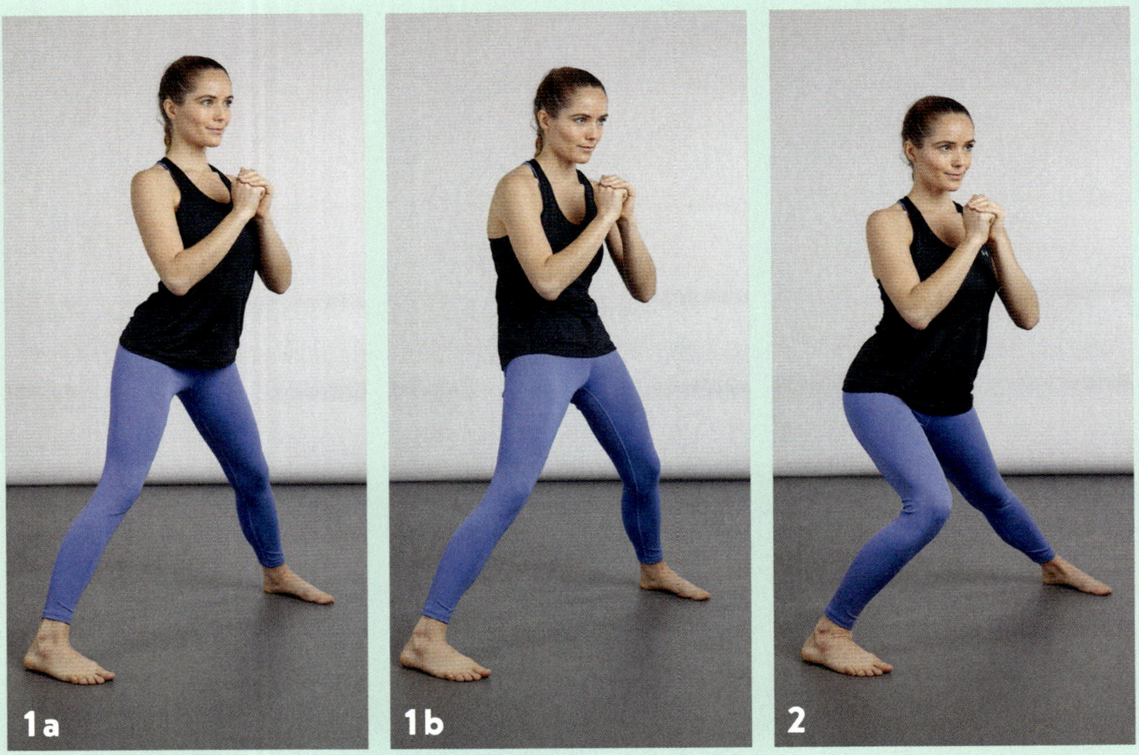

1. a Öffnen Sie die Füße in eine weite Grätsche. Beginnen Sie nun, das Becken vor und zurück zu bewegen, indem Sie das Becken ins Hohlkreuz nach vorn kippen.
   b Richten Sie das Becken auf – das Hohlkreuz löst sich und der untere Rücken wird rund. Bewegen Sie das Becken 2- bis 3-mal hin und her.
2. Richten Sie das Becken wieder auf und beugen Sie das rechte Knie in einen Ausfallschritt zur Seite – die Zielbewegung dieser Übung.

▶ Beispiel 2: Seitlicher Ausfallschritt mit Kniekreisen

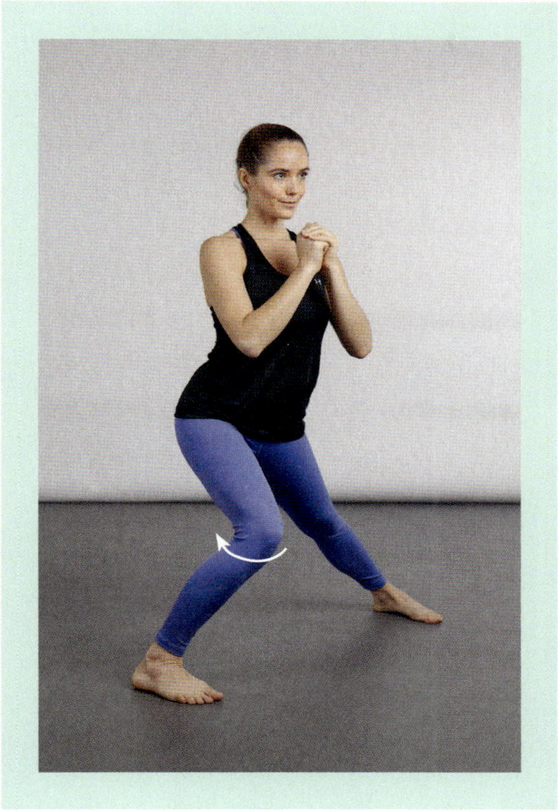

Öffnen Sie die Füße in einer weiten Grätsche und beugen Sie das rechte Knie, sodass Sie in einem Ausfallschritt zur rechten Seite ankommen. Beugen Sie das Knie nur so weit, wie Sie noch sehr gute Kontrolle und Stabilität innerhalb der Position haben. Beginnen Sie nun, das gebeugte Knie in kleinen, ruhigen Bewegungen von innen nach außen zu kreisen. Beugen Sie das Knie im Anschluss in den tiefen Ausfallschritt, die Zielbewegung dieser Übung.

Die Schulterflexion variantenreich gestalten

Ebenso wie den seitlichen Ausfallschritt können Sie auch die Verbesserung der Schulterflexion durch Bewegungsvarianten spielerisch gestalten.

▶ Beispiel 1: Schulterflexion mit Seitneigen des Kopfes

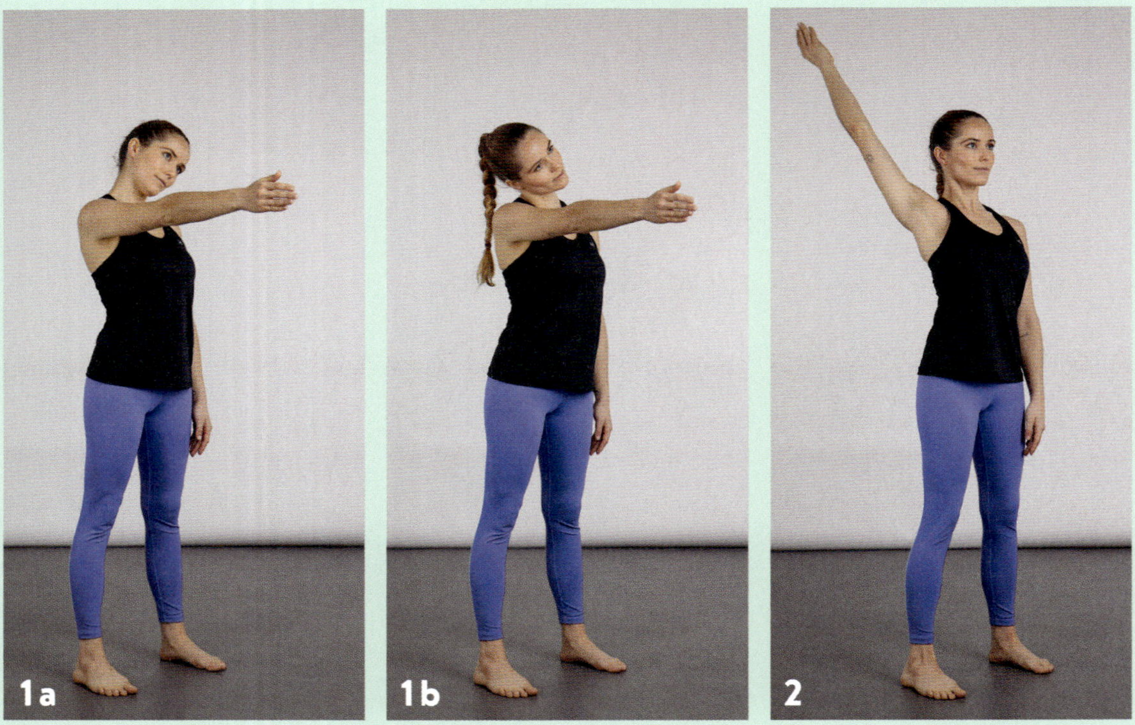

1. a Stellen Sie sich mit hüftbreit platzierten Füßen hin. Strecken Sie den rechten Arm auf Schulterhöhe nach vorn aus. Lassen Sie den Kopf locker zur linken Schulter sinken.
   b Neigen Sie den Kopf zur rechten Seite. Wiederholen Sie diese Bewegungen 2- bis 3-mal.
2. Heben Sie dann möglichst nahtlos ohne Pause den Arm nach oben, lassen Sie die Schulter dabei entspannt.

▶ Beispiel 2: Schulterflexion mit Schulterblattheben

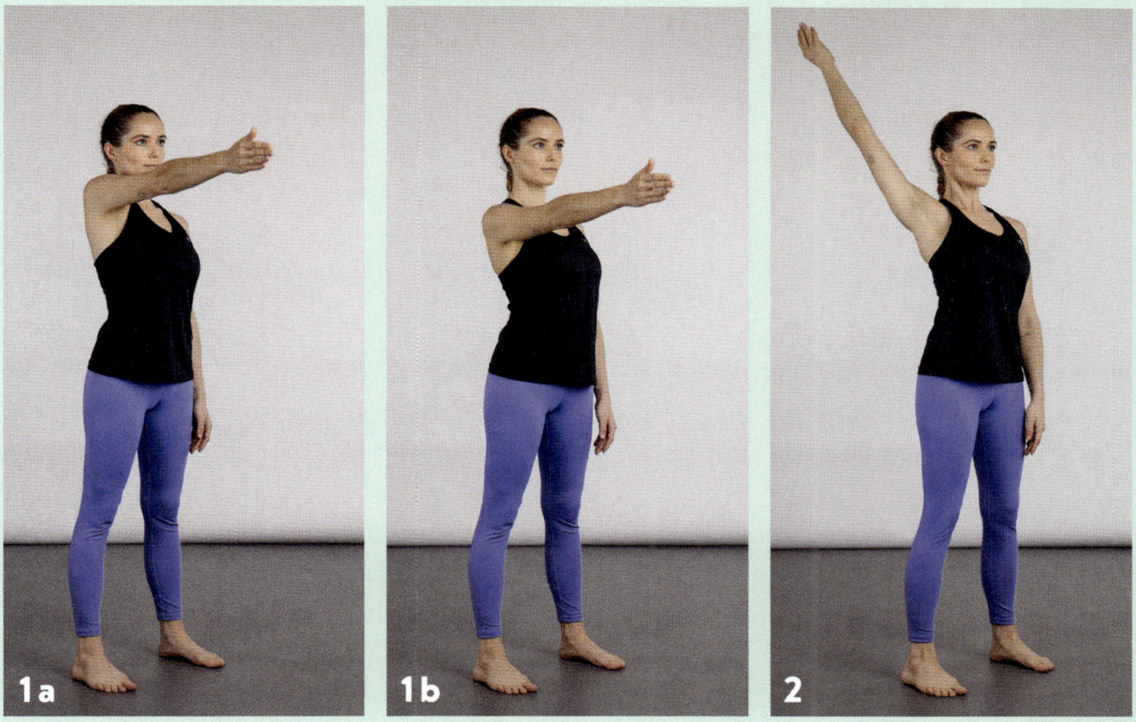

1. a Stellen Sie sich mit hüftbreit platzierten Füßen hin. Heben Sie den rechten Arm auf Schulterhöhe nach vorn an. Heben Sie die Schulter und das Schulterblatt weiter nach oben an.
   b Senken Sie das Schulterblatt nach unten. Wiederholen Sie diese Schulterbewegung 2- bis 3-mal.
2. Heben Sie dann möglichst nahtlos ohne Pause den Arm über vorn nach oben, lassen Sie die Schulter dabei entspannt.

▶ Rumpfbeuge mit Beckenkippen

Eine spielerische Herangehensweise an die Rumpfvorbeuge kann ebenfalls zu Fortschritten in der Beweglichkeit in diesem Bereich führen.

1. a Stellen Sie sich mit hüftbreit platzierten Füßen hin und bewegen Sie das Becken locker und entspannt zuerst nach rechts.
   b Bewegen Sie das Becken direkt im Anschluss nach links. Wiederholen Sie diese Bewegung nach rechts und links 2- bis 3-mal.
   c Kippen Sie dann Ihr Becken nach vorn, sodass der Rücken ein leichtes Hohlkreuz bildet.
   d Richten Sie Ihr Becken anschließend weit auf. Wiederholen Sie auch diese Bewegung nach vorn und hinten 2- bis 3-mal.
2. Kehren Sie dann in eine neutrale Position zurück. Beugen Sie den Rumpf nach vorn und schieben Sie die Hände Richtung Boden – das ist die Zielbewegung dieser Übung.

Tipp: Diese Bewegungsvarianten lassen sich hervorragend mit externen Zielen und Bewegungskorrekturmaßnahmen kombinieren. Werden Sie kreativ!

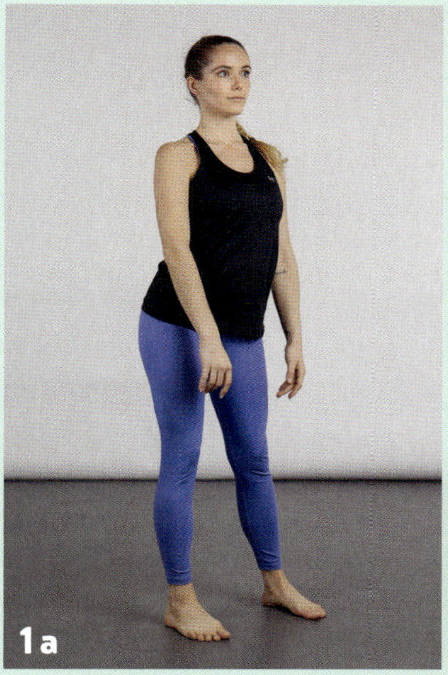

1a

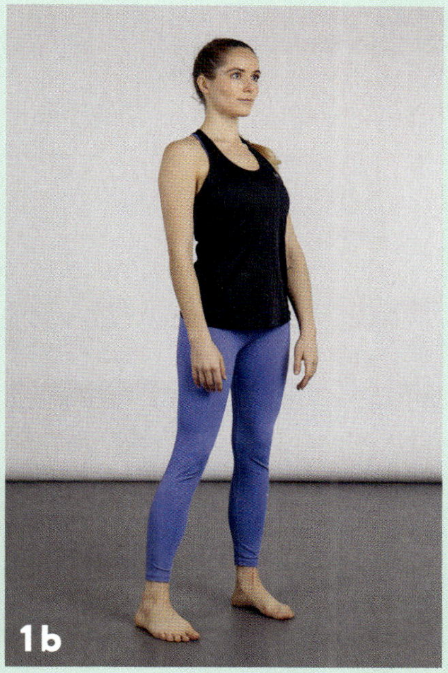

1b

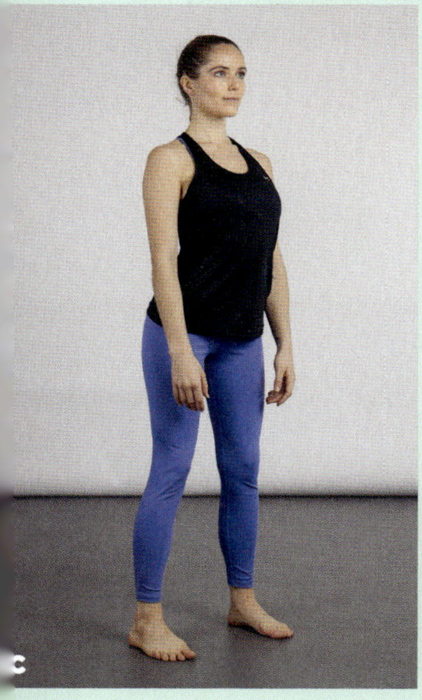

c

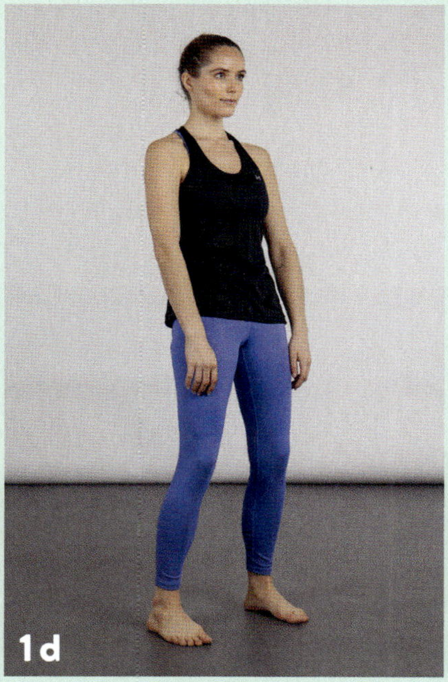

1d

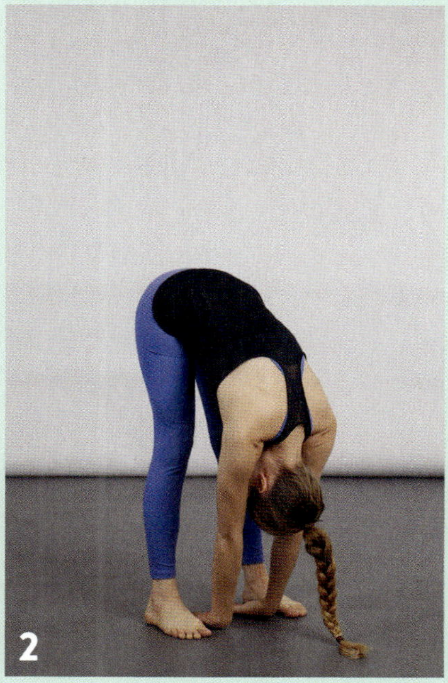

2

Das Kleinhirn – Zentrum für Bewegungskorrektur und Bewegungsrhythmus

Eine weitere Möglichkeit, leicht und spielerisch sowohl neue Bewegungsvariationen ins Training zu implementieren als auch gezielt Hirnareale mit hoher Relevanz auf die Beweglichkeitserhöhung zu integrieren, ist das Korrigieren und Rhythmisieren der Bewegung. Variation, Bewegungskorrektur und Rhythmisierung der Bewegung erfordern besonders stark die Mitarbeit des Kleinhirns. Das Kleinhirn ist, sehr allgemein formuliert, das Zentrum für Bewegungskorrektur und Koordination.

Da das Kleinhirn stark am Bewegungslernen beteiligt ist, wird es besonders aktiv, wenn eine Bewegung neuartig und komplex ist. Neben den motorischen Lernprozessen ist das Kleinhirn vor allem an der Überwachung, Koordination und Korrektur der Bewegung beteiligt, indem es die Bewegungsinformationen, sozusagen als Echtzeitdaten, mit dem ursprünglichen Bewegungsprogramm abgleicht. Um dies optimal zu bewerkstelligen, erhält das Kleinhirn zwei Kopien des Bewegungsprogramms, integriert die eingehenden sensorischen Signale, rhythmisiert und korrigiert die Bewegung und ist an der Regulierung von Balance und wichtigen Stabilitätsaspekten beteiligt. Wenn es also um eine Verbesserung der Bewegungsqualität und damit der Beweglichkeit geht, ist die Funktionalität des Kleinhirns ein zentraler Punkt.

Die zwei Korrekturpfade des Kleinhirns

So komplex das Kleinhirn auch verschaltet ist, gibt es doch einfache Grundprinzipien, es leicht und spielerisch in das Beweglichkeitstraining zu integrieren. Grundsätzlich ist das Kleinhirn immer aktiver, wenn eine Bewegungsaufgabe neuartig und komplexer ist, was wir durch nahezu alle Aspekte, die in diesem Buch vorgestellt sind, bewirken. Ein gutes Mittel, um noch zusätzlich mehr Kleinhirnaktivität zu fordern, besteht darin, die verschiedenen Bewegungskorrekturpfade des Kleinhirns und deren Kontrollfunktionen spielerisch in die Zielbewegung zu integrieren. Dies ist besonders effektiv, wenn die Bewegung auf ein externes Ziel ausgerichtet wird. Grundsätzlich gibt es zwei Möglichkeiten, die Kontroll- und Korrekturfunktionen des Kleinhirns zu nutzen.

Der eine Korrekturpfad, *Tractus pontocerebellaris*, ist mehr in die Bewegungskontrolle und Bewegungskorrektur involviert, während der *Tractus olivocerebellaris* mehr an der Rhythmisierung der Bewegung beteiligt ist. Zusammenfassend können Sie das Kleinhirn aktivieren, indem Sie:

- Bewegung rhythmisieren
- Bewegungskorrektur erzwingen

Das Kleinhirn durch Bewegungskorrektur aktivieren

Um bewegungskorrigierende Maßnahmen über das Kleinhirn zu veranlassen, können Sie die Bewegungen durch verschiedene Methoden stören oder auslenken. Sie sollten jedoch darauf achten, die Bewegung nur so stark zu stören, dass Sie beziehungsweise der Athlet noch in der Lage sind, das Bewegungsziel zu erreichen. Im Folgenden finden Sie Ideen, wie Sie die Bewegungskorrekturmaßnahmen sicher in der Praxis umsetzen können.

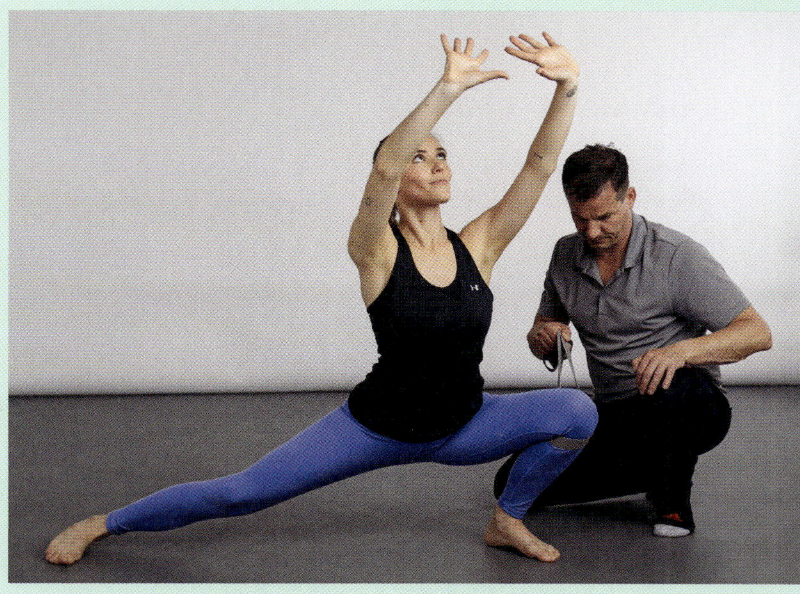

▶ *Dieses Foto zeigt exemplarisch die Möglichkeit, die Beinbewegung während einer sportartspezifischen Bewegung zu stören.*

Bewegungskorrektur mit Bändern erzwingen

Elastische Kraftbänder eignen sich hervorragend, um auf einfache Weise eine Bewegungskorrektur zu erzwingen. Das Material selbst bewirkt schon einen leicht instabilen Ansatzpunkt. Der größere Nutzen liegt jedoch darin, dass die Bänder sehr variabel einsetzbar sind und der Trainer einen gewissen Abstand zu Ihnen einhalten kann. Dieser Abstand lässt es zu, eine gute Kontrolle und Übersicht zu bekommen. Wir arbeiten gern mit den Bändern von FLEXVIT. Weitere Informationen dazu finden Sie auf Seite 179.

▶ Bewegungskorrektur innerhalb einer Schulterflexionsbewegung

Diese Fotos zeigen exemplarisch die Ausführung einer Schulterflexion mit kurzen Auslenkungen durch Bänder, das heißt, der Trainingspartner zieht den Arm mit dem Band aus seiner korrekten Position, sodass die Armposition korrigiert und erneut eingenommen werden muss.

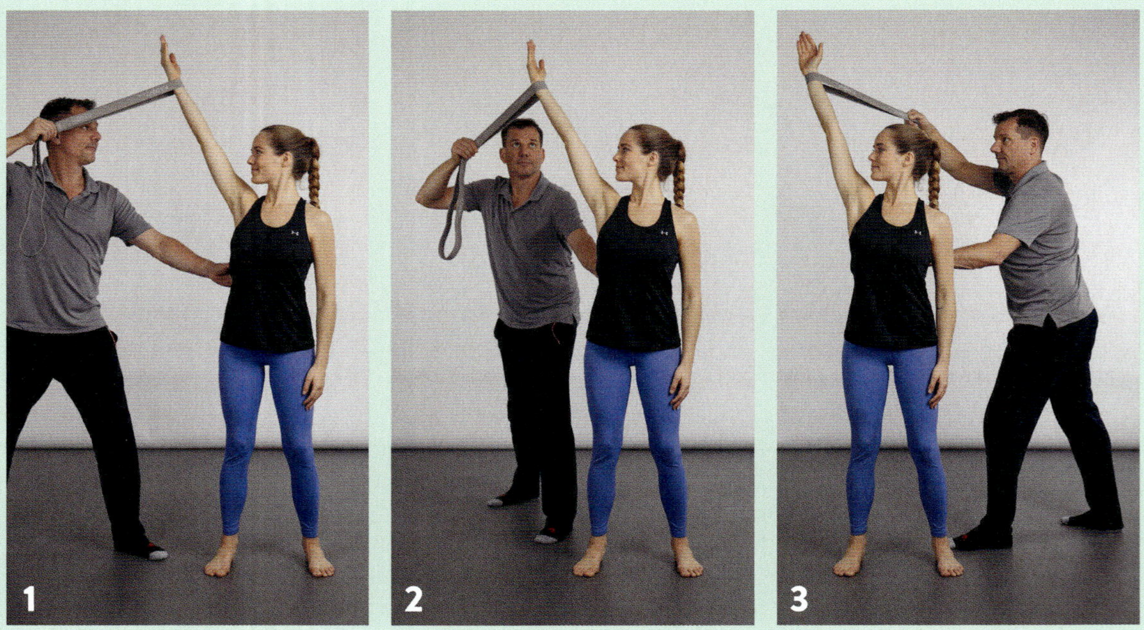

Die Bewegungsausführung mit der Hand stören

Wohl die einfachste Art, eine Bewegungskorrektur einzuleiten, ist ein kontrolliertes leichtes Stören der Bewegung, indem am besten ein Trainingspartner mit seinen Händen von außen eingreift. Hier stört Sie der Trainingspartner leicht und mit Bedacht, während Sie eine Beweglichkeitsübung ausführen. Diese Maßnahme erfordert lediglich ein gutes Einfühlungsvermögen und Bewegungsgefühl des Trainingspartners und ist nahezu überall, leicht und ohne Hilfsmittel umsetzbar.

▶ Oberkörperauslenken durch Perturbation

Wenn Sie eine stabile (Dehn-)Position eingenommen haben, kann der Trainingspartner über einen leichten, kurzen Schubser auf den Oberkörper die Haltung stören, die Sie dann reflexiv korrigieren müssen. Diese Herangehensweise aktiviert vor allem alte autonom und reflexiv agierende Bereiche des Stammhirns und ist von daher sehr zu empfehlen. Diese Fotos zeigen beispielhaft die Oberkörperauslenkung in der Dehnung der gesamten Körpervorderseite in einem weiten Halbkniestand.

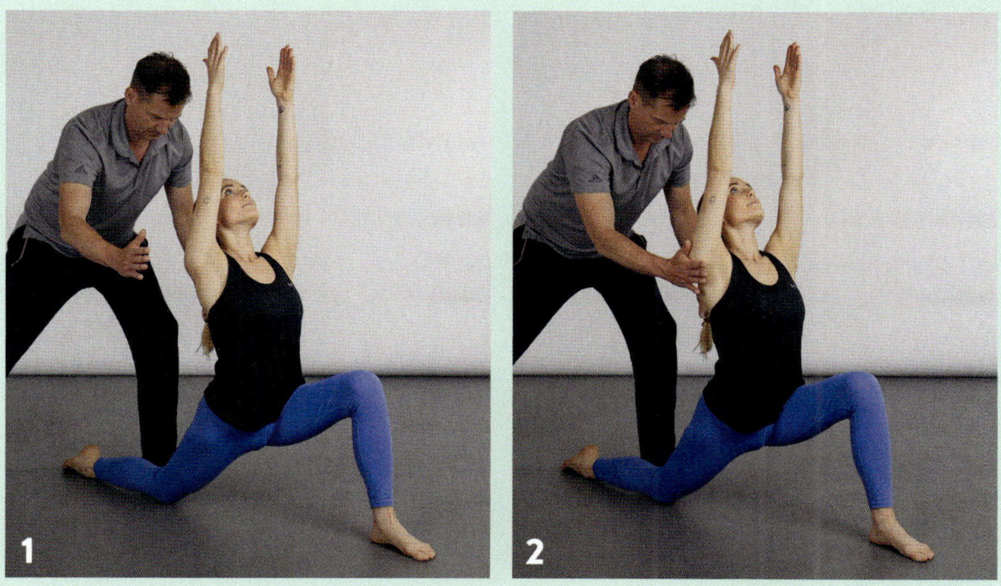

Das Ziel spontan verändern

Eine schöne Maßnahme, Bewegungskorrekturen auf leichte und spielerische Weise einzuleiten, ist ein spontanes Verändern des externen Ziels während der Bewegung. Wird das erstellte Bewegungsprogramm bereits auf ein anvisiertes Ziel ausgeführt, bewirkt eine Veränderung des Ziels natürlich, dass das alte Programm korrigiert und auf das neue Ziel hin ausgerichtet werden muss, um die Bewegungsaufgabe zu erfüllen. Es ist daher sehr effektiv, das Bewegungsziel spontan zu verändern, während die Bewegungsausführung bereits begonnen hat. Es sollte hierbei mit Augenmaß gearbeitet und die neuen Ziele sollten nur angemessen verschoben werden; die Ausführung der Bewegungsgeschwindigkeit sollte stets gut kontrollierbar sein. Im Folgenden finden Sie wieder einige Beispiele, die exemplarisch die Umsetzung dieses Prinzips zeigen. Es gilt wie immer: Auf Ihre Kreativität kommt es an, um einen optimalen Übertrag in Ihr Training und zur Erreichung Ihrer persönlichen Ziele zu gewährleisten.

▶ Schulterkreisen mit wechselndem Ziel

1. Stellen Sie sich entspannt mit schulterbreit platzierten Füßen hin und heben Sie einen Arm in den gewünschten Bereich, in dem Sie beweglicher werden möchten. Ihr Trainingspartner gibt Ihnen nun ein Ziel, zum Beispiel einen kleinen Tennisball, das Sie kontinuierlich umkreisen. Lassen Sie die dafür nötige Bewegung aus dem Schultergelenk kommen.
2. Während Sie die Hand des Trainingspartners umkreisen, verschiebt dieser das Ziel (seine Hand) immer wieder unerwartet woandershin. Versuchen Sie, das neue Ziel ohne Verzögerungen weiter zu umkreisen. Sie können hierbei spielerisch die Bewegungsrichtung des Schulterkreisens verändern.

Hinweis: Führen Sie die Bewegung für 20 bis 30 Sekunden aus und prüfen Sie im Anschluss die Wirkungen anhand eines Assessments Ihrer Wahl aus Kapitel 2 (ab Seite 24).

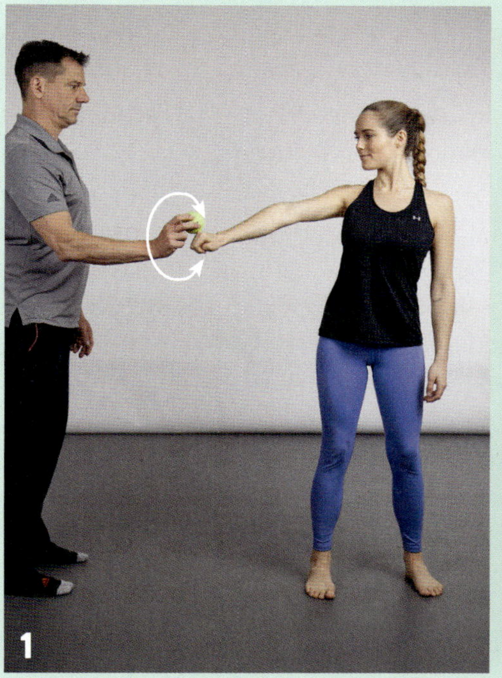

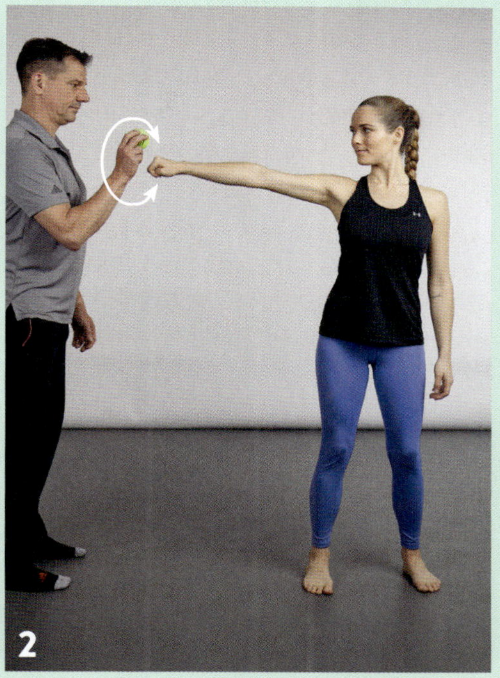

Positionsspezifisch in der Sportart arbeiten

Dieses Prinzip lässt sich auch hervorragend einsetzen, um sportartspezifische Beweglichkeitsverbesserungen zu erreichen. Hierfür arbeiten Sie in der jeweiligen Position, in der Sie beweglicher werden möchten, wie zum Beispiel die Wurfauslage im Handball oder Ähnliches. In dieser Zielposition erzwingen Sie nun die Bewegungskorrektur, indem Ihnen ein Trainingspartner stets neue Ziele vorgibt, zu denen Sie die Zielbewegung spontan neu ausrichten müssen. Sie beginnen also, die Grundbewegung kontrolliert auszuführen, und reagieren spontan auf neue, leicht verschobene Ziele, auf die Sie Ihre Bewegung immer wieder neu ausrichten. Führen Sie die Bewegungen so lange durch, bis Sie eine Beweglichkeitsverbesserung spüren.

Hinweis: Um in sportartspezifischen Situationen eine verbesserte Beweglichkeit zu erreichen, bietet es sich an, diese Übungen ins Training zu integrieren, am besten bevor Sie die spezifischen Inhalte Ihrer Sportart trainieren.

Das Kleinhirn durch Rhythmisieren der Bewegung aktivieren

Eine weitere sehr effektive Art, die Bewegung zu variieren und das Kleinhirn zu aktivieren, besteht darin, die Zielbewegung rhythmisch zu gestalten. Sie können hier mit einem externen Rhythmus arbeiten, den Ihnen ein Metronom vorgibt, oder mit einem Trainingspartner, dessen Vorgaben Sie spiegeln.

▶ Rhythmusarbeit mit dem Metronom

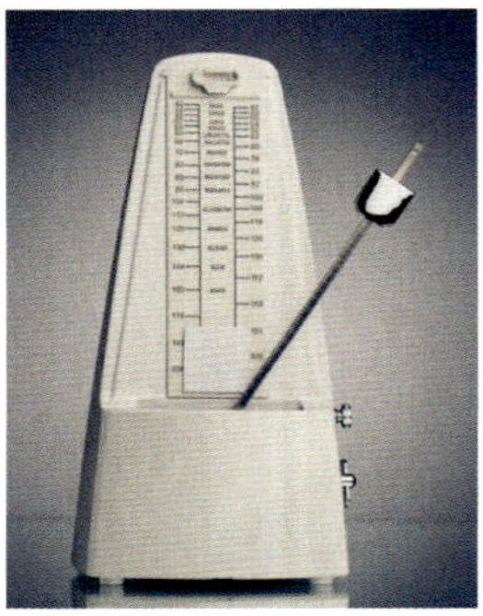

Die wohl gängigste und effektivste Art, eine Bewegung zu rhythmisieren, erfolgt über das Arbeiten mit einem Metronom. Hierfür können Sie gern ein klassisches physisches Metronom nutzen. Alternativ laden Sie sich in Ihrem App-Store eine Metronom-App herunter und wählen einen Rhythmus, bei dem es Ihnen leichtfällt, Ihre Bewegungen anzupassen. Lassen Sie den Taktgeber laufen und führen Sie Ihr Beweglichkeitstraining innerhalb des vorgegebenen Rhythmus aus, stimmen Sie alle Teilbewegungen exakt auf den Rhythmus des Metronoms ab.

▶ Spiegeln des Partners

Eine weitere Möglichkeit ist die Rhythmusgestaltung über das Spiegeln der Bewegungen, die Ihnen ein Trainingspartner vorgibt. Dies ist ein sehr unterhaltsamer und spielerischer Weg, diesen wichtigen Aspekt ins Training zu integrieren. Sie können und sollten die Bewegungen spiegeln, in denen Sie mehr Beweglichkeit erlangen möchten.

a–d Ihr Trainingspartner steht Ihnen gegenüber und beginnt mit den Bewegungen. Ihre Aufgabe ist es, seine Bewegungen möglichst zeitgleich und synchron spiegelbildlich auszuführen, also seinen Rhythmus zu übernehmen.

Testen Sie stets, mit welcher der Strategien für die Kleinhirnaktivierung Sie die besten Resultate erreichen. Gelingt es Ihnen besser mithilfe von Bewegungsvariationen durch Bewegungskorrektur oder durch das Nutzen von Rhythmen? Prüfen Sie Ihre Ergebnisse mit einem Assessment Ihrer Wahl aus Kapitel 2 (ab Seite 24).

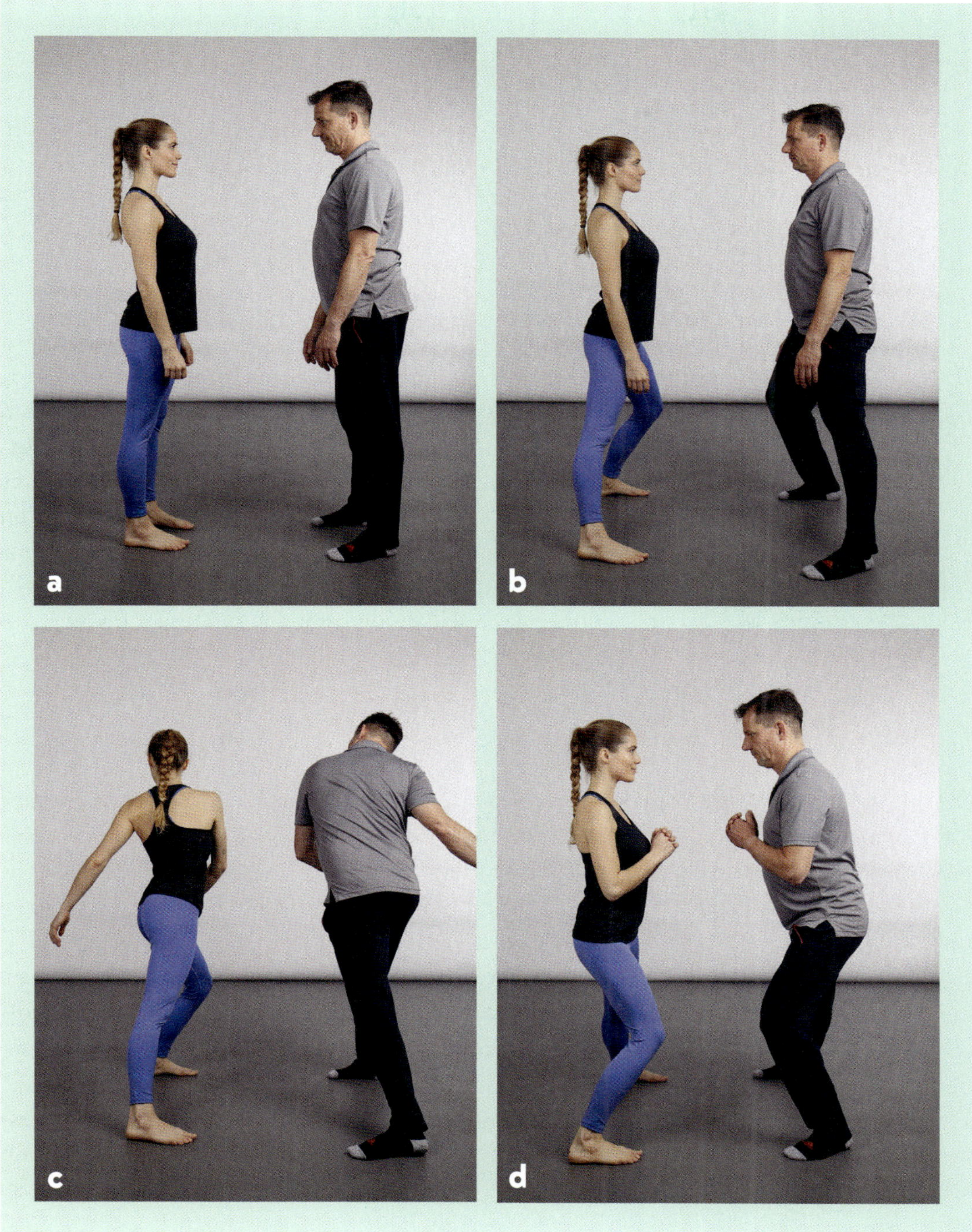
a
b
c
d

Schnelle Bewegungen müssen trainiert werden

Ein weiterer Aspekt, an dem das Kleinhirn in hohem Maße beteiligt ist, ist die Koordination schneller Bewegungen. Das klassische Dehn- und Beweglichkeitstraining wird in der Regel standardisiert und wenig variabel ausgeführt und eine Bandbreite an verschiedenen Geschwindigkeiten fehlt oft fast gänzlich. Im Sport ist es jedoch oft notwendig, auch große Bewegungsweiten schnell ausführen zu können. Die Erhöhung der Bewegungsgeschwindigkeit ist aus Sicherheitsgründen für das Gehirn ein kritischer Punkt. Ob das Gehirn dem Körper die Erlaubnis gibt, große Bewegungsweiten einzunehmen, hängt wiederum von der Einschätzung ab, ob ein größerer Bewegungsradius als sicher eingestuft werden kann. Achten Sie von daher darauf, dass Sie das Beweglichkeitstraining regelmäßig auch in höheren Bewegungsgeschwindigkeiten durchführen, um Ihrem Gehirn durch Gewöhnung mehr Sicherheit in diesen potenziell gefährlicheren Bewegungen zu vermitteln. Steigern Sie die Geschwindigkeit immer schrittweise, um Ihr Bewegungsrepertoire auch unter diesem Aspekt effektiv zu erweitern.

Das Salienz-Netzwerk und seine Bedeutung für die Beweglichkeit

Dass vor allem die sensorischen Informationen aus dem Gewebe, die eine Gefährdung des Körpers signalisieren, verantwortlich für die Bestimmung der Dehntoleranz und somit von großer Bedeutung für die allgemeine Beweglichkeit sind, ist in den vorigen Kapiteln deutlich geworden. Das bereits erwähnte sogenannte Salienz-Netzwerk *(salience network)* moduliert nun die Aufmerksamkeit, die auf den Informationen liegt, die eine Zielhandlung beeinträchtigen oder unterstützen können. Es steht in direkter Verbindung mit dem motorischen Kortex und dem Kleinhirn. Diese Verbindung zum motorischen Kortex und Kleinhirn zeigt, dass dieses Netzwerk eine koordinierte motorische Abwehrreaktion auf Schmerz- und potenzielle Bedrohungsinformationen veranlassen kann – genau wie sie bei starker Dehnspannung entsteht. Dieses Netzwerk, das die sensorischen Informationen auf ihre Relevanz hin überprüft, ist daher entscheidend für die wahrgenommene Sicherheit innerhalb der Bewegungsausführung. Wenn sensorische Informationen, die bei der Bewegung entstehen, nicht präzise eingestuft werden können und dadurch nicht zielführende Informationen nicht unterdrückt werden, hat dies Konsequenzen in allen Aspekten der Bewegungs- und Verhaltensregulation.

Wenn das Salienz-Netzwerk funktionell beeinträchtigt ist, können eingehende Informationen nicht adäquat beurteilt werden und die eingehenden Schmerzsignale werden als Bedrohung wahrgenommen. Für die Verbesserung der Beweglichkeit ist es jedoch besonders wichtig, Schmerzinformationen angemessen einordnen zu können, sonst stoppt das Salienz-Netzwerk die Bewegung viel zu früh, auch wenn gar keine reale Gefährdung besteht. Betrachtet man die neuroanatomischen Strukturen dieses Netzwerks, so zeigen sich die folgenden Areale als besonders wichtig:

- Thalamus
- Inselrinde
- Anteriorer cingulärer Kortex (*anterior cingulate cortex*, kurz ACC)
- Dorsolateraler präfrontaler Kortex (*dorsolateral prefrontal cortex*, kurz DLPC)

Im folgenden Abschnitt finden Sie Anregungen, wie Sie auf die Aktivität und Funktionalität dieser Strukturen gezielt Einfluss nehmen und hierdurch positiv auf die Dehntoleranz einwirken können.

Das Salienz-Netzwerk aktivieren

Betrachtet man die Gesamtheit dieses komplexen Systems, so steht fest, dass die verschiedenen Areale innerhalb des Salienz-Netzwerks nicht hundertprozentig separat und voneinander getrennt aktiviert werden können. Die Übungen, die für die einzelnen Bereiche vorgestellt werden, adressieren daher nie die eine neuroanatomische Struktur separat, sondern haben stets Einfluss auf die Funktionalität des gesamten Netzwerks. Aufgrund ihrer verschiedenen neuroanatomischen Funktionen lassen sich jedoch spezifische Übungen und Aufgabenstellungen kreieren, die es erlauben, Übungskategorien der verschiedenen Bereiche zu bilden.

Für den Zweck dieses Buches werden der dorsolaterale präfrontale Kortex und der anteriore cinguläre Kortex als Übungskategorie zusammengefasst, da es hier große Schnittmengen bei den Aktivierungsmöglichkeiten gibt. Die Inselrinde und der Thalamus werden aufgrund ihrer spezifischeren Aufgaben und Aktivierungsmöglichkeiten separat betrachtet.

Aufmerksamkeit und Fokus optimieren

Schaut man sich die Aufgaben dieser beiden neuroanatomischen Bereiche an, kann man es grob und stark vereinfacht auf einen gemeinsamen Nenner bringen: Kontrolle und Präzision bei Inhibierungsprozessen. Das bedeutet: Diese beiden Kortexareale sind wichtige Entscheidungsträger, wenn es darum geht, sensorische Informationen in Bezug auf ihre Relevanz zu sortieren. Betrachtet man die Situationen, die zur Aktivierung beider Gebiete (des dorsolateralen präfrontalen Kortex und des anterioren cingulären Kortex) führen, so zeigen sich vor allem Übungen, bei denen ein Impuls unterdrückt werden muss oder die einen spontanen, gerne auch unerwarteten Wechsel der Aufgabenstellung beinhalten, als geeignet.

Aufgaben zur Impulsunterdrückung

Mit Abstand das geeignetste Mittel, um die beiden Komponenten des Salienz-Netzwerks (dorsolateraler präfrontaler Kortex und anteriorer cingulärer Kortex) anzuregen, sind Übungsaufgaben, bei denen ein natürlicher Impuls unterdrückt werden muss. Hierfür gibt es speziell programmierte Apps und Spiele, deren einziges Ziel das Training der Impulsunterdrückung ist (Anhang Seite 180). In diesem Kapitel geht es nun darum, bewegungsspezifischer zu arbeiten und mit den Bewegungen, in denen Sie sich verbessern möchten, über eine Impulsunterdrückung zu reagieren.

Beweglichkeitsübungen mit Impulsunterdrückung ausführen

Wenn es darum geht, die Beweglichkeit zu verbessern, eignet es sich besonders, mit ebensolchen Bewegungen auf die Impulsunterdrückung zu antworten. Hier wird Ihnen ein Impuls gegeben, auf den Sie mit einer Bewegung in die entgegengesetzte Richtung reagieren sollen. Wählen Sie Bewegungen, bei denen Sie mehr Spielraum in den beteiligten Gelenken erreichen möchten, beispielsweise im Bereich der Schulter oder der Hüfte. Beim Beweglichkeitstraining mit Impulsunterdrückung können Sie sich zum Beispiel als Aufgabenstellung auf das Signal »Rot« zu einem blauen Objekt bewegen, oder Sie führen eine Bewegung nach links aus, wenn Ihr Trainingspartner Ihnen vorgibt, die Übung nach rechts zu absolvieren. Wichtig hierbei ist lediglich, den ersten Impuls zu unterdrücken und stattdessen die zuvor abgesprochene Aufgabe auszuführen. Die folgenden Übungsbeispiele geben Ihnen eine Idee, wie Sie Impulsunterdrückung direkt in Ihr Beweglichkeitstraining einbauen können. Seien Sie kreativ und nutzen Sie diese spielerische Variante des Beweglichkeitstrainings, um es effektiver und variantenreicher zu gestalten.

▶ Ausfallschritt mit Impulsunterdrückung durch Stroop-Training

Material: kleine Gegenstände wie Hütchen, Stroop-Tafel

Eine weitere sehr effektive Möglichkeit ist, das Prinzip des Stroop-Effekts einzusetzen. Hierbei geht es auch wieder darum, eine natürliche Reizantwort zu unterdrücken, um das Ziel zu erreichen. Die einfachste Art ist es, den Stroop-Effekt über Worttafeln zu erzeugen. Es werden Wörter gelistet, deren Bedeutung eine Farbe ist wie zum Beispiel das Wort »blau«. Dabei sind die Wörter jedoch in unterschiedlichen Farben geschrieben, zum Beispiel kann das Wort »blau« in Rot geschrieben sein. Ziel ist es nun, immer nur die Farbe des Wortes zu sagen und nicht dessen Bedeutung, in diesem Fall also »rot«. Dieses Prinzip können Sie nun auch in Bewegungen umsetzen, indem Sie sich zum Beispiel zu derjenigen Farbe hinbewegen, in der das Wort geschrieben ist.

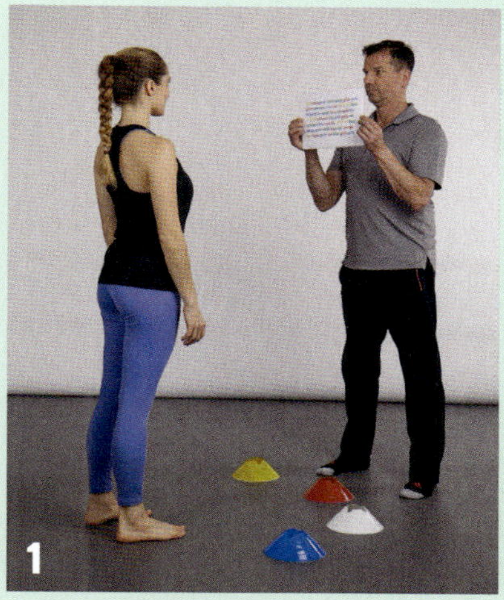

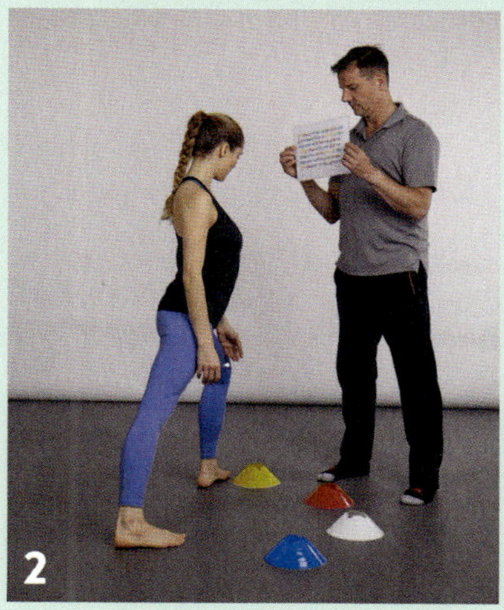

1. Bauen Sie verschiedenfarbige Hütchen vor sich auf. Ihr Trainingspartner hält eine Stroop-Tafel. Diese können Sie auch vor sich an der Wand befestigen.
2. Bewegen Sie sich mit einem Ausfallschritt in Richtung des farbigen Hütchens, das zu der Farbe des ersten Wortes auf der Stroop-Tafel passt. Kehren Sie anschließend schnell wieder in die athletische Grundstellung zurück. Gehen Sie die Wörter nacheinander durch und bewegen Sie sich immer zu dem Hütchen, das der Farbe entspricht, in der das Wort geschrieben ist.

Tipp: Wenn Sie das Prinzip verinnerlicht haben, können Sie Ihr Training hiermit sehr spielerisch und variabel gestalten. Diese Art des Trainings eignet sich auch hervorragend, um sportartspezifisch umgesetzt zu werden. Bauen Sie gern wichtige Bewegungselemente wie eine Vorhandbewegung im Tennis, eine tiefe Annahme im Volleyball oder eine Schussbewegung im Fußball als Zielbewegung ein.

▶ Durch Impulsunterdrückung taktiler Reize initiierter Ausfallschritt

Es bietet sich an, die Bewegung auf verschiedene Reize hin zu initiieren. In Kapitel 4 auf Seite 86 wurde Ihnen schon die Relevanz der verschiedenen Informationsquellen aufgezeigt. Genau dieses Prinzip können Sie nun nutzen, um Ihr Beweglichkeitstraining zu verbessern. Hier reagieren Sie nun anstatt auf ein visuelles Signal auf ein akustisches (Schnippen oder Rufe) oder taktiles (durch Berühren) Signal und führen die geforderte Bewegung aus.

1. Stellen Sie sich mit hüftbreit platzierten Füßen hin. Ihr Trainingspartner steht hinter Ihnen.
2. Ihr Trainingspartner tippt nun auf eine Ihrer Schultern.
3. Wenn er die rechte Schulter berührt, bewegen Sie sich mit einer Ausfallschrittbewegung in den Raum nach links. Kommen Sie im Anschluss wieder zurück in die Ausgangsposition und warten Sie auf die nächste Berührung.

Hinweise

- Hierbei ist es wichtig, dass der Trainingspartner variabel die Seiten wechselt.
- Führen Sie diese Übung für 1 bis 2 Minuten durch und testen Sie im Anschluss die Wirkung durch ein Assessment Ihrer Wahl aus Kapitel 2 (ab Seite 24).
- Es bietet sich auch hier an, die Bewegung auf externe Ziele hin auszurichten.

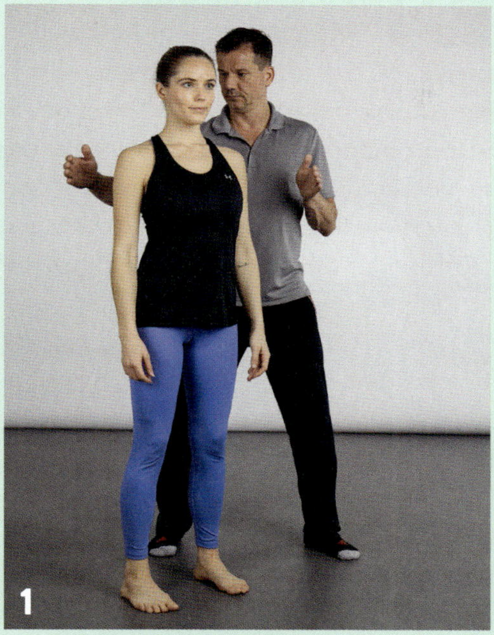

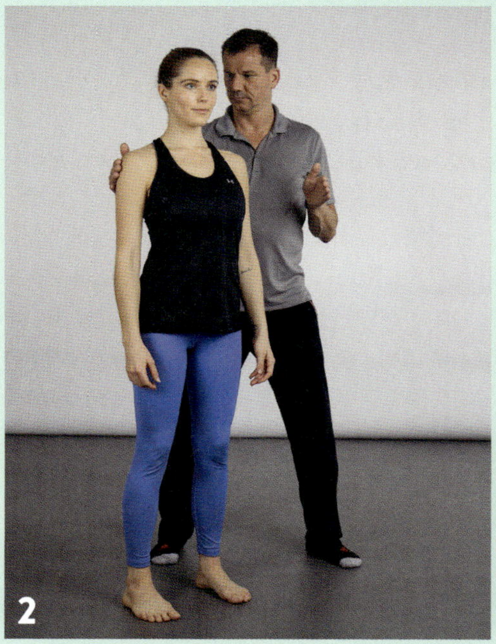

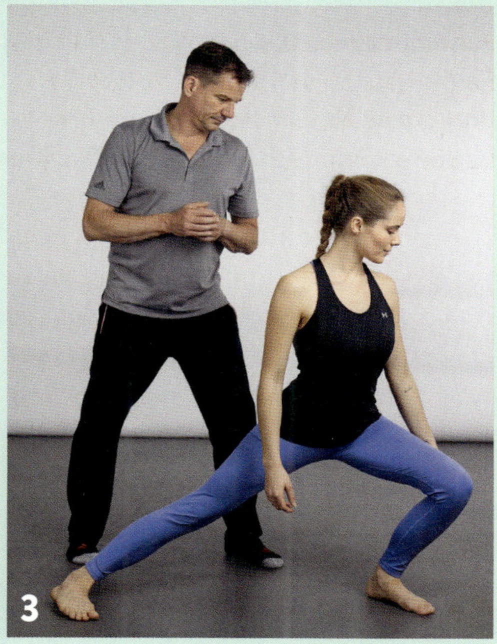

Wechselnde Aufgaben während der Bewegungsausführung

Um das Training intensiver, kreativer und mit mehr Fokus zu bereichern, wechseln Sie zusätzlich die Aufgaben innerhalb des Beweglichkeitstrainings mit Impulsunterdrückung. Stellen Sie sich zu Beginn oder spontan während der Übung neue Aufgaben. Dadurch bleiben Sie konzentrierter und Sie zwingen sich, den gewohnten Ablauf zu verändern. Auf diese Weise halten Sie das Salienz-Netzwerk immer auf Trab. Dies kann auf vielerlei Arten geschehen. Wechseln Sie beispielsweise regelmäßig von Unterdrückungsimpulsen zu der klassischen Lösung der Bewegungsaufgaben oder Ähnlichem. Um eine Komponente der Nichtvorhersehbarkeit zu integrieren, können Sie mit einem Partner arbeiten, der Ihnen die neue Aufgabe zuruft, oder Sie nutzen einen Timer, der den Wechsel der Aufgaben vorgibt.

Ein spontanes Wechseln der Aufgaben führt dazu, dass Sie auf den gewohnten Reiz neu reagieren und die alte Reizantwort unterdrücken müssen. Auch dies verlangt eine Unterdrückung der zuvor gelernten Reizantwort. Dieses Vorgehen ist sehr anspruchsvoll und erfordert viel Kontrolle, während einer Übung plötzlich neue Aufgaben auf den gleichen Reiz auszuführen. Je besser Sie diese Fähigkeiten im Allgemeinen beherrschen, desto stressärmer empfindet Ihr Gehirn es übrigens, wenn sich auch spezifische Situationen ändern und Aufgaben wechseln.

Training mit Koordinationskarten

Eine weitere Möglichkeit, die beiden Areale dieses Netzwerks zu aktivieren, sind die sogenannten Auge-Hand- und Auge-Fuß-Koordinationsübungen. Hier müssen Sie auf einen visuellen Reiz – hier durch eine Koordinationskarte ausgelöst – eine präzise Arm-, Bein- oder Körperbewegung ausführen. Die Koordinationskarten, die für dieses Buch genutzt werden, zeigen eine Reihe von Pfeilen, die anzeigen, in welche Richtung Sie die Bewegung ausführen sollen. Die Bewegung selbst legen Sie vorher fest – es kann sich um eine kleinere Hand- oder Beinbewegung handeln, aber auch um eine Ganzkörperbewegung oder einen komplexeren Bewegungsablauf. Die Möglichkeiten, so Ihr Beweglichkeitstraining variantenreich und spielerisch zu schulen, sind nahezu unendlich.

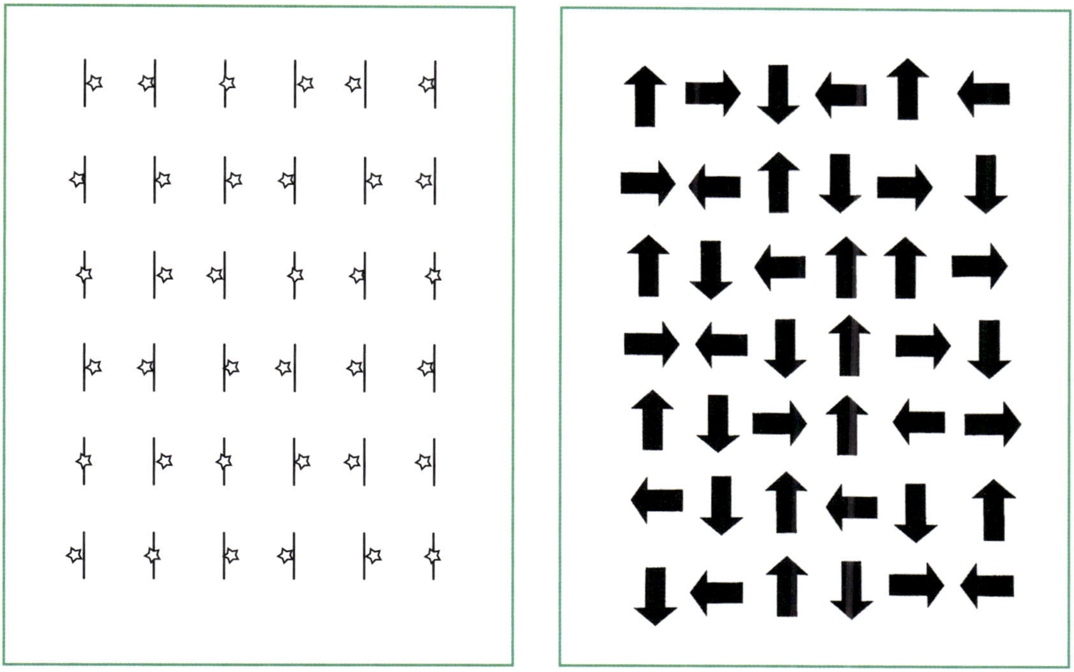

▶ *Mithilfe von Koordinationskarten kann die Fähigkeit, mittels Hand-, Fuß- oder Körperbewegungen auf visuelle Reize schnellstmöglich zu reagieren, trainiert werden.*

Im Folgenden finden Sie Übungsbeispiele, wie Sie eine Koordinationskarte mit Pfeilrichtungen für die Schulterbeweglichkeit, die Hüftbeweglichkeit oder sportartspezifische Beweglichkeitsanforderungen, wie zum Beispiel beim Aufschlag im Tennis oder bei der Annahme im Volleyball, nutzen können. Seien Sie kreativ, spielen Sie und beziehen Sie Ihre Bewegungsaufgabe gern auf die Sportart, in der Sie sich verbessern möchten.

▶ Training mit Koordinationskarte: Mit Ausfallschritt auf die Pfeilrichtung reagieren

1. Stellen Sie sich neutral vor eine Koordinationskarte mit Pfeilen, die auf Augenhöhe befestigt ist.
2. Lesen Sie die Koordinationskarte Zeile für Zeile. Zeigt der Pfeil nach oben, machen Sie einen Ausfallschritt nach vorn.

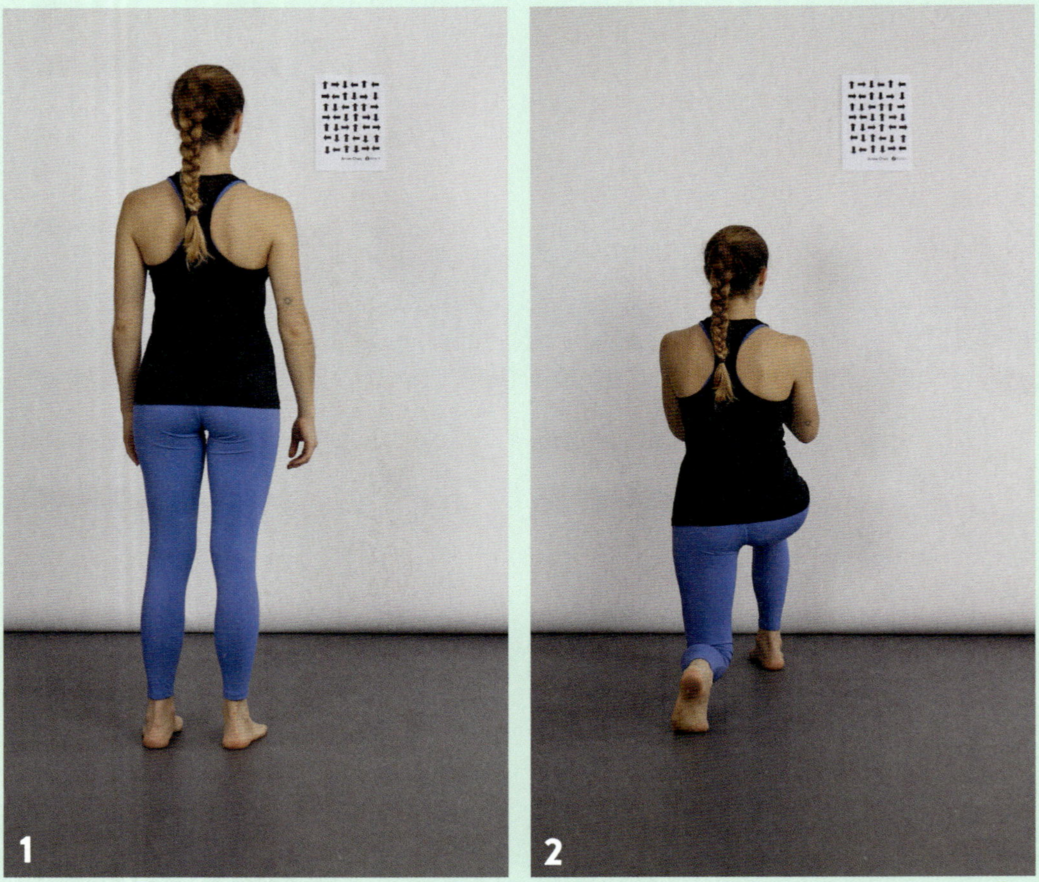

3. Zeigt der Pfeil nach rechts, machen Sie einen Ausfallschritt zur rechten Seite. (Auf einen Pfeil zur Seite nach links reagieren Sie mit einem Ausfallschritt nach links.)
4. Zeigt der Pfeil nach unten, machen Sie einen Ausfallschritt nach hinten.

Hinweis: Nutzen Sie bei Pfeilen nach rechts das rechte Bein und bei Pfeilen nach links das linke Bein. Bei Pfeilen nach vorn oder hinten entscheiden Sie selbst intuitiv, mit welchem Bein Sie den Ausfallschritt ausführen.

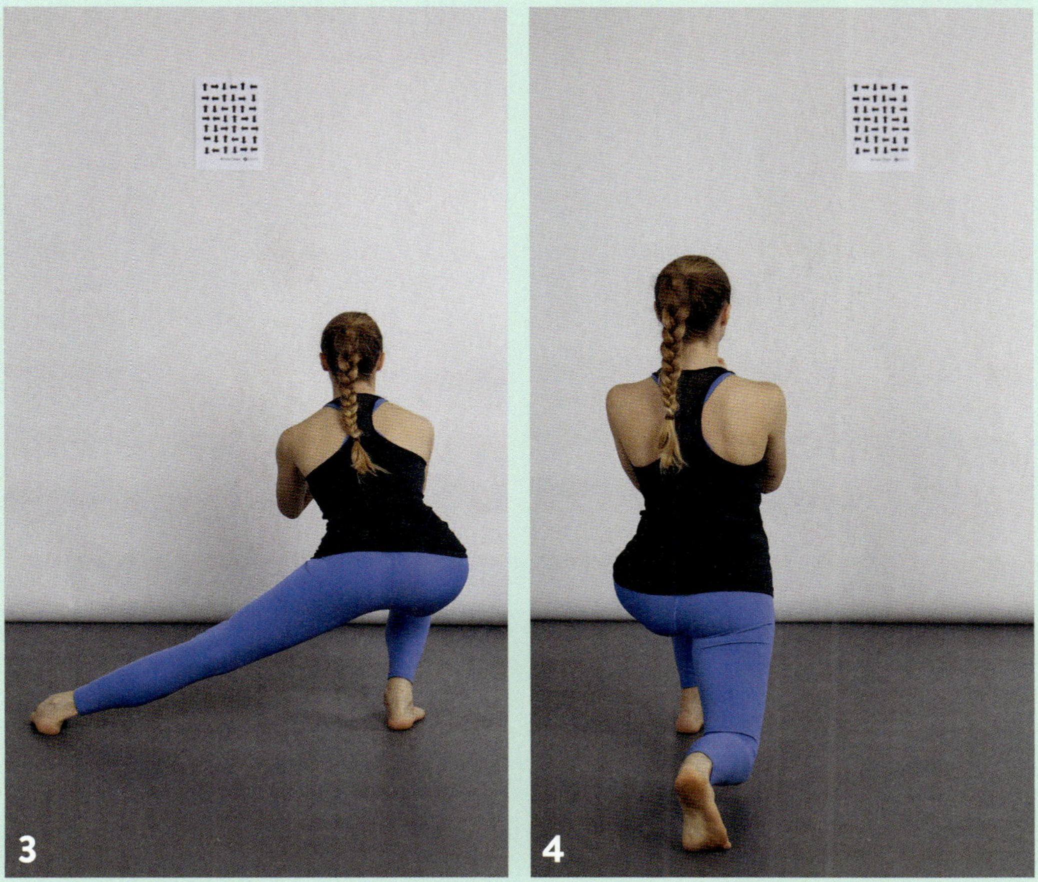

Die Koordinationskarte bewegungs- und sportartspezifisch nutzen

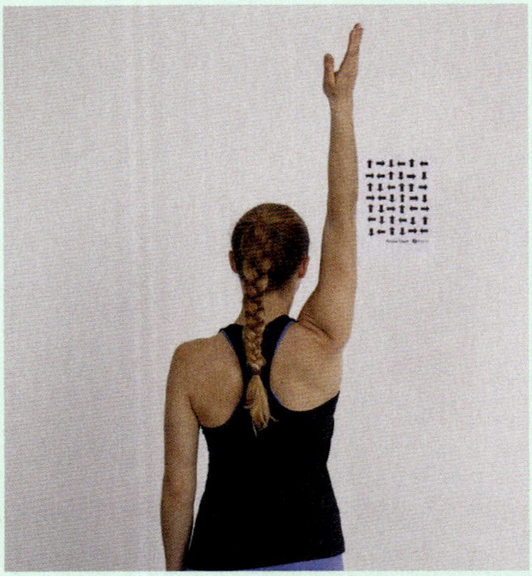

Sobald Sie sich das Grundprinzip angeeignet haben, können Sie gezieltere Bewegungen in das Training mit den Koordinationskarten einbinden. Wollen Sie zum Beispiel eine beweglichere Schulter oder eine bessere Hüftbeweglichkeit, können Sie die Bewegungsaufgaben kreativ Ihren Zielwünschen anpassen. Agieren Sie spielerisch und nutzen Sie externe Ziele (ab Seite 96).

▶ *Wenn Sie die Koordinationskarten nutzen, um Ihre Schulterbeweglichkeit zu verbessern, arbeiten Sie mit dem Arm.*

Die Koordinationskarten eignen sich hervorragend, um sportartspezifische Elemente zu integrieren. Hierfür stellen Sie sich im Vorfeld lediglich eine Bewegungsaufgabe, die Sie in verschiedene Richtungen ausführen können und so den Pfeilrichtungen zuordnen – das können Aufschlagbewegungen, Baggerpositionen oder andere sein.

Das Koordinationstraining mit weiteren Aspekten für den besten Erfolg kombinieren

Bei der Wahl der Bewegungen können Sie auch Impulsunterdrückungsaufgaben aufnehmen, oder Sie stellen sich wechselnde Aufgaben, um das Koordinationstraining mit den Koordinationskarten komplexer zu gestalten. Finden Sie heraus, welche Varianten oder Kombinationen Ihnen bei der Erreichung Ihres Bewegungsziels am meisten helfen. Sind es Impulsunterdrückungsaufgaben? Ist es die Arbeit mit den Koordinationskarten? Profitieren Sie besonders von einem Wechsel der Aufgabenstellungen? Jeder Mensch reagiert etwas anders. Wichtig ist, dass Sie Ihr Training optimieren.

Die Inselrinde – Sitz der Interozeption und Teil des Salienz-Netzwerks

Der nächste neuroanatomische Bereich des Salienz-Netzwerks, dem wir uns hier zuwenden, ist die Inselrinde. Die Inselrinde ist der neuroanatomische Sitz der sogenannten Interozeption. Als Interozeption können alle Aspekte zusammengefasst werden, mit denen das Gehirn die physiologischen Vorgänge im Körper und ihre Veränderung wahrnimmt, auswertet und beurteilt. Sie ist dafür zuständig, wie das Gehirn den physiologischen Zustand des Körpers wahrnimmt. Wenn die Homöostase, also das physiologische Gleichgewicht eines Systems, durch hohe Belastungen stark ausgelenkt wird, ist es für Ihr Gehirn wichtig, präzise einschätzen zu können, ob die Auslenkung noch zumutbar ist oder ob sie eine Gefahr für das System darstellt. Die Exaktheit der interozeptiven Wahrnehmung spielt im Sport eine entscheidende Rolle. Eine hohe Genauigkeit in der Einstufung der eingehenden Signale verhindert eine Überreaktion auf kommende Aktivitäten, die hohe Belastungen oder potenzielle Bedrohungen beinhalten. Für die Dehntoleranz und das Beweglichkeitstraining ist die Inselrinde besonders interessant, da sie nozizeptive Signale beurteilt und die Intensität von Schmerz bewertet. Sie ist somit direkt an der Beurteilung der eingehenden Schmerzsignale, die während des Dehnens entstehen, beteiligt. Das Training von unangenehmen Situationen, wie Stretching und Beweglichkeitstraining, kann durch eine Voraktivierung des interozeptiven Systems über die Inselrinde dazu führen, die Dehnspannung neu zu beurteilen und einzuordnen. Wenn die Inselrinde gut funktioniert, ist jede anstehende Herausforderung weniger bedrohlich. Es gibt nun verschiedene Möglichkeiten, die Aktivität in der Inselrinde zu erhöhen, bevor oder während Sie an Ihrer Beweglichkeit arbeiten. Die sicherlich leichtesten Aspekte, die zu einer Erhöhung der Inselrindenaktivität führen, sind:

- sensorische Informationen aus den Organen
- bewusste Wahrnehmung von Geschmack oder Geruch
- Zungenübungen
- eine gezielte Stimulierung des Vagusnervs

Sinnesreize aus den Organen

Die Inselrinde trägt den inneren Homunkulus der Organe, das heißt, hier befindet sich die innere Repräsentation Ihrer Organe. Sensorische Informationen aus den Organen des Bauchraums werden also in der Inselrinde integriert und verarbeitet. Daher kann durch eine vermehrte Afferenz aus den Organen des Bauchraums, das heißt deren Stimulierung, eine vermehrte Aktivität in der Inselrinde erzielt werden.

▶ Bauchgurt tragen

Material: Bauchgurt, Neoprengürtel oder Ähnliches

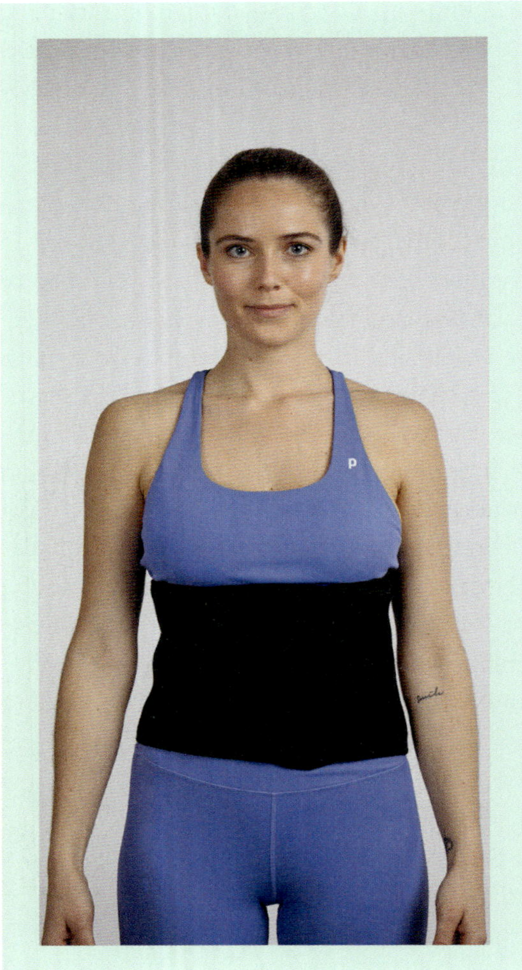

Das Tragen eines Bauchgurts, der mit etwas Zugspannung über den Bauchraum gebunden wird, ist eine einfache und effektive Art, vermehrt Informationen aus dem Bauchraum zu bekommen. Es empfiehlt sich, einen elastischen Bauchgurt aus Neopren oder ähnlichem Material zu verwenden. Hierdurch lässt sich zum einen der individuelle Druck gut regulieren und zum andern passt sich der Gurt den Bewegungen besser an.

Stellen Sie sich mit hüftbreit platzierten Füßen hin und wickeln Sie den Bauchgurt um Ihren Bauch. Fixieren sie ihn. Achten Sie darauf, dass die gewählte Spannung für Sie noch angenehm ist. Tragen Sie den Gurt bis zu 5 Minuten vor Ihrem Beweglichkeitstraining oder behalten Sie ihn, wenn es die Übung erlaubt und Ihre Beweglichkeit nicht zu sehr eingeschränkt wird, während des Trainings an. Testen Sie mithilfe eines Assessments Ihrer Wahl aus Kapitel 2 (ab Seite 24), in welcher Zugrichtung der Gurt bessere Ergebnisse liefert.

Tipp: Der Gurt lässt sich hervorragend nutzen, um ihn mit anderen Reizen, die die Inselrinde aktivieren können, zu kombinieren. Tragen Sie den Bauchgurt also auch, während Sie die Inselrinde über Geruch, Geschmack oder andere Reize aktivieren.

Geruch und Geschmack wahrnehmen und differenzieren

In der Inselrinde befinden sich spezielle Kerne, sogenannte neuronale Zentren, die für die Wahrnehmung von Geruch und Geschmack und deren Intensität sowie Bedeutung zuständig sind. Daher eignet sich die Wahrnehmung von Geruch und Geschmack auch sehr gut, um die Aktivität der Inselrinde zu erhöhen und das Beweglichkeitstraining vorzubereiten. Gerüche sind stark mit den Emotionszentren verbunden, daher ist die Auswahl des Geruchs sehr individuell in der Wirkung. Wählen Sie einen Geruch, der Ihnen angenehm ist.

▶ Geruch wahrnehmen und differenzieren

Material: mehrere Duftfläschchen mit reinen ätherischen Ölen

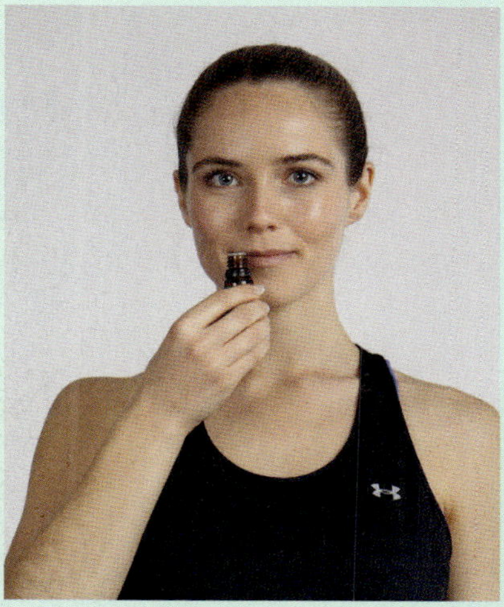

- Stellen Sie sich mehrere Duftfläschchen mit reinen ätherischen Ölen unterschiedlicher Geruchsrichtungen bereit. Halten Sie die Wirbelsäule im Stehen oder Sitzen lang und locker nach oben aufgerichtet, der Atem fließt ruhig und gleichmäßig. Führen Sie nun ein Duftfläschchen unter das rechte Nasenloch. Wie intensiv nehmen Sie den Geruch wahr? Können Sie den Geruch erkennen? Nehmen Sie den Geruch nach 4 bis 5 Sekunden wieder von Ihrem Nasenloch weg. Wiederholen Sie den Vorgang 2- bis 4-mal hintereinander.
- Wechseln Sie die Seite und führen Sie die Übung mit dem linken Nasenloch durch. Auf welcher Seite wird der Geruch schneller, intensiver und klarer wahrgenommen? Wählen Sie als Nächstes einen anderen Geruch und führen Sie die Übung mit diesem aus, zuerst mit dem rechten, dann mit dem linken Nasenloch. Sie können bei Ihrem Geruchstraining bis zu drei verschiedene Gerüche nutzen. Gibt es Gerüche, die Sie nur ganz schwer erkennen können? Oder gibt es bestimmte Gerüche, die Sie nicht zuordnen können? Integrieren Sie diese Gerüche vermehrt in Ihr Geruchstraining. Testen Sie jeweils die Wirkung durch ein Assessment Ihrer Wahl aus Kapitel 2 (ab Seite 24).

▶ Geschmack differenzieren

Material: wässrige Lösungen aus den Kategorien »süß«, »salzig«, »sauer«, »bitter« sowie eine Pipette

Ähnlich wie beim Geruch ist die Inselrinde auch stark an der Verarbeitung und Integration von Geschmack beteiligt. Hier werden die Geschmacksinformationen ebenfalls in speziellen Kernen der Inselrinde integriert und verarbeitet. Vor allem der Geschmack von etwas Süßem wird bevorzugt in der Inselrinde verarbeitet. Diese anatomische Gegebenheit können Sie nutzen, um Ihr Geschmackstraining sehr gezielt und fokussiert auszurichten. Wie beim Geruch geht es auch beim Geschmack darum, die neuronalen Kerne in der Inselrinde zu aktivieren, indem Sie den Fokus auf die Unterscheidung und Differenzierung lenken.

Wählen Sie eine wässrige Lösung mit einem Geschmack aus den genannten vier Kategorien »süß«, »sauer«, »bitter« und »salzig«. Sitzen oder stehen Sie bequem, richten Sie die Wirbelsäule lang und locker nach oben auf. Träufeln Sie nun mithilfe der Pipette den Geschmack zunächst nur auf Ihre rechte Zungenhälfte und nehmen Sie den Geschmack dort wahr. Sie müssen hierfür nicht genau den Bereich der spezifischen Geschmacksknospen treffen, es reicht, wenn Sie die Lösung einfach auf die entsprechende Zungenseite träufeln und sie dann entlang der Zunge laufen lassen. Wie klar und wie intensiv schmecken Sie den von Ihnen gewählten Geschmack? Träufeln Sie dann den gleichen Geschmack auf die linke Seite Ihrer Zunge. Nehmen Sie auch dort den Geschmack wahr und vergleichen Sie die Klarheit und Intensität des Geschmacks dort mit der Wahrnehmung des Geschmacks auf der rechten Seite. Wechseln Sie anschließend zur nächsten Geschmacksrichtung.

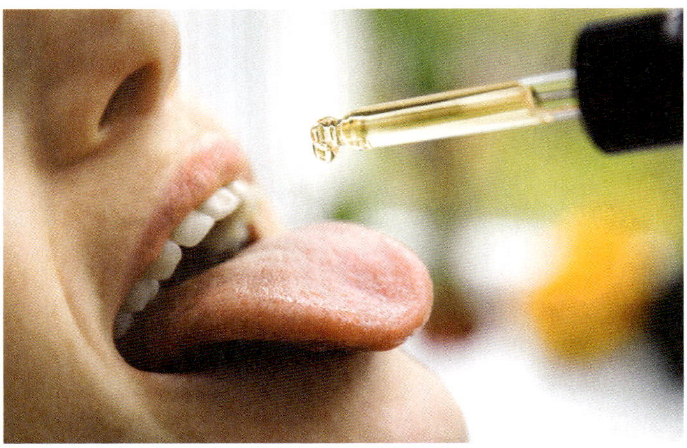

▶ *Verwenden Sie eine Pipette, um die wässrige Lösung auf die Zunge zu träufeln.*

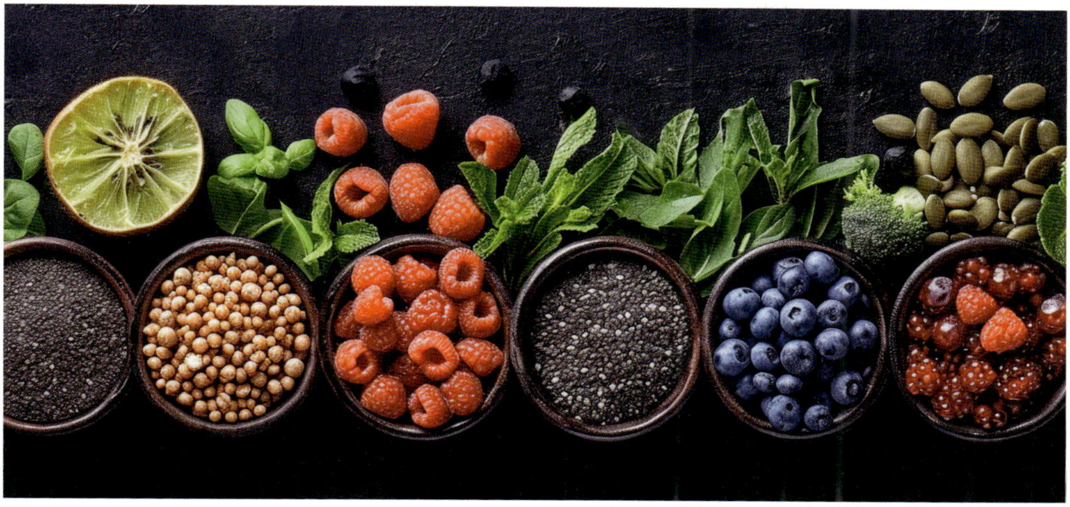

Hinweis: Alternativ können Sie auch mit verschiedenen, gut zu identifizierenden Nahrungsmitteln arbeiten. Nutzen Sie beispielsweise Bonbons mit verschiedenen Geschmacksrichtungen oder andere Nahrungsmittel, die Sie gut auf der Zunge platzieren und bewegen können.

Wunderwaffe Zunge

Ein weiteres Tool, um eine vermehrte Aktivität der Inselrinde zu erreichen, ist die Arbeit mit der Zunge. Die Zunge ist zum einen ein inneres Organ und hat hierdurch per se einen interozeptiven Charakter. Des Weiteren verzweigen sich Äste des Vagusnervs auch zum hinteren Teil der Zunge. Einfache Übungen wie Zungenkreisen reichen daher oft aus, um gute Wirkungen auf die Beweglichkeit zu erzielen.

▶ Zungenkreisen

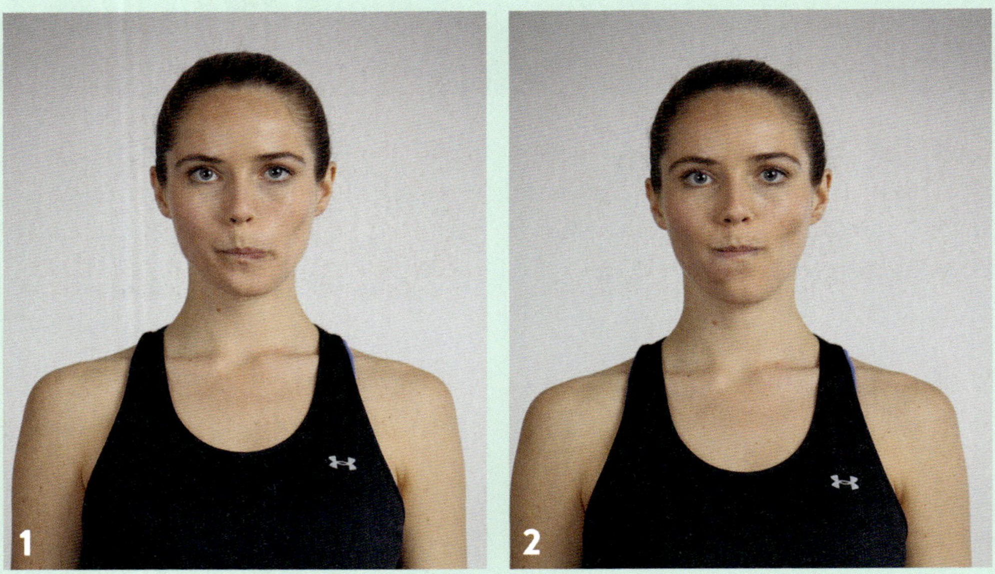

1. Stellen Sie sich aufrecht hin und halten Sie den Kopf in einer neutralen Position, Gesicht und Nacken sind entspannt. Öffnen Sie den Kiefer leicht, halten Sie die Lippen jedoch geschlossen. Legen Sie die Zungenspitze vorn an die oberen Schneidezähne.
2. Kreisen Sie nun die Zunge hinter den geschlossenen Lippen an den Zähnen entlang, jeweils 10 bis 20 Sekunden im und gegen den Uhrzeigersinn.

Hinweis: Testen Sie im Anschluss die Wirkung durch ein Assessment Ihrer Wahl aus Kapitel 2 (ab Seite 24).

▶ Zungenpendel

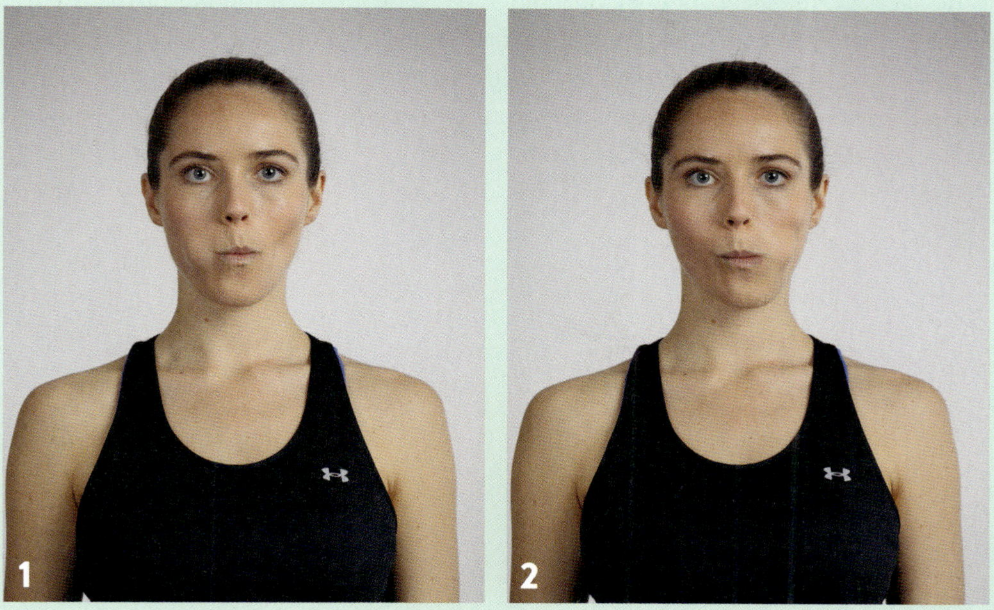

1. Stellen Sie sich aufrecht hin und halten Sie den Kopf in einer neutralen Position, Gesicht und Nacken sind entspannt. Öffnen Sie den Kiefer leicht, halten Sie die Lippen jedoch geschlossen. Drücken Sie die Zunge in die rechte Wange. Kippen Sie beim seitlichen Verschieben die Zunge jedoch nicht, sondern halten Sie sie waagerecht ausgerichtet.
2. Drücken Sie die Zunge anschließend in die linke Wange. Wechseln Sie für 10 bis 30 Sekunden zwischen rechts und links.

Hinweis: Testen Sie im Anschluss die Wirkung durch ein Assessment Ihrer Wahl aus Kapitel 2 (ab Seite 24).

Tipp: Um eine Aktivitätsverbesserung in der Inselrinde zu erzeugen, bietet es sich an, die Zungenübungen direkt nacheinander auszuführen und mit anderen Aspekten des Interozeptionstrainings, etwa dem Bauchgurt auf Seite 138 oder dem Aktivieren des Vagusnervs, wie bei der Übung auf Seite 145, zu kombinieren.

Den Vagusnerv aktivieren

Das parasympathische Nervensystem reguliert die regenerativen und aufbauenden Funktionen unseres Organismus. Für eine nachhaltige Regulierung der Homöostase innerhalb des autonomen Nervensystems ist der Schlüssel sicherlich der Vagusnerv, der Hauptnerv des parasympathischen Nervensystems. Über ihn erhält die Inselrinde die meisten Informationen. Der Vagus ist der längste aller Nerven und verläuft vom Hirnstamm über den Hals-Nacken-Bereich bis in den Bauchraum, wo er sich stark verzweigt und die Organe umspannt.

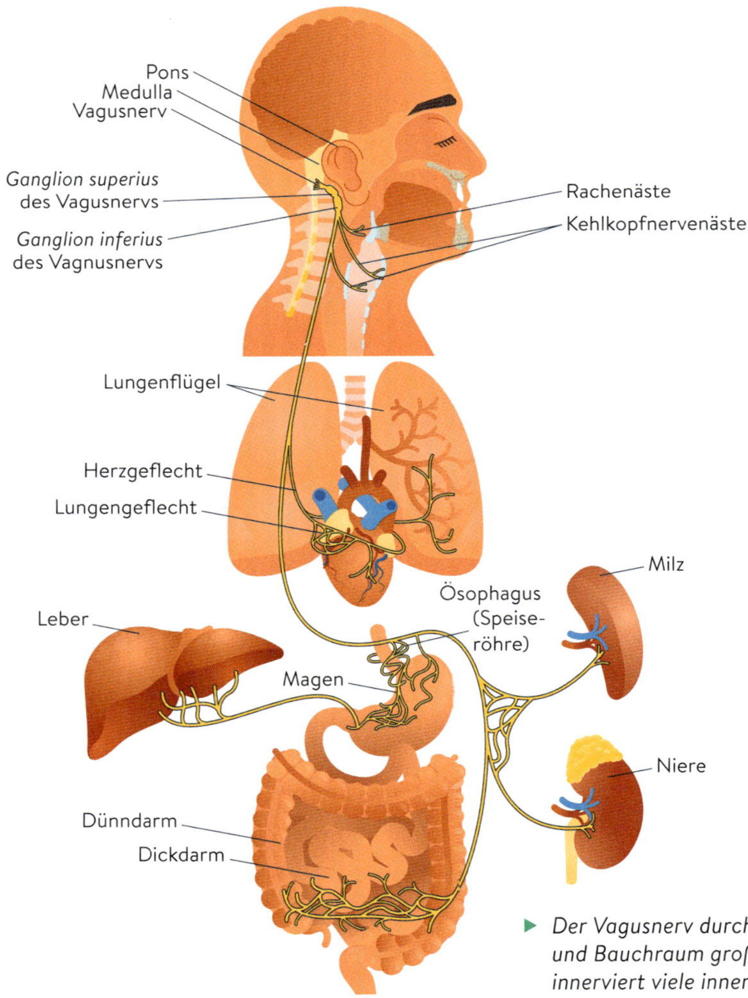

▶ *Der Vagusnerv durchzieht Brustkorb und Bauchraum großflächig und innerviert viele innere Organe.*

Der Vagusnerv kann das Beweglichkeitstraining und die Dehntoleranz in vielerlei Hinsicht positiv beeinflussen. Ein gezieltes Adressieren des Vagusnervs ist eine Grundvoraussetzung, um optimale Rahmenbedingungen für das Beweglichkeitstraining zu erzeugen. Dabei gibt es verschiedene Möglichkeiten, den Vagusnerv zu stimulieren. Die einfachste und effektivste Methode ist eine transkutane Stimulation des Vagusnervs über leichte Vibration auf der Haut. Hier eignen sich vor allem zwei Bereiche: in der Ohrmuschel sowie knapp unterhalb des Ohrs am Hals.

▶ Transkutane Vagusnervstimulation am Ohr

Material: Z-Vibe oder elektrische Reisezahnbürste

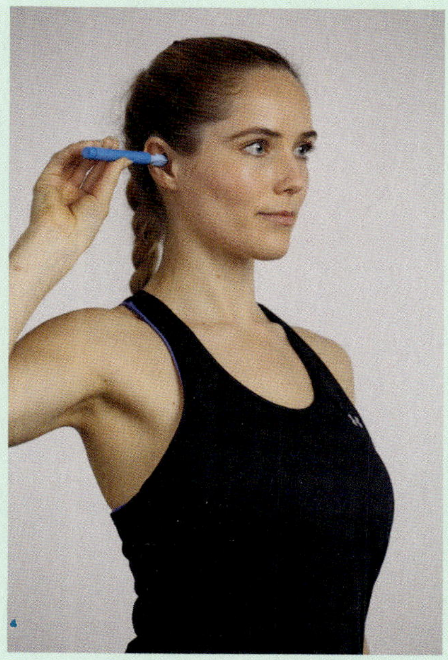

Die sicherlich einfachste Art, den Vagusnerv zu aktivieren, erfolgt über eine transkutane Stimulation der Nervenäste am Ohr. Die Nervenstimulation wird über Vibration ausgelöst. Hierfür können Sie ein Z-Vibe oder auch eine kleine (!) elektrische Reisezahnbürste oder Ähnliches nutzen.

Stellen oder setzen Sie sich bequem hin, halten Sie die Wirbelsäule lang und locker nach oben aufgerichtet und lassen Sie den Atem ruhig und gleichmäßig fließen. Nehmen Sie das Z-Vibe und schalten Sie es an, sodass es zu vibrieren beginnt. Führen Sie die Spitze des Z-Vibe oder das Ende des Griffes der elektrischen Reisezahnbürste für 20 bis 30 Sekunden an die Innenseite der rechten Ohrmuschel. Wechseln Sie anschließend zum linken Ohr und vibrieren Sie auch hier die Innenseite der Ohrmuschel für 20 bis 30 Sekunden. Sie können die Übung gern zwei bis drei Durchgänge hintereinander durchführen. Bei dieser Übung bietet es sich an, die Wirkung der verschiedenen Seiten mit den Assessments aus Kapitel 2 (ab Seite 24) zu überprüfen. Sollten sich für eine Seite bessere Assessments zeigen, empfehlen wir Ihnen, diese vermehrt für Ihr Training zu nutzen.

▶ Variante: Transkutane Vagusnervstimulation unterhalb des Ohrs

Material: Z-Vibe oder elektrische Reisezahnbürste

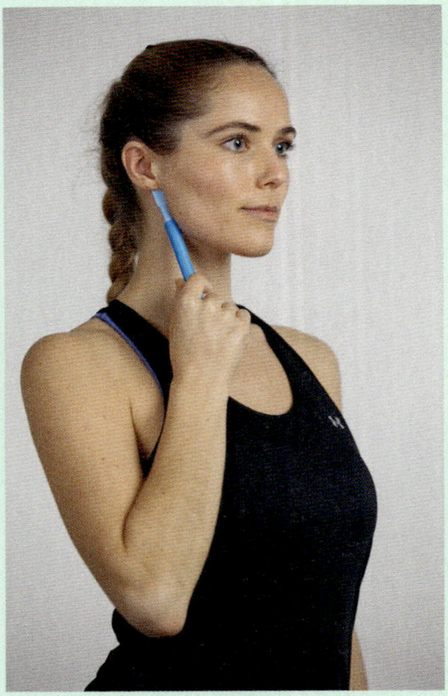

Eine weitere Möglichkeit, den Vagusnerv mechanisch zu stimulieren, ist der Bereich direkt unter und hinter dem Ohr in dem Bereich, wo das Ohrläppchen beginnt und Sie eine kleine Mulde zwischen Kiefergelenk und Schädelknochen ertasten können. Diese Stelle bietet sich besonders dann an, wenn Sie das Geräusch bei der Vibration in der Ohrmuschel als unangenehm empfunden haben. Der Ablauf der Übung entspricht exakt der Übungsbeschreibung zuvor, nur dass Sie hier die Vibration auf eine andere Stelle verlegen.

Stellen oder setzen Sie sich bequem hin, halten Sie die Wirbelsäule lang und locker nach oben aufgerichtet und lassen Sie den Atem ruhig und gleichmäßig fließen. Nehmen Sie das Z-Vibe und schalten Sie es an, sodass es zu vibrieren beginnt. Führen Sie die Spitze des Z-Vibe oder das Ende des Griffes der elektrischen Reisezahnbürste für 20 bis 30 Sekunden an die Mulde zwischen Kiefergelenk und Schädelknochen unterhalb des Ohrs. Führen Sie die Übung sowohl auf der rechten als auch auf der linken Seite aus und überprüfen Sie beide Seiten mit einem Assessment Ihrer Wahl aus Kapitel 2 (ab Seite 24).

Hinweis: Alternativ zur Stimulierung über Vibrationsreize können Sie vor allem den Bereich hinter dem Ohr auch durch Reiben mit den Fingern ausreichen aktivieren. Reiben Sie in diesem Fall diesen Bereich sanft, aber zügig für 10 bis 30 Sekunden.

Übungen kombinieren

Die Inselrinde ist ein Bereich, in dem sehr viel Informationsverarbeitung stattfindet. Um diesen sehr aktiven Bereich in seiner Aktivität zu verändern, braucht es meist stärkere Reize. Oftmals ist es daher besser, die verschiedenen Reize für die Inselrinde miteinander zu kombinieren, um so einen stärkeren Gesamtstimulus zu erzeugen. Spielen Sie also mit Kombinationen der verschiedenen Reize. Sie können zum Beispiel die Ohrmuschel vibrieren, einen Bauchgurt tragen, etwas Süßes in den Mund nehmen und an einem Duft riechen, während Sie einen Ausfallschritt nach links ausführen. Es wird Ihnen anfangs vielleicht etwas ungewohnt vorkommen oder ungewöhnlich aussehen, aber es kann sich wirklich lohnen! Probieren Sie es aus und testen Sie die Wirkung der verschiedenen Kombinationen mit Assessments Ihrer Wahl aus Kapitel 2 (ab Seite 24).

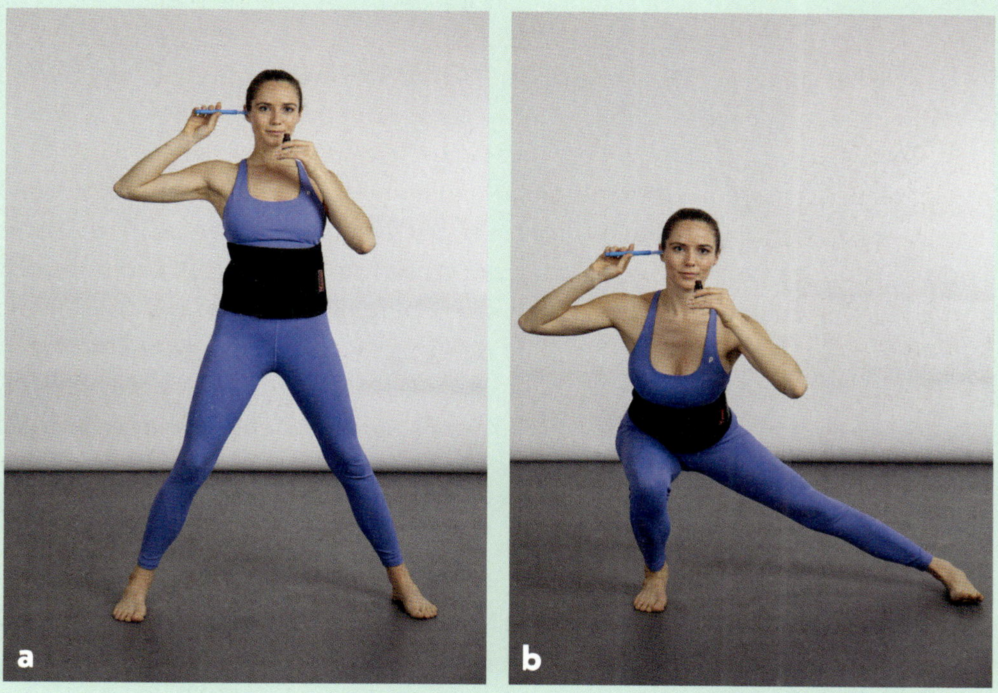

a+b In dieser Kombination interozeptiver Reize nutzen Sie die Aktivierung des Vagusnervs, die Stimulierung über einen Duft sowie das Tragen eines Bauchgurts, während Sie einen Ausfallschritt nach rechts ausführen.

Den Thalamus fordern

Für die Beweglichkeit gilt es neben der Inselrinde, dem dorsolateralen präfrontalen Kortex und dem anterioren cingulären Kortex insbesondere den Thalamus zu adressieren, da die Dehntoleranz maßgeblich über den Thalamus mitbestimmt wird. Der Thalamus ist stark an der Unterscheidung und Abstimmung sensorischer Informationen beteiligt. Er setzt die verschiedenen eingehenden sensorischen Informationen zueinander in Bezug und kommuniziert das Ergebnis dem Frontallappen. Er trifft quasi die Entscheidung, dass aufgrund der eingehenden nozizeptiven Informationen und des Abgleichs mit anderen sensorischen Informationen eine weitere Dehnspannung nicht mehr toleriert werden kann. Diese Informationen werden im Bewegungsentwurf integriert, der dann an die Muskeln gesendet wird. Es zeigt sich, dass die Dehnung häufig viel zu früh beendet wird, wenn der Thalamus entweder unzureichende Informationen erhält oder sein Aktivitätsniveau nicht angemessen ist. Ziel der Aktivitätserhöhung im Thalamus ist es, seine Antwort auf die Gelenkbewegung und den Zustand des Gewebes zu präzisieren, um ein differenzierteres Bild von dem realen Zustand des Gewebes zu bekommen – und um eine größere Dehntoleranz zu genehmigen.

Da es nicht möglich ist, den Thalamus direkt und ungefiltert anzusprechen, müssen Sie über seine Aufgaben und Funktionen auf ihn zugreifen. Das bedeutet: Um ihn in seiner Aktivität zu steigern, müssen die Reize so gesetzt werden, dass der Thalamus stark gefordert wird. Wie Sie das erreichen, zeigen die folgenden Beispiele.

Die Komplexität erhöhen

Das Hauptprinzip, um eine höhere Aktivität im Thalamus zu erzeugen, besteht darin, die Komplexität einer Aufgabe beziehungsweise der sensorischen Reize innerhalb der Aufgabe zu erhöhen. Je mehr sensorische Informationen gleichzeitig eingehen, desto stärker muss der Thalamus differenzieren, welche dieser Informationen welche Relevanz haben, und diese miteinander und in Bezug auf das erstellte Bewegungsprogramm abgleichen. Dies geschieht auch schon beim Spielen oder durch die Übungen für andere Bereiche des Netzwerks. Hier soll der Fokus nun wesentlich gezielter auf ein gleichzeitiges Zuschalten mehrerer sensorischer Informationen gesetzt werden. Sie können die sensorischen Reize direkt auf diejenigen Gewebe ausüben, die Sie im Anschluss dehnen möchten. Sie können aber auch gleichzeitig arbeiten und zusätzliche Reize während der Bewegungsausführung nutzen. Grundsätzlich ist es denkbar, die sensorischen Reize zum Differenzieren irgendwo auf dem Körper anzusetzen, um eine bessere Beweglichkeit zu erzeugen. Die sensorischen Reize wirken jedoch besonders effektiv, da spezifisch, wenn Sie sie direkt auf die Bereiche ausüben, die gerade gedehnt werden. Die beiden folgenden Vorgehensweisen haben sich in der Praxis als sehr effizient erwiesen:

1. Erzwingen von Differenzierung durch zwei verschiedene Reize:
   - sanfte Berührung
   - Vibration
2. Komplexitätsanforderungen erhöhen durch die Integration verschiedener Sinnesorgane – Erhöhen des sensorischen Stimulus in der gegebenen Position durch:
   - Integration des Gleichgewichtssystems
   - visuelles System
   - andere sensorische Reize

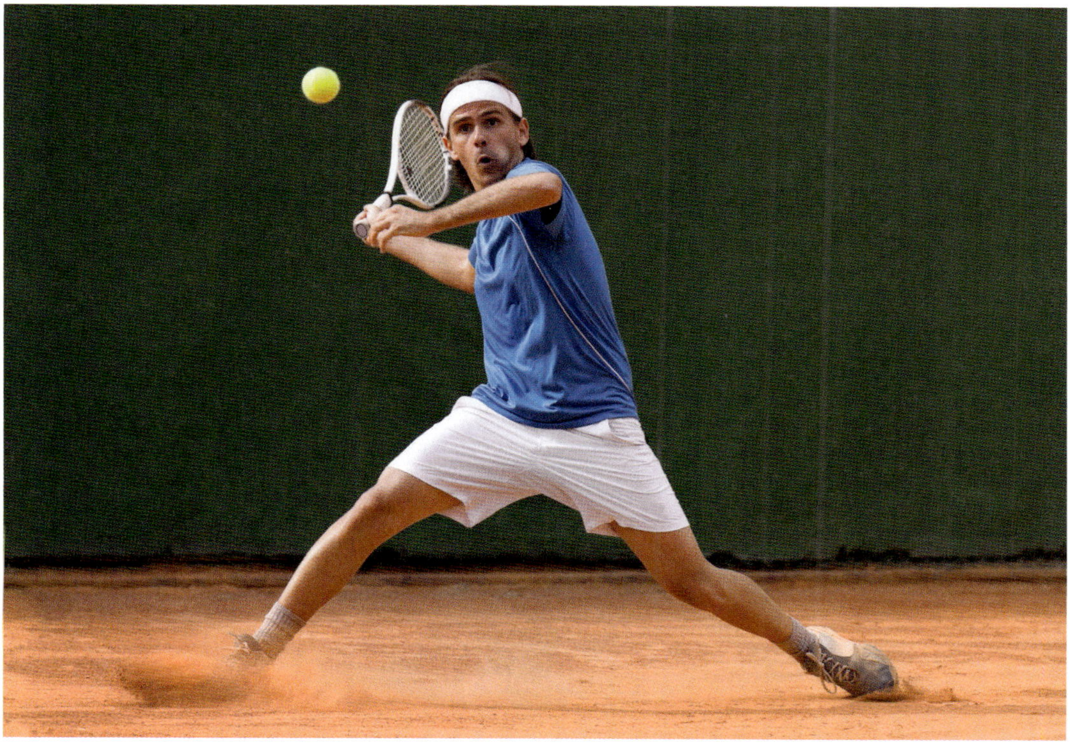

▶ *In vielen Sportarten, wie hier im Tennis, müssen unterschiedliche sensorische Reize erfolgreich differenziert werden, um eine optimale Lösung der Bewegungsaufgabe zu erzielen.*

▶ Hüftdehnung mit Differenzierung sensorischer Reize

1. Nehmen Sie eine Dehnposition Ihrer Wahl ein. Bleiben Sie zunächst in einer ganz leichten Dehnung und geben Sie einem Trainingspartner Zeit, unterschiedliche Reize gleichzeitig zu setzen, indem er zum Beispiel im oberen Bereich des Muskels einen Vibrationsreiz und im unteren Bereich einen Reiz über das Abreiben der Haut erzeugt. Spüren Sie die Reize und nehmen Sie sie bewusst wahr. Halten Sie diesen Fokus für 10 bis 15 Sekunden.
2. Verstärken Sie dann die Dehnung so weit, wie es Ihnen möglich ist.

In diesem Beispiel bleiben Sie bei sensiblen Reizen, die taktil auf die Haut und den Muskel, den Sie dehnen wollen, einwirken. Sie können das Prinzip der Komplexität aber auch auf weitere Sinnesorgane wie das Gleichgewichtssystem oder das visuelle System in das Beweglichkeitstraining ausweiten, sodass der Thalamus nicht nur lokale sensorische Reize differenzieren muss, sondern auf mehreren Ebenen angesprochen wird. Grundsätzlich stehen Ihnen hierfür zwei Möglichkeiten zur Verfügung: Zum einen können Sie die Dehnposition schon eingenommen haben und dann die anderen Sinnesorgane zuschalten, oder Sie integrieren weitere Sinnesorgane in den gesamten Bewegungsablauf, indem Sie von Beginn an ein Gleichgewichts- oder Augentraining ausführen.

So können Sie beispielsweise, während Sie lokal sensorisch am Oberschenkel verschiedene Reize identifizieren müssen wie im vorigen Beispiel gezeigt, gleichzeitig eine Luftnotübung machen, indem Sie die Luft anhalten und zusätzlich durch eine Nein-nein-Bewegung mit dem Kopf das Gleichgewichtssystem aktivieren. Probieren Sie es aus, es zeigen sich häufig erstaunliche Ergebnisse.

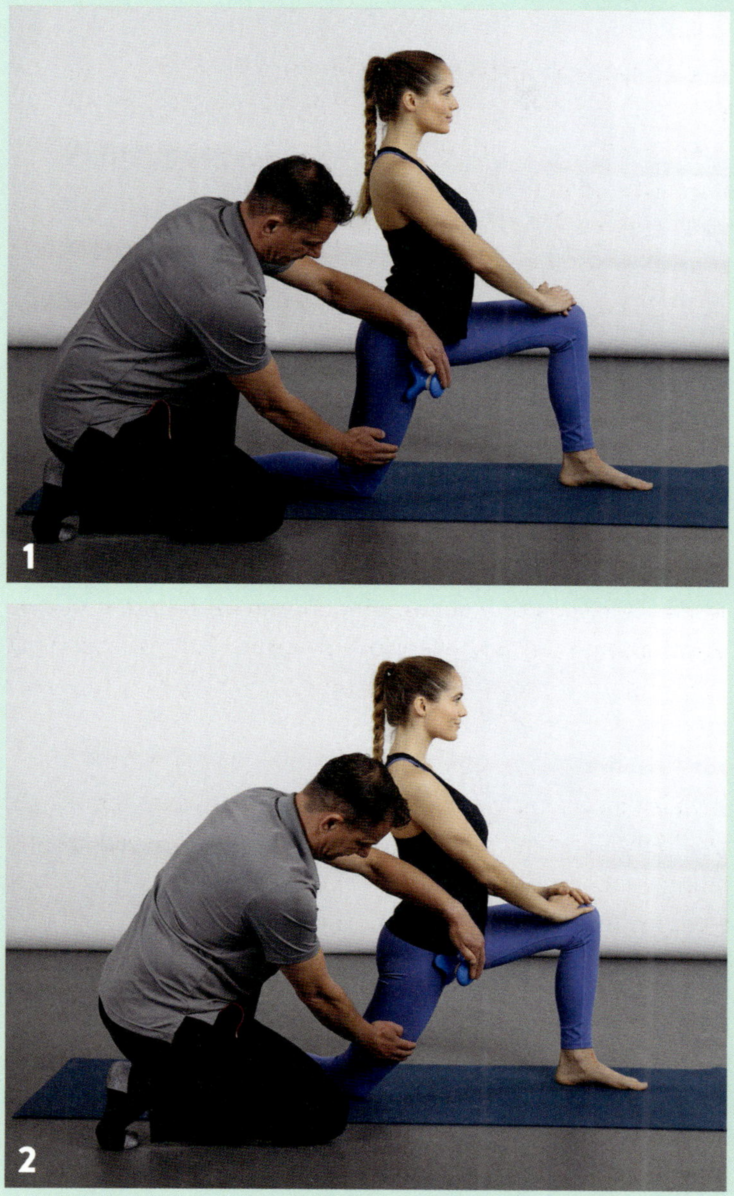
1
2

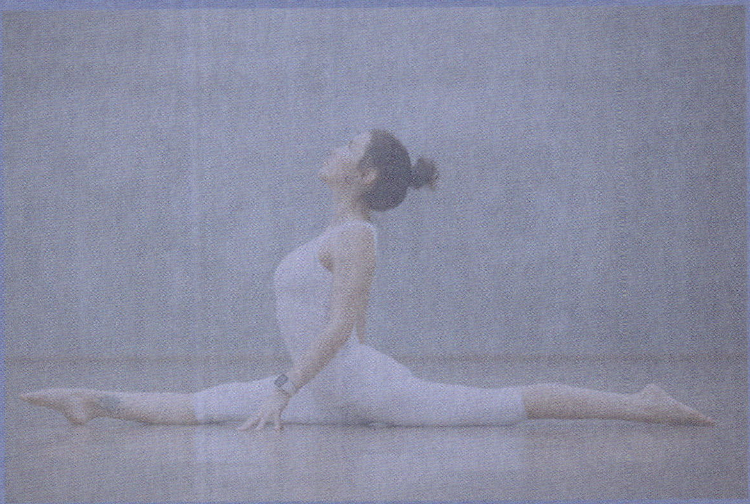
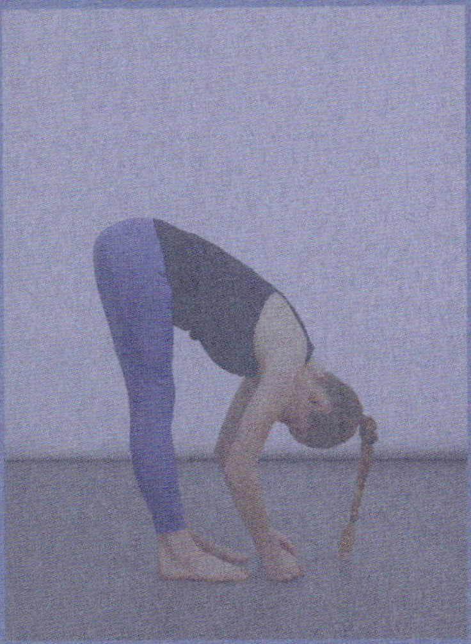
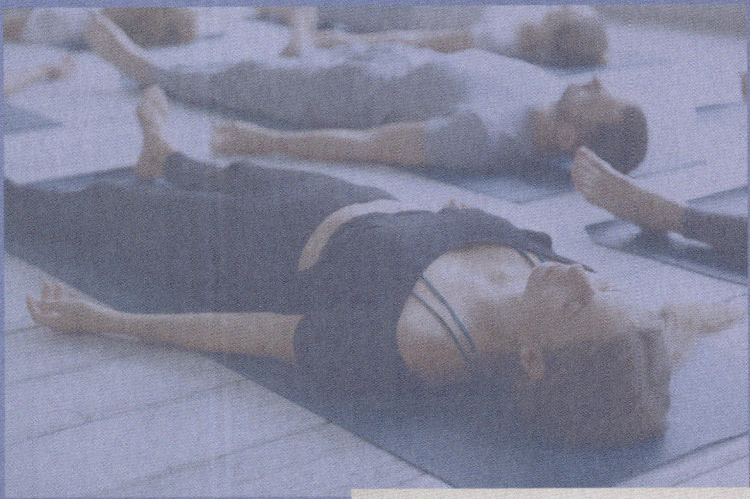
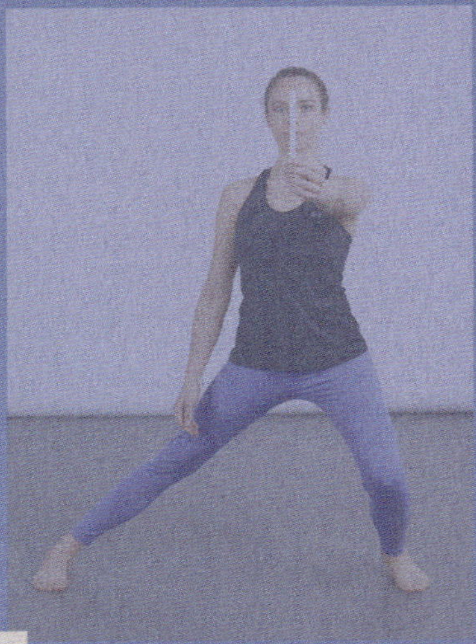
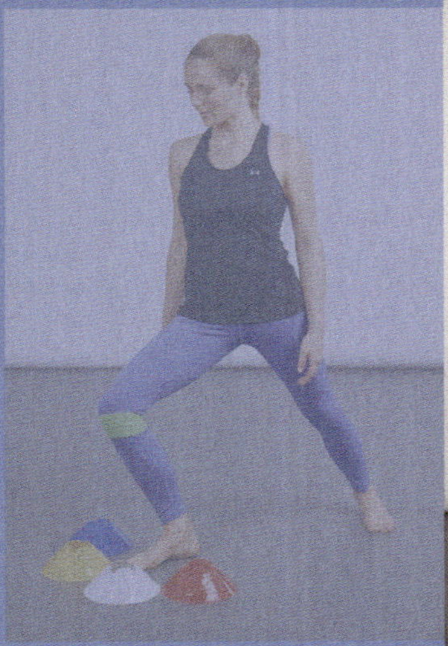
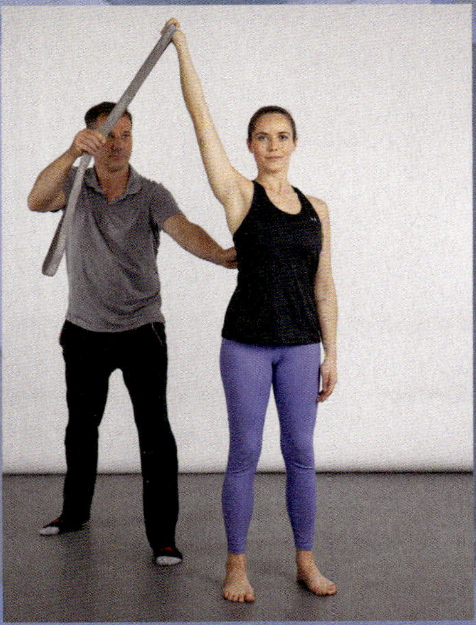
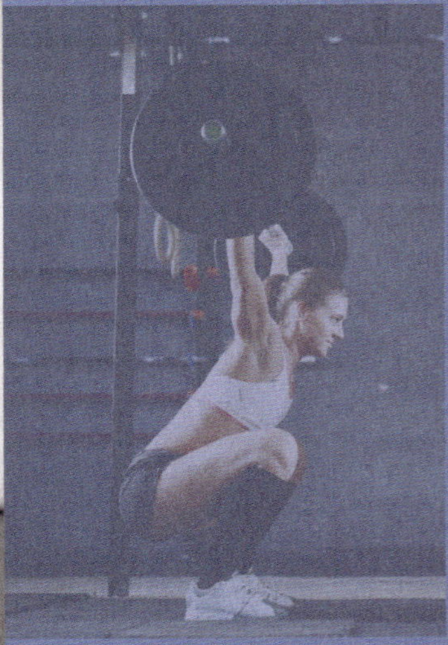

Kontrolle und Aneignung der neuen Bewegungsweite

6

Nachhaltig beweglich bleiben

Eines der größten Probleme im Beweglichkeitstraining ist die Nachhaltigkeit der Effekte. Kleine kurzzeitige Beweglichkeitsverbesserungen sind schnell erreicht, die Frustration ist jedoch groß, wenn die erarbeiteten Erfolge am nächsten Tag wieder weg sind. In den Kapiteln 4 und 5 wurde Ihnen gezeigt, wie Sie über eine Verbesserung der Rahmenbedingungen und spezielle neuronale Strategien Ihre Beweglichkeit individuell verbessern können. Ihre Beweglichkeit sollten Sie möglichst unmittelbar vor dem spezifischen Training beziehungsweise der zu verbessernden Bewegung optimieren, um dann durch das anschließende Training eine spezifischere Aneignung zu gewährleisten.

In diesem Kapitel geht es nun darum, die neu erworbenen Bewegungsweiten gezielt und unabhängig von anderen Trainingsinhalten nachhaltig zu festigen, um dauerhaft beweglicher zu bleiben. Hierfür stelle ich Ihnen einige leicht umzusetzende Methoden und Prinzipien vor, die Sie direkt nach der Verbesserung der Bewegungsweite in das Training integrieren sollten. Sie nutzen dabei übergreifende Prinzipien der Neuroplastizität, die anhand ausgewählter Beispiele vorgestellt werden.

Die neue Bewegungsweite festigen

Einer der wichtigsten Aspekte, um die neu gewonnene Bewegungsweite nachhaltig zu festigen, besteht darin, diese auch intensiv zu nutzen. Das Motto könnte hier lauten: erst verbessern, dann benutzen. Es reicht nicht aus, täglich im Training einige Minuten zu dehnen und Beweglichkeitsübungen auszuführen und dann zu erwarten, dass diese neu gewonnene Beweglichkeit bestehen bleibt. Denn wenn Ihr Training zwar einige wenige größere Bewegungen beinhaltet, Sie dann aber über den Tag verteilt nur kleine Bewegungen ausführen, ist es nicht realistisch, langfristige Anpassungserscheinungen zu erwarten. Das Wiederholen von Bewegungen unter Ausschöpfung der neu angeeigneten Bewegungsweite ist ein Schlüsselaspekt, um dem Gehirn die Anpassungszeit zu geben, die notwendig ist, um diesen neuen Bereich zu verinnerlichen und die neuronalen Netzwerke umzustrukturieren.

Nachhaltigkeit durch gezielte Wiederholungen

Die effektivste Art, langfristig beweglicher zu bleiben, ist es daher, zunächst einmal viele Wiederholungen – 100 bis 150 pro Tag beziehungsweise so viele, wie es Ihnen auszuführen möglich ist – innerhalb der neuen Bewegungsweite zu absolvieren. Auch wenn es am Anfang sehr viel erscheint und für manche Ganzkörperbewegungen auch nicht ganz schaffbar ist, so müssen Sie doch akzeptieren, dass es Wiederholungen und Zeit braucht, um nachhaltige Anpassungen zu erwirken. Hierbei sollten Sie die Bewegungen unter Anwendung der Prinzipien »Play« und »externe Ziele«, die Sie in Kapitel 5 (ab Seite 93) kennengelernt haben, ausführen. Der wichtigste und wohl am leichtesten umsetzbare Aspekt ist das Ausrichten der Bewegung auf ein externes Ziel hin.

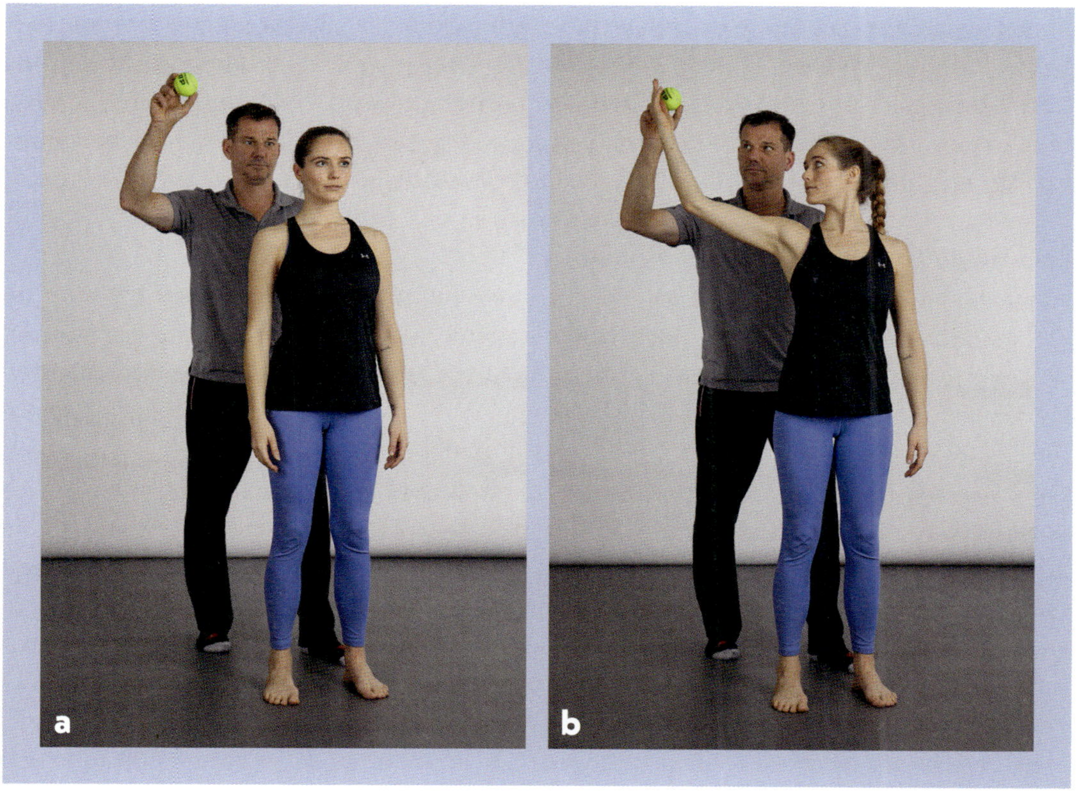

a+b Arbeiten Sie beispielsweise mit einem externen Ziel, um die Schulterbeweglichkeit zu steigern.

Sicherheit und Kontrolle am Ende der Bewegungsweite

Der nächste entscheidende Punkt, um langfristige Beweglichkeitsveränderungen zu unterstützen, liegt darin, Bewegungen dann kontrollieren zu lernen, wenn Sie am größten sind, also am Ende der neuen Bewegungsweite. Für das Gehirn ist es nämlich insbesondere deswegen schwer, die Bewegung an ihren Endpunkten zu kontrollieren und zu stabilisieren, da hier für die Muskeln ungünstige anatomisch-biomechanische Bedingungen herrschen. Das ist auch einer der Gründe, dass die Verletzungsgefahr am Ende der Bewegungsweite am größten ist, da die muskulären Stabilisations- und Kontrollfunktionen hier eingeschränkt sind. Ohne eine ausreichende Kartierung wird das Gehirn aus Sicherheitsgründen die neue Bewegungsweite daher nicht zulassen. Die schnellste Art, in diesen kritischen Bereichen Kontrolle und Sicherheit zu erlangen, ist ein gezieltes Kraft- und Bewegungskontrolltraining innerhalb der neuen Bewegungsweite. Über ein solches Training bekommt das Gehirn sensorische Informationen aus den Rezeptoren der Muskeln, Sehnen und den gelenkumgebenden Strukturen. Mithilfe dieser Informationen bildet das Gehirn innere Kartierungen der jeweiligen Positionen oder Bewegungen und speichert nun sozusagen die neue Bewegungsweite, sodass sie als sicher eingeordnet wird und von da an beständig genutzt werden darf. Hier zeigen sich zwei Methoden als besonders effizient:

- Nutzen von isometrischen Muskelspannungen
- Gelenkkontrolltraining mit leichtem Zugwiderstand durch elastische Kraftbänder, das sogenannte Loaded-Mobility-Training

Diese beiden Methoden helfen Ihnen, mehr Kraft und Kontrolle am Ende der Bewegungsweite zu erzeugen und damit dem Gehirn mehr Sicherheit zu vermitteln.

Isometrische Muskelarbeit am Ende der Bewegungsweite

Die einfachste und sicherste Methode, muskuläre Spannung zu erzeugen, ist isometrische Muskelarbeit. Isometrische Kontraktionen sind Muskelspannungen gegen einen Widerstand, der sich nicht überwinden lässt, sodass sich der Muskel, während er Kraft erzeugt, nicht verkürzt oder verlängert, sondern unverändert in der jeweiligen Position und Länge bleibt. Über diese Methode kann eine hohe Spannung erzeugt werden, ohne das sonst häufig damit verbundene größere Verletzungsrisiko einzugehen. Dies ist besonders in großen Bewegungsweiten ein wichtiger und kritischer Punkt. Hohe Spannungen erzeugen einen intensiveren Reiz und damit auch eine beschleunigte neuronale Anpassung.

Um möglichst viel Spannung innerhalb der Muskeln und Sehnen zu erzeugen, sollten Sie bei diesem Training die Wahrnehmung nach innen auf die Spannung im Muskel lenken. Versuchen Sie daher immer, Ihren Fokus so gut es geht auf die Spannung im Muskel zu richten. Wichtig ist es, dass die Spannung für das Kräftigen der Position aus verschiedenen Richtungen heraus erfolgt. Die neue Bewegungsweite sollte also dreidimensional gekräftigt werden, dann geben Sie dem Gehirn bestmögliche Sicherheit. Im Folgenden wird beispielhaft gezeigt, wie die isometrische Spannung innerhalb verschiedener Positionen ausgeübt werden kann.

▶ Beispiel 1: Isometrische Spannung in Schulterflexion

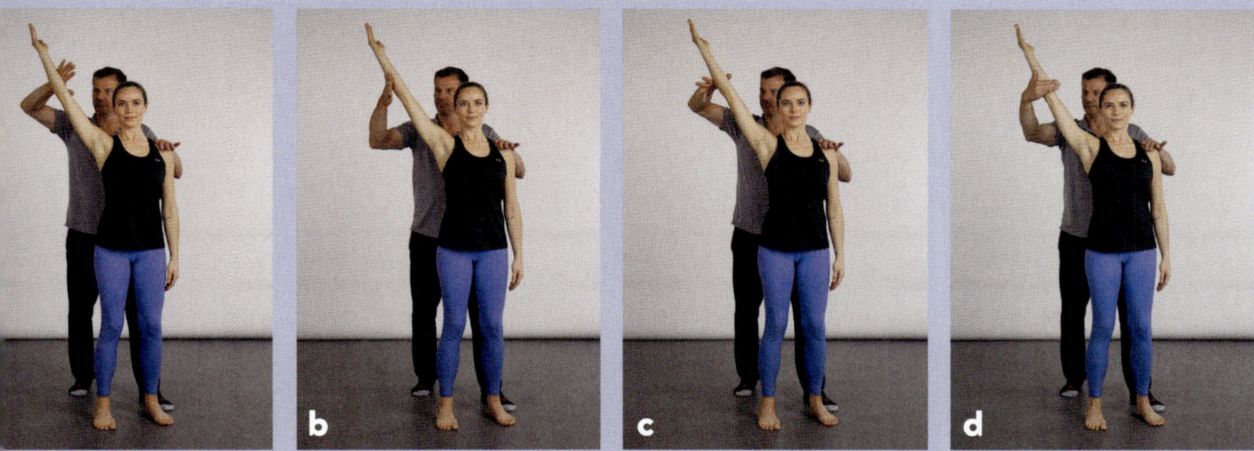

a–d Nehmen Sie eine Position in Ihrer neuen Bewegungsweite, hier zum Beispiel die Schulterflexion, ein und bringen Sie nun Widerstand aus verschieden Richtungen auf das jeweilige Gelenk, indem Ihr Trainingspartner zunächst leicht und kontrolliert von oben, unten, hinten oder vorn gegen Ihren Arm drückt. Die Spannung soll zunächst gering und kontrolliert sein und kann dann gesteigert werden, indem Ihr Trainingspartner den Druck kontrolliert erhöht. Wichtig hierbei ist, dass Sie stets Kontrolle über die Spannung haben und schmerzfrei sind. Halten Sie für zwei bis vier verschiedene Richtungen die Spannung für je 6 bis 8 Sekunden und wiederholen Sie diesen Ablauf 2- bis 3-mal.

▶ Beispiel 2: Isometrische Spannung im seitlichen Ausfallschritt

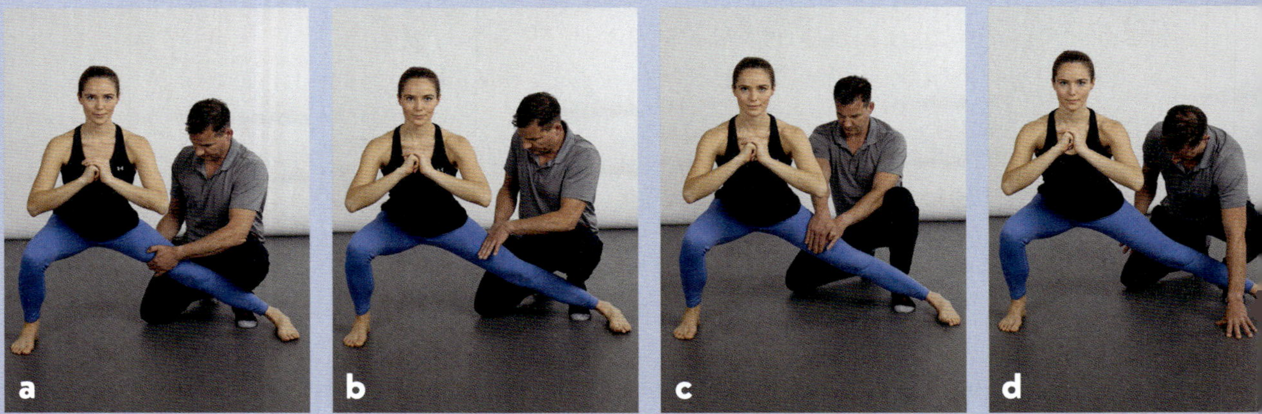

a–d Nehmen Sie eine Position in der neuen Bewegungsweite, hier zum Beispiel den seitlichen Ausfallschritt, ein. Ihr Trainingspartner gibt nun Widerstand aus verschiedenen Richtungen, indem er zunächst leicht und kontrolliert von unten, oben, vorn oder hinten gegen Ihren Oberschenkel drückt. Die Spannung soll zunächst gering sein und sollte dann gesteigert werden, indem Ihr Trainingspartner den Druck kontrolliert erhöht. Wichtig hierbei ist, dass Sie stets Kontrolle über die Spannung haben und schmerzfrei sind. Halten Sie in zwei bis vier verschiedene Richtungen die Spannung für je 6 bis 8 Sekunden und wiederholen Sie diesen Ablauf 2- bis 3-mal.

Tipp: Bereiten Sie eine isometrisch zu haltende Spannung vor, indem Sie sensorische Zusatzreize setzen. Stimulieren Sie den Bereich, der gekräftigt werden soll, kurz bevor Sie mit dem isometrischen Training beginnen. Es reicht, wenn Sie die Haut der entsprechenden Bereiche für 5 bis 10 Sekunden lokal abreiben. Blättern Sie hierfür noch einmal in Kapitel 4 auf den Seiten 41 und 42 nach.

Isometrie zur Schulung der Eigenwahrnehmung

Die hier vorgestellte Herangehensweise ermöglicht jedoch nicht nur muskuläre Spannung in potenziell gefährlichen Positionen und festigt somit neuronal die neu gewonnene Bewegungsweite, sondern schult zudem auch die Eigenwahrnehmung. Isometrische Spannungen haben einen selbstkorrigierenden Charakter. Das bedeutet, dass Sie schnell herausfinden werden, wie Sie am besten gegen die verschiedenen Widerstände Kraft erzeugen können.

Loaded-Mobility-Training

Die zweite Methode, um schnell Sicherheit in der neuen Bewegungsweite zu bekommen, ist das einleitend erwähnte Loaded-Mobility-Training. Hierbei wird die neue Bewegungsweite durch Bewegungen der Gelenke mit elastischen Kraftbändern gefestigt (Anhang Seite 179). Mithilfe der Bänder ist es möglich, eine kontinuierliche Spannung aufzubauen und über die gesamte Bewegungsweite zu erzielen. Diese Methode gewährleistet ebenso wie das Training der Isometrie ein sicheres Training am Ende der Bewegungsweite. Hierdurch bewirken Sie mehr Sicherheit durch eine verbesserte innere Kartierung der Gelenkpositionen. Durch das Loaded-Mobility-Training wird die Sensibilität beziehungsweise die Antwort im Gehirn auf die Informationen aus den Ligamenten und Gelenkstrukturen positiv verändert. Dies bedeutet, dass das Salienz-Netzwerk, das die eingehenden Signale bewertet, die Antwort auf die Gelenkbewegung so verändert, dass weniger Bedrohung in der gleichen Position wahrgenommen wird.

Ähnlich wie beim isometrischen Training kann und sollten Sie auch ein Loaded-Mobility-Training mit vielen Varianten ausführen, um möglichst viele Rezeptoren zu aktivieren. Ändern Sie regelmäßig den Zugwinkel der Bänder oder die Körper-, Schritt- oder Kopfposition innerhalb einer Übung. Im Folgenden finden Sie Beispiele, wie Sie das Loaded-Mobility-Training innerhalb der neuen Gelenkposition anwenden können. Wählen Sie beim Nutzen von Bändern die Bandstärke unbedingt so aus, dass Sie viele Wiederholungen ausführen können, aber gleichzeitig auch ausreichend Spannung erzeugt wird.

▶ Schulterflexion mit Widerstandsband

Material: leichtes Widerstandsband

a–c Greifen Sie ein elastisches Band und nehmen Sie die Position, in der Sie eine neue Bewegungsweite etablieren möchten, hier zum Beispiel Schulterflexion, ein. Achten Sie darauf, dass die Spannung niedrig genug ist, sodass Sie den Arm noch gut im Gelenk bewegen können. Beginnen Sie nun, Ihren Arm aus dem Schultergelenk in kleinen kreisförmigen Bewegungen zu kräftigen. Wechseln Sie nach fünf bis zehn Kreisbewegungen die Bewegungsrichtung und wiederholen Sie den Vorgang, bis Sie eine Ermüdung im Gelenk spüren.

Hinweise

- Geben Sie den Widerstand aus verschiedenen Richtungen auf das jeweilige Gelenk. Ihr Trainingspartner sollte den Zug des Bandes immer wieder ändern, indem er seinen Platz wechselt und sich so immer wieder anders zu Ihnen positioniert. Wenn Sie allein trainieren, können Sie das Widerstandsband auch an einer stabilen Stelle befestigen; dann ändern Sie immer wieder Ihre Position im Raum, sodass sich der Winkel, wie das Band auf Ihren Arm Spannung aufbaut, verändert. Die Spannung soll zunächst gering sein und kann dann gesteigert werden, indem Sie die Dehnspannung des Bandes leicht erhöhen. Wichtig hierbei ist, dass Sie stets die Kontrolle über die Spannung und die Bewegung behalten.
- Führen Sie die Mobilisation für zwei bis drei verschiedene Zugrichtungen auf das Gelenk aus. Testen Sie die Ergebnisse der Zugrichtungen anhand eines Assessments Ihrer Wahl aus Kapitel 2 (ab Seite 24).

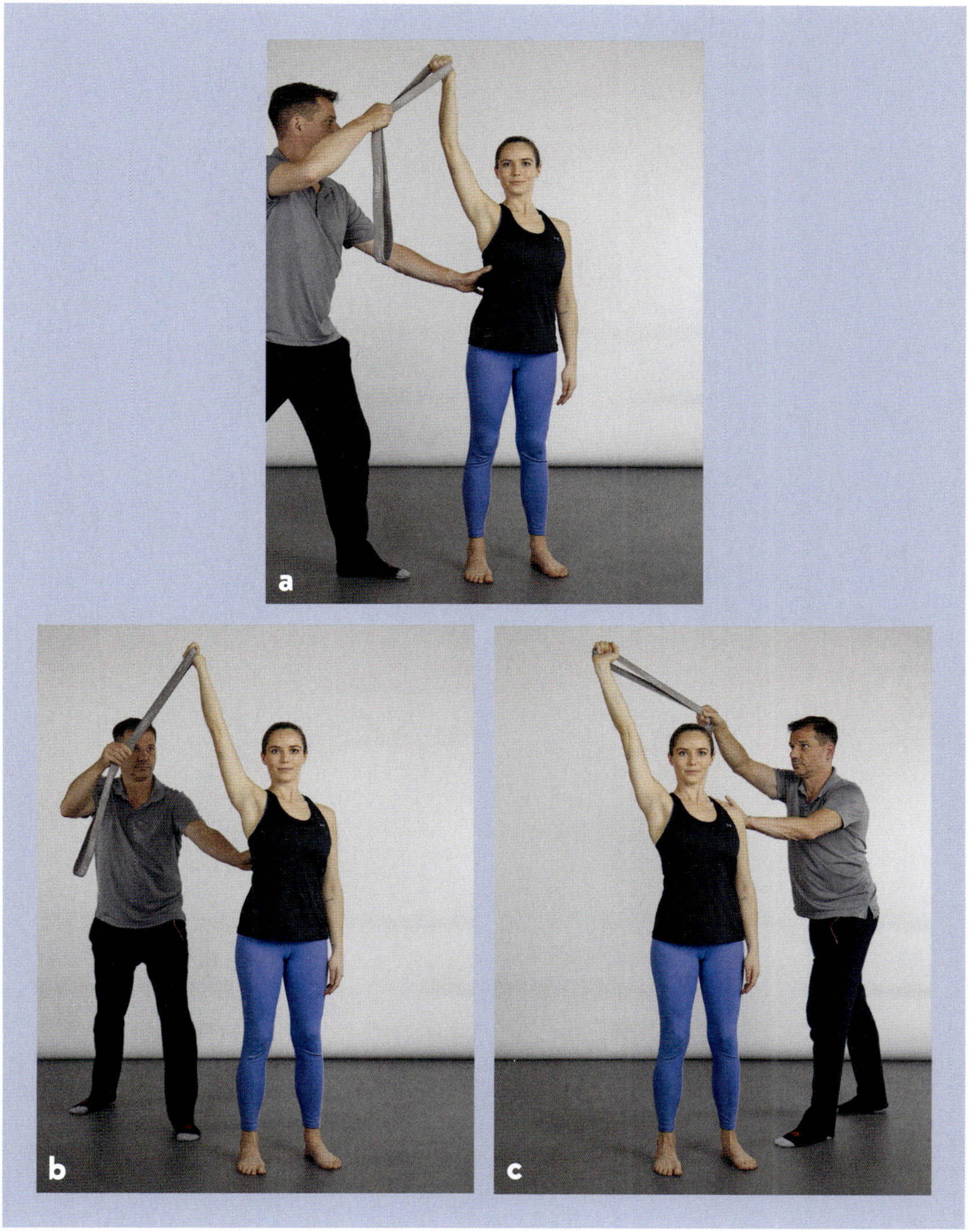

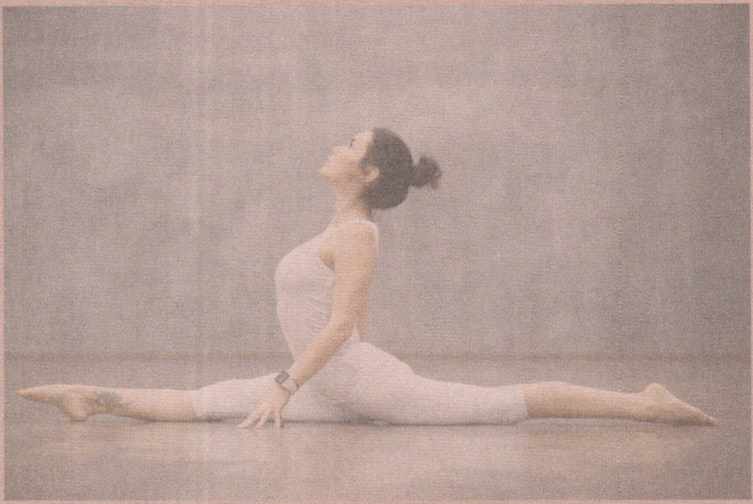
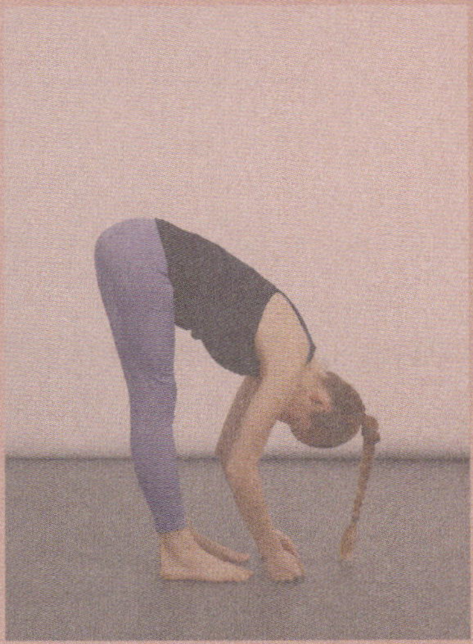
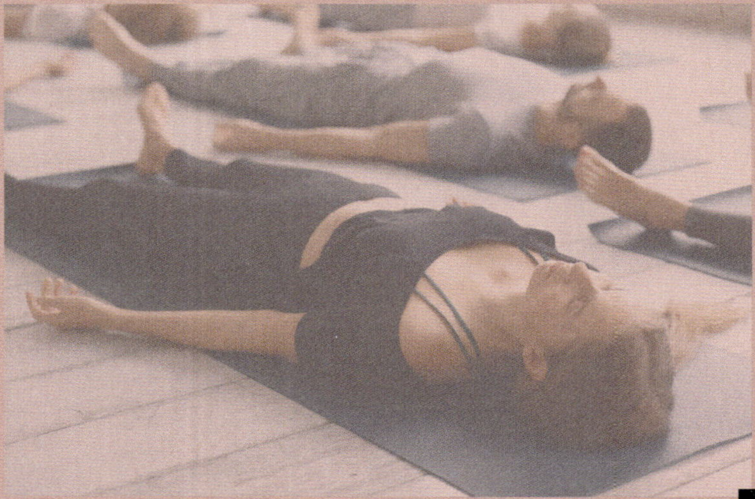
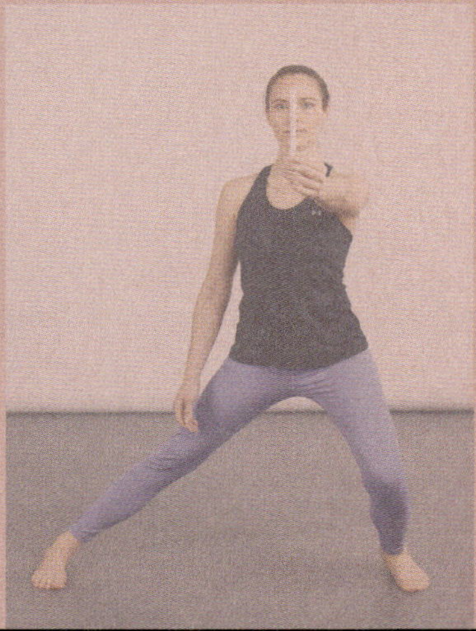
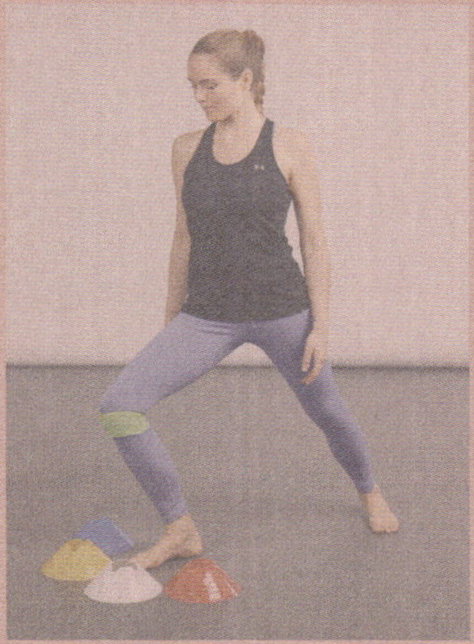
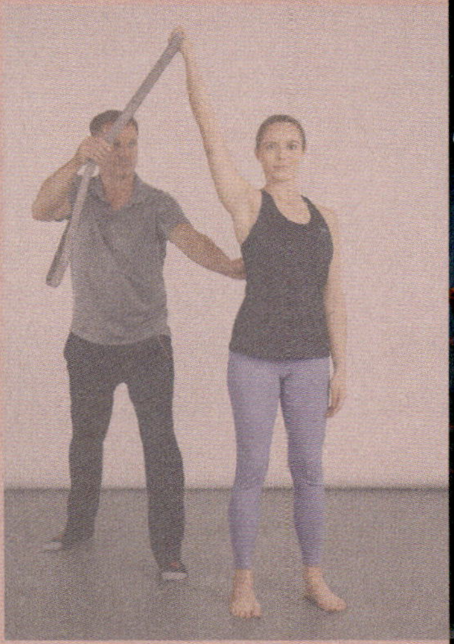
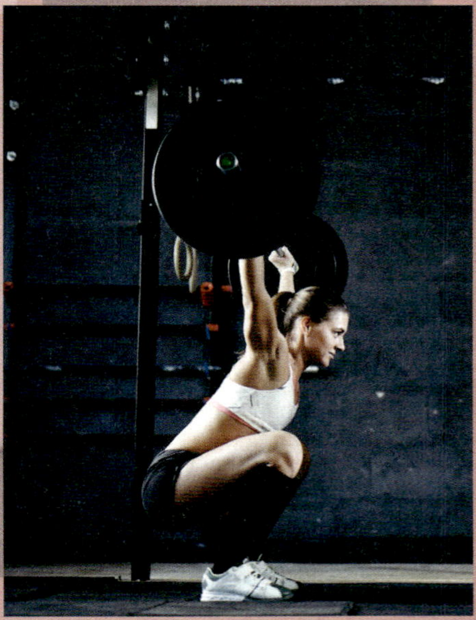

Beweglichkeit spezifisch verbessern

7

Welche Informationen braucht Ihr Gehirn?

Wie in Kapitel 1 beschrieben, ist die Fähigkeit, Bewegungen mit großen Bewegungsweiten ausführen zu dürfen, immer situationsabhängig und damit an die jeweiligen Bedingungen geknüpft, unter denen die Bewegung stattfindet. Hier herrscht das biologische Gesetz der Spezifität der Anpassung. Um dies gewinnbringend einzusetzen, geht es für Sie nun darum zu wissen, welche Informationen Ihr Gehirn benötigt, um die jeweilig gestellte Bewegungsaufgabe bestmöglich zu lösen.

Aus neurozentrierter Perspektive sind hier vor allem die Sinnesinformationen und die Gehirnareale, die dem Gehirn die Bewegungsrichtung, die Raumorientierung, das Bewegungsziel und die Körperstellung im Raum vermitteln, von entscheidendem Einfluss. Diese Informationen bestimmen maßgeblich die Sicherheit innerhalb der jeweiligen Situation, da sie unter anderem an der Bewegungsplanung, Kontrolle und Stabilität der Bewegung beteiligt sind. Herrscht hier keine klare Vorhersehbarkeit für das Gehirn, wird die Situation als »unsicher« eingestuft, und zwar unabhängig von den gegebenen strukturellen und anatomisch konstitutionellen Aspekten der Person. Im Folgenden finden Sie bewegungsspezifische Möglichkeiten, das Gehirn gezielt auf ausgewählte Beweglichkeitsanforderungen vorzubereiten. Im Vordergrund dieses Kapitels stehen die Aspekte, welche die Bewegung und Orientierung im Raum, die Grundspannung und Stabilität während der spezifischen Bewegung oder in ausgewählten Körperbereichen regulieren. Selbstverständlich können Sie dies immer mit den Aspekten verbinden, die in den vorangegangenen Kapiteln vorgestellt wurden.

Vertikale Bewegungen vorbereiten

Um überwiegend vertikale Bewegungen, wie tiefe Kniebeugen, Ausfallschritte auf der Stelle, Sprünge, aber auch Positionen wie den Spagat zu unterstützen, müssen die Gleichgewichtssysteme, die die vertikale Beschleunigung von Kopf und Körper während der Hoch-tief-Bewegungen messen, klare Informationen liefern, um die notwendigen Stabilisierungsprozesse einzuleiten. Ist die Funktionalität dieser Organe eingeschränkt, kann die Bewegung nicht ausreichend stabilisiert werden. Dadurch reduzieren sich die wahrgenommene Sicherheit und die körperliche Stabilität oft erheblich, und das Gehirn sorgt dafür, dass das Bewegungsausmaß aus Sicherheitsgründen nur in reduzierter Weise ausgeführt werden kann.

Für die Wahrnehmung der vertikalen Bewegungen sind überwiegend die Sacculusorgane (mehr zu den Gleichgewichtsorganen in Kapitel 4 ab Seite 52) verantwortlich. Daher sollten Sie, um das Bewegungsausmaß bei vertikalen Bewegungen zu optimieren, kurz die Sacculusorgane unmittelbar vor den Zielübungen und, wenn umsetzbar, auch in der Zielbewegung aktivieren. Führen Sie das für Sie passende Sacculustraining 1- bis 2-mal für jeweils 20 bis 30 Sekunden durch. Die Übungen hierfür finden Sie in Kapitel 4 ab Seite 54.

Vertikale Bewegung in Flexion

Soll die vertikale Bewegungsweite in die Flexion, also in die Beugung, verbessert werden, wie es im Beweglichkeitstraining oft gewünscht ist, können Sie zusätzlich vor der Aktivierung der Sacculusorgane kurz – jeweils circa 10 Sekunden – den Stammhirnbereich der Medulla und/oder das Mittelhirn aktivieren. Die Medulla kann meist sehr gut über Zungenbewegungen, Geschmacksempfindungen und den Vagusnerv aktiviert werden. Übungen hierzu finden Sie in Kapitel 5 im Abschnitt »Die Inselrinde – Sitz der Interozeption und Teil des Salienz-Netzwerks« ab Seite 137. Sie dürfen die Übungen auch gern kombinieren. Das Mittelhirn kann zum einen gut über Luftnotübungen und vertikale Augensprünge aktiviert werden. Weitere Übungen für die Aktivierung des Mittelhirns finden Sie in Kapitel 4 ab Seite 70. Nehmen Sie sich die Zeit, die für Sie bestmögliche Kombination von Reizen zu finden, und testen Sie diese mithilfe der Assessments aus Kapitel 2 (ab Seite 24).

Externe Ziele und sensorische Reize nutzen

Nutzen Sie zusätzlich zur Vorbereitung der spezifischen Bewegungen auch immer externe Ziele und geben Sie einen kurzen sensorischen Reiz auf die Muskulatur, die gedehnt werden soll. Für den Spagat wären das zum Beispiel das sensorische Stimulieren der Beinrückseite des vorderen und der Oberschenkelvorderseite des hinteren Beins und ein externes Ziel, zu dem Sie Ihre Füße hinschieben. Die Grundprinzipien für das Nutzen externer Ziele finden Sie in Kapitel 5 ab Seite 96. Mehr über die Möglichkeiten, sensorische Reize zu setzen, finden Sie in Kapitel 4, »Beweglichkeit optimal vorbereiten«, ab Seite 37.

Horizontale Bewegungen vorbereiten

Um Bewegungen im Raum nach vorn, zur Seite und nach hinten, wie zum Beispiel Varianten des Ausfallschritts oder die Oberkörperstreckung nach hinten, wie etwa bei einer Speerwurfauslage, oder die Seitneigung des Körpers vorzubereiten, müssen die Gleichgewichtssysteme, die diese mehr horizontalen Beschleunigungen messen, klare Informationen liefern, um die notwendigen Stabilisierungsprozesse einzuleiten. Diese Beschleunigungen werden in erster Linie von den Utriculusorganen wahrgenommen. Mehr zu diesen Gleichgewichtsorganen finden Sie in Kapitel 4 ab Seite 58.

Die Utriculusorgane wirken ipsilateral: Wenn Sie also Ihre Beweglichkeit bei einer Bewegung nach links verbessern möchten, sollten Sie den linken Utriculus aktivieren, und umgekehrt. Um den rechten Utriculus gezielt anzusteuern, neigen Sie den Kopf während der Übung nach rechts und umgekehrt nach links, um den linken Utriculus zu aktivieren. Bei wechselnden Bewegungen können Sie die Aktivierungen der Utriculusorgane bilateral, also beidseitig, mit neutraler Kopfposition durchführen. Für Beweglichkeitsverbesserungen nach vorn sollten Sie die Utriculusaktivierung ebenfalls richtungsspezifisch nach vorn durchführen. Das Gleiche gilt für eine Beweglichkeitsverbesserung innerhalb einer Bewegung, die rückwärts ausgeführt wird.

Führen Sie die Utriculusaktivierung 1- bis 2-mal für jeweils 15 bis 20 Sekunden vor der jeweiligen Zielbewegungsrichtung aus. Sie können die Aktivierung des Utriculus auch in die Zielübung integrieren, indem Sie ein visuelles Ziel fixieren, während Sie die Übung ausführen. Wichtig hierbei ist jedoch, die Bewegung nicht direkt im vollen Bewegungsausmaß auszuführen, sondern nur in kleineren Bewegungsamplituden der Zielübung. Nutzen Sie diese Integration als eine Art spezifische Aufwärmübung.

Übungen für Utriculus und Sacculus kombinieren

Die Makulaorgane Utriculus und Sacculus arbeiten funktionell stets zusammen, sodass es natürliche Schnittmengen in den Übungen gibt, über die die Funktionen beider Organe verbessert werden können. Aus neuronaler Sicht ist es sinnvoll, Übungen für die Makulaorgane miteinander zu kombinieren oder nacheinander auszuführen. Die Vorschaltung des Sacculus vor dem Utriculus zeigt in der Praxis oft die besseren Ergebnisse.

Extensionsbewegungen verbessern

Um Beweglichkeitsverbesserungen in Extensions-, also Streckbewegungen, wie zum Beispiel Brücke, Wirbelsäulen- oder Hüftstreckungen, zu unterstützen, können Sie sämtliche Ansätze und Aspekte nutzen, welche die Grundspannung der Extensoren optimieren. Insbesondere Gleichgewichtsübungen und Übungen, die eine Aktivität des Kleinhirns fordern, haben sich in der Praxis als besonders effizient erwiesen. Achten Sie hierbei darauf, auf welcher Körperseite Sie mehr Beweglichkeit erzielen wollen. Wenn Sie den Fokus auf die rechte Körperseite legen möchten, aktivieren Sie das rechte Gleichgewichtsorgan und die rechte Kleinhirnseite, und für eine erhöhte Beweglichkeit der Extensionsbewegungen der linken Seite aktivieren Sie das linke Gleichgewichtsorgan und den linken Bereich des Kleinhirns.

▶ Schniefen

Eine sehr effiziente Maßnahme, mehr Aktivität im Kleinhirn zu erzeugen, ist die rhythmische Koordination der Schniefbewegung. Afferenzen, sensorische Reize, die am Kopf oder im Gesicht entstehen, haben eine größere Intensität als kopfferne Signale. Das macht diese unscheinbare Schniefbewegung zu einem sehr leichten und effektiven Tool. Möchten Sie Extensionsbewegungen auf der linken Körperhälfte verbessern, führen Sie die Schniefbewegung mit dem rechten Nasenloch aus.

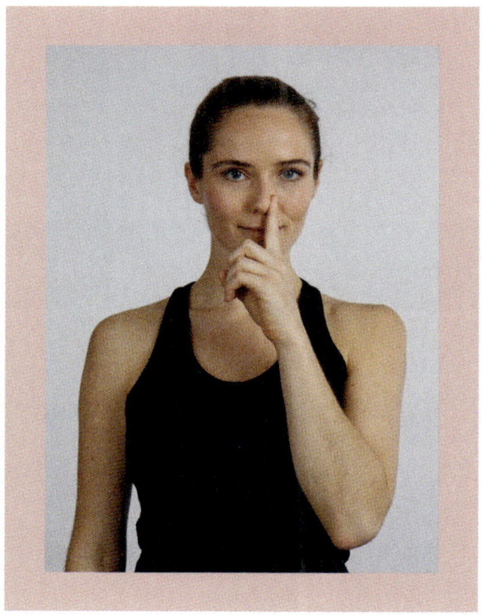

Stellen Sie sich mit hüftbreit platzierten Füßen hin und halten Sie den Kopf in einer neutralen Position. Schließen Sie nun das linke Nasenloch, indem Sie mit der linken Hand das linke Nasenloch zudrücken. Beginnen Sie nun zu schniefen, indem Sie rhythmisch in kurzen kräftigen Zügen Luft durch Ihr rechtes Nasenloch einatmen. Atmen Sie für 10 bis 20 Sekunden auf diese Weise weiter und testen Sie im Anschluss die Ergebnisse mithilfe der Assessments in Kapitel 2 (ab Seite 24).

▸ Nacken massieren

In der Muskulatur direkt unter dem Schädel im oberen Nacken befinden sich außergewöhnlich viele Rezeptoren, die mit dem Kleinhirn verschaltet sind. Das macht das Massieren der Nackenmuskulatur zu einem guten Mittel, viel Aktivität im Kleinhirn zu erzeugen. Möchten Sie die Extension auf der linken Körperseite verbessern, müssen Sie die linke obere Nackenmuskulatur massieren, und umgekehrt müssen Sie den rechten oberen Nackenbereich massieren, um Beweglichkeitsverbesserungen auf der rechten Seite zu erzeugen.

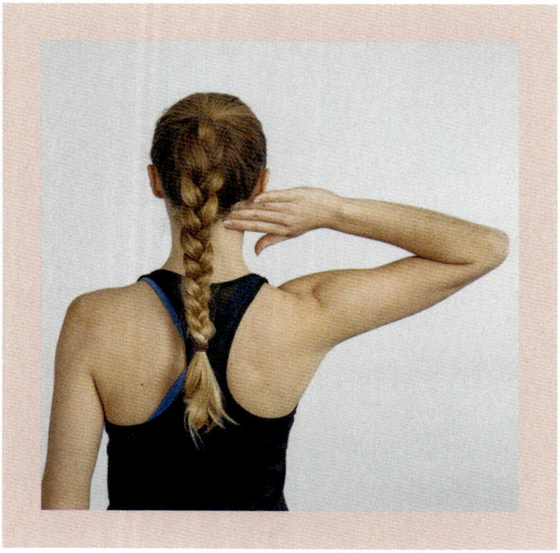

Stellen Sie sich mit hüftbreit platzierten Füßen hin und halten Sie den Kopf locker in einer neutralen Position. Beginnen Sie nun, den rechten Nackenbereich zu massieren, indem Sie mit den Fingern der rechten Hand mit etwas Druck und in kleinen kreisförmigen Bewegungen über die Haut streichen. Führen Sie die Massage für 10 bis 20 Sekunden durch und testen Sie im Anschluss die Beweglichkeit anhand der Assessments in Kapitel 2 (ab Seite 24).

Unser Expertentipp

Die Verbesserung der Beweglichkeit in Extensionsbewegungen hilft in den meisten Fällen auch dabei, Rotationsbewegungen zu vergrößern. Ist beispielsweise Ihre Körperrotation nach rechts eingeschränkt, können Sie diese meist mit den in der nachfolgenden Tabelle genannten Übungen für Extensionsbewegungen zur rechten Seite verbessern. Probieren Sie es aus!

	Extensionsbewegungen rechte Seite	**Extensionsbewegungen linke Seite**	**Extension beidseitig**
Gleichgewicht aktivieren	• Gehen vorwärts oder seitwärts mit Seitneigung nach rechts (Seite 58/59) • Sacculus aktivieren mit Seitneigung rechts (Seite 54–57) • Synchronisationsübungen nach rechts (Seite 66/67)	• Gehen vorwärts oder seitwärts mit Seitneigung nach links (Seite 58/59) • Sacculus aktivieren mit Seitneigung links (Seite 54–57) • Synchronisationsübungen nach links (Seite 66/67)	• Gehen vorwärts oder seitwärts mit neutralem Kopf (Seite 58/59) • Sacculus aktivieren mit neutralem Kopf (Seite 54–57) • Nein-nein-Bewegung (Seite 61) und Ja-ja-Bewegung (Seite 62)
Kleinhirn aktivieren	Bewegungskorrektur während einer Bewegung mit der rechten Seite durch: • Bewegungskorrektur mit Bändern erzwingen (Seite 120) • Bewegungsausführung mit der Hand stören (Seite 121) • Oberkörperauslenken durch Perturbation (Seite 121) • Spontan das Ziel während der Bewegung verändern (Seite 122/123)	Bewegungskorrektur während einer Bewegung mit der linken Seite durch: • Bewegungskorrektur mit Bändern erzwingen (Seite 120) • Bewegungsausführung mit der Hand stören (Seite 121) • Oberkörperauslenken durch Perturbation (Seite 121) • Spontan das Ziel während der Bewegung verändern (Seite 122/123)	• Schniefen beidseitig (Seite 167/168) • Nacken massieren beidseitig (Seite 168)
	• Schniefen links (Seite 167/168) • Nacken massieren rechts (Seite 168)	• Schniefen rechts (Seite 167/168) • Nacken massieren links (Seite 168)	

Flexionsbewegungen verbessern

Um die Beweglichkeit in Flexions- oder Beugebewegungen, wie zum Beispiel Rumpfbeuge, oder die Tiefe des Ausfallschritts oder die Schulterflexion zu vertiefen, können Sie sämtliche Methoden nutzen, welche die Grundspannung der Flexoren unterstützen. Hier zeigen sich besonders die Aktivierung des Mittelhirns und Übungen, die eine Aktivität der Medulla fördern, als besonders effizient. Diese Übungen müssen Sie für 10 bis 20 Sekunden im Vorfeld der Flexionsbewegung in die unmittelbare Vorbereitung integrieren.

	Flexionsbewegungen rechte Seite	**Flexionsbewegungen linke Seite**	**Flexionsbewegung beidseitig**
Mittelhirn aktivieren	• Nah-fern-Blicksprünge in Flexionsstellung nach rechts (Seite 76) • Vertikale Sakkaden im Ausfallschritt nach rechts (Seite 73)	• Nah-fern-Blicksprünge in Flexionsstellung nach links (Seite 76) • Vertikale Sakkaden im Ausfallschritt nach links (Seite 73)	• Nah-fern-Blicksprünge in neutraler Kopf- und Körperhaltung (Seite 74/75) • Vertikale Sakkaden in neutraler Position (Seite 72)
Medulla aktivieren	• Geschmack differenzieren (Seite 140/141) • Transkutane Vagusnervstimulation am Ohr rechts (Seite 145) • Zungenkreisen (Seite 142) • Zungenpendel (Seite 143)	• Geschmack differenzieren (Seite 140/141) • Transkutane Vagusnervstimulation am Ohr links (Seite 145) • Zungenkreisen (Seite 142) • Zungenpendel (Seite 143)	• Geschmack differenzieren (Seite 140/141) • Transkutane Vagusnervstimulation an beiden Ohren (Seite 145) • Zungenkreisen (Seite 142) • Zungenpendel (Seite 143)

Im Schulter- und Nackenbereich beweglicher werden

Bewegungseinschränkungen im Schulter- und Nackenbereich sind natürlich nicht immer leicht zu revidieren, da es für sie oft multimodale Gründe gibt. In der Praxis zeigt sich jedoch die Arbeit mit dem Gleichgewichtssystem und dem visuellen System als geeignet, hier Beweglichkeitsverbesserungen zu erzielen.

Über den Gleichgewichtssinn, speziell über den *Tractus vestibulospinalis medialis*, können Sie gezielt Einfluss auf den Schulter- und Nackenbereich nehmen. Dieser Traktus startet innerhalb des medialen Gleichgewichtskerns im Stammhirnbereich des Pons und zieht zur Nackenmuskulatur. Über das visuelle System können Sie gezielt auf das Mittelhirn Einfluss nehmen. Im Mittelhirndach *(Tectum)* entspringt der *Tractus tectospinalis*. Der *Tractus vestibulospinalis medialis* ist für die Koordination und Synchronisation von Kopf, Augen und Nacken mitverantwortlich. Der *Tractus tectospinalis* hingegen verbindet das akustische und visuelle System mit der Hals- und Nackenmuskulatur. Hierbei handelt es sich um zwei voneinander unabhängige Zugänge zu den Spannungsmustern im Kopf-, Nacken- und Schulterbereich. Daher müssen die jeweiligen Pfade und ihr Einfluss auf die Beweglichkeit jeweils individuell und separat durch Assessments getestet werden.

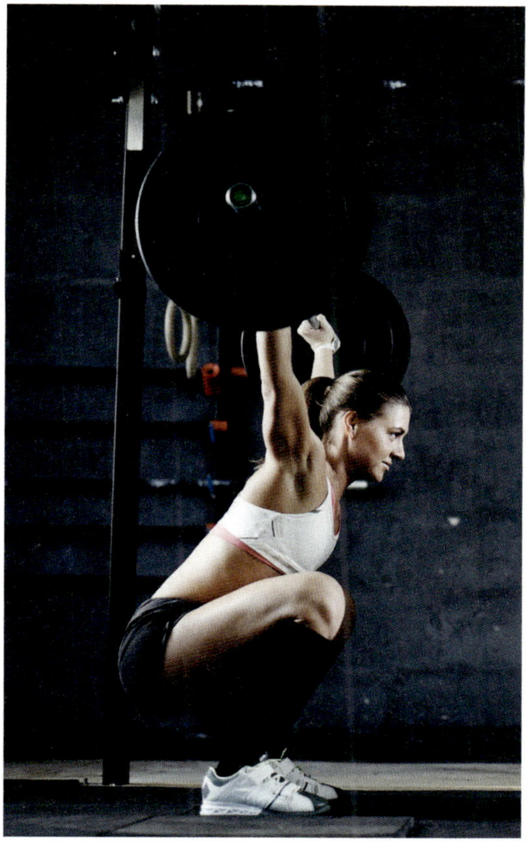

▶ *Viele Bewegungen im Sport, wie die Überkopfkniebeuge, erfordern eine gute Beweglichkeit im Schulter- und Nackenbereich, um die Bewegung technisch korrekt und effizient auszuführen.*

Beweglichkeitsverbesserung über den *Tractus vestibulospinalis medialis*

Die optimale Reihenfolge, um über den *Tractus vestibulospinalis medialis* die Spannungsmuster des Kopf- und Nackenbereichs zu verbessern, ist, mit einem sensorischen Stimulus im Nackenbereich zu starten, dann die Halswirbelsäule mit dem Laserpointer zu bewegen, bevor Sie die gleichseitigen Gleichgewichtsfunktionen verbessern. Um Ihr rechtes Gleichgewichtssystem vermehrt zu aktivieren, neigen Sie während der Sacculusaktivierung den Kopf leicht nach rechts. Für eine Gleichgewichtsaktivierung links neigen Sie während der Sacculusaktivierung den Kopf nach links. Innerhalb der Gleichgewichtsübungen sollte die Sacculusaktivierung vor der Aktivierung der Bogengänge erfolgen. Diese Übungen sollten Sie kurz für je 10 bis 20 Sekunden im Vorfeld des Beweglichkeitstrainings in die unmittelbare Vorbereitung integrieren.

	Beweglichkeit im Nacken-Schulter-Bereich rechts verbessern	Beweglichkeit im Nacken-Schulter-Bereich links verbessern
Sensorik	Nacken massieren rechts (Seite 168)	Nacken massieren links (Seite 168)
Mobilisation der Halswirbelsäule	Kopfrotation mit dem Laser nach rechts (Seite 98)	Kopfrotation mit dem Laser nach links (Seite 98)
Gleichgewicht aktivieren	• Sacculus aktivieren mit Seitneigung nach rechts (Seite 55–57) • Synchronisationsübung nach rechts (Seite 64/65) • Nein-nein-Bewegungen (Seite 61 und 63)	• Sacculus aktivieren mit Seitneigung nach links (Seite 55–57) • Synchronisationsübung nach links (Seite 64/65) • Nein-nein-Bewegungen (Seite 61 und 63)

Den *Tractus tectospinalis* nutzen

Um den *Tractus tectospinalis*, der im Mittelhirndach entspringt, zu aktivieren, bieten sich folgende Übungen an:

- Akkommodation durch Nah-fern-Blicksprünge
- vertikale Augenbewegungen

Der *Tractus tectospinalis* aktiviert die Muskulatur auf der gegenüberliegenden Seite und hemmt die Muskelaktivität auf der gleichen Seite. Möchten Sie also auf der rechten Seite mehr Beweglichkeit, führen Sie die Übungen mit dem linken Auge aus, indem Sie Ihr rechtes Auge verdecken. Umgekehrt sollten Sie für eine Beweglichkeitsverbesserung auf der linken Seite die Übungen mit dem rechten Auge durchführen. Diese Übungen sollten Sie kurz für je 10 bis 20 Sekunden im Vorfeld des eigentlichen Beweglichkeitstrainings in die unmittelbare Vorbereitung integrieren.

	Beweglichkeit im Nacken-Schulter-Bereich rechts verbessern	**Beweglichkeit im Nacken-Schulter-Bereich links verbessern**
Akkommodation	Nah-fern-Blicksprünge mit dem linken Auge (Seite 74/75)	Nah-fern-Blicksprünge mit dem rechten Auge (Seite 74/75)
Vertikale Sakkaden	Vertikale Sakkaden mit dem linken Auge (Seite 72)	Vertikale Sakkaden mit dem rechten Auge (Seite 72)

Hüftbeweglichkeit verbessern

Je nachdem, in welcher Bewegung beziehungsweise Bewegungsrichtung die größten Einschränkungen herrschen, haben Sie verschiedene Möglichkeiten, um die Hüftbeweglichkeit zu verbessern. Zunächst einmal sind ein paar grundlegende Aspekte zu berücksichtigen.

Einen großen Einfluss auf die Beweglichkeit im Hüftbereich können beispielsweise Nervdehnungen haben, und zwar besonders diejenigen Nerven, die die Muskeln versorgen, die den Oberschenkel oder das Becken bewegen. Dies sind insbesondere der Femoralnerv und der Obturatornerv, wobei die Mobilisation des Femoralnervs meist mehr Verbesserungen bei der Hüftextension (Streckung) und der Obturatornerv mehr Beweglichkeitsverbesserungen in Hüftflexionsbewegungen, also Beugebewegungen, zeigt. Zusätzlich sollten Sie auch dafür sorgen, dass der Ischiasnerv nicht von dem Piriformismuskel in seinen Gleiteigenschaften beeinträchtigt wird. Die Spannungsreduzierung des Piriformismuskels zeigt häufig Beweglichkeitsverbesserungen innerhalb von Hüftbeugebewegungen. Die Übungen für die neuromechanischen Komponenten finden Sie in Kapitel 4 auf den Seiten 48 bis 51.

Im zweiten Schritt sollten Sie, nachdem Sie mit den neuromechanischen Komponenten gearbeitet haben, die tonusmustersteuernden Bereiche aktivieren. Möchten Sie eher in Extensions- und Abduktionsbewegungen beweglicher werden, also wenn sich das Bein in der Hüfte nach hinten oder außen bewegt, dann haben sich in der Praxis Gleichgewichts- und Kleinhirnaktivierungen im Vorfeld des Beweglichkeitstrainings als sehr effizient erwiesen. Das Gleichgewichtstraining und die Kleinhirnaktivierung sollten auf der gleichen Seite ausgeführt werden, die Sie verbessern möchten. Um Ihr rechtes Gleichgewichtssystem vermehrt zu aktivieren, neigen Sie während der Sacculusaktivierung und des Gehens mit visuellem Ziel den Kopf leicht nach rechts. Für eine Gleichgewichtsaktivierung links neigen Sie während der Sacculusaktivierung und des Gehens mit visuellem Ziel den Kopf nach links. Die Synchronisationsübung führen Sie ebenfalls nur in die Richtung aus, die Sie aktivieren möchten. Das Aktivieren des Gleichgewichts (Seite 54–67) und des Kleinhirns (Seite 119–125) hilft bei vielen Beweglichkeitseinschränkungen der Hüfte.

	Beweglichkeit der rechten Hüfte verbessern	Beweglichkeit der linken Hüfte verbessern
Gleichgewicht gleichseitig aktivieren	• Sacculus aktivieren mit Seitneigung nach rechts (Seite 55–57) • Gehen mit visuellem Ziel mit Seitneigung nach rechts (Seite 58/59) • Seitwärtsgehen mit visuellem Ziel nach rechts mit Seitneigung nach rechts (Seite 58) • Synchronisationsübung nach rechts (Seite 64/65)	• Sacculus aktivieren mit Seitneigung nach links (Seite 55–57) • Gehen mit visuellem Ziel mit Seitneigung nach links (Seite 58/59) • Seitwärtsgehen mit visuellem Ziel nach links mit Seitneigung nach links (Seite 59) • Synchronisationsübung nach links (Seite 64/65)
Kleinhirn aktivieren durch Erzwingen einer Bewegungskorrektur	Bewegungskorrektur während einer Bewegung mit der rechten Seite durch: • Bewegungskorrektur mit Bändern erzwingen (Seite 120) • Bewegungsausführung mit der Hand stören (Seite 121) • Oberkörperauslenken durch Perturbation (Seite 121) • Spontan das Ziel während der Bewegung verändern (Seite 122/123)	Bewegungskorrektur während einer Bewegung mit der linken Seite durch: • Bewegungskorrektur mit Bändern erzwingen (Seite 120) • Bewegungsausführung mit der Hand stören (Seite 121) • Oberkörperauslenken durch Perturbation (Seite 121) • Spontan das Ziel während der Bewegung verändern (Seite 122/123)
Neuromechanik verbessern	• Dehnung des Oberschenkelnervs rechts (Seite 49) • Dehnung des Obturatornervs rechts (Seite 50/51)	• Dehnung des Oberschenkelnervs links (Seite 49) • Dehnung des Obturatornervs links (Seite 50/51)
***Formatio reticularis* aktivieren**	Rechte *Formatio reticularis* aktivieren durch: • Riechen rechts (Seite 81) • OptoDrum-App nach rechts (Seite 89)	Linke *Formatio reticularis* aktivieren durch: • Riechen links (Seite 81) • OptoDrum-App nach links (Seite 89)

Beweglichkeit in Sprunggelenk und Fuß verbessern

Die Beweglichkeit im Bereich des Fußes und des Sprunggelenks ist häufig ein kritischer Punkt, wenn es um die Verbesserung der Leistungsfähigkeit geht oder um die Wiederherstellung der Leistungsfähigkeit, wenn der Fuß durch Verletzungen, wie ein Supinationstrauma (Umknicken), das Schuhwerk, die Sportart (vor allem Ausdauersport und Fußball) oder einfach durch »Disuse«-Prozesse (Abnutzungsprozesse aufgrund nicht optimaler Bewegungsmuster) eingeschränkt ist. Hier bieten sich verschiedene Möglichkeiten an, die Beweglichkeit zu verbessern. Zum einen kann über eine Optimierung der neuromechanischen und sensorischen Bedingungen Einfluss genommen werden. Weiterhin zeigt sich in der Praxis das Adressieren des Frontallappens sehr geeignet, um Beweglichkeitsverbesserungen im Sprunggelenk und im Fuß zu optimieren. Der Frontallappen hat starke Verbindungen zu einem Netzwerk in den alten Hirnstammarealen, der sogenannten *Formatio reticularis*. Eine der vielen Aufgaben der *Formatio reticularis* ist das Regulieren der Tonusmuster körperferner Gelenke (Hand und Fuß). Genau diese Funktion können Sie sich zunutze machen, indem Sie die Aktivität der *Formatio reticularis* erhöhen und testen, ob dies positiven Einfluss auf Ihre Beweglichkeit im Fuß-Sprunggelenk-Bereich hat.

Die *Formatio reticularis* aktivieren

Versuchen Sie es selbst: Machen Sie einen kleinen Schritt mit dem rechten Fuß nach vorn, halten Sie die Ferse des rechten Fußes am Boden und testen Sie die Beweglichkeit des rechten Sprunggelenks, indem Sie das rechte Knie mehrmals so weit wie möglich über die rechte Fußspitze schieben. Nun stimulieren Sie Ihren rechten Kortex, indem Sie einen sensorischen Stimulus auf der linken Körperseite geben, die OptoDrum-App (Balken laufen nach rechts) laufen lassen oder komplexe Bewegungen mit links, wie zum Beispiel Bewegungskorrekturübungen für den linken Arm (Kapitel 5, Seiten 120–123) ausführen. Testen Sie im Anschluss erneut, wie weit Sie das rechte Knie über die Fußspitze schieben können.

Die *Formatio reticularis* ist an die Aktivitätsmuster des gleichseitigen Kortex gebunden. Wenn Sie diese Aktivität erhöhen, wird auch die *Formatio reticularis* aktiver. Möglichkeiten, gezielt Einfluss auf die Kortexaktivität (Kapitel 4, ab Seite 78) und damit die Beweglichkeit des Fußes zu nehmen, haben Sie durch:

- sensorische Reize aus der gegenüberliegenden Körperseite
- Mobilisation peripherer Nerven, die über das Sprunggelenk laufen
- Farbbrillen
- Geruchssinn
- OptoDrum-App, die optokinetische Augenreflexe auslöst
- Bewegungen mit der gegenüberliegenden Körperseite (hierzu auch die Aktivierung des Kleinhirns auf den Seiten 119 bis 125 beachten)

Der Riechnerv verläuft gleichseitig zu der Gehirnhälfte, die aktiviert werden soll, und die Geruchsverarbeitung aktiviert den gleichseitigen Frontallappen. Möchten Sie also die Funktion Ihres rechten Sprunggelenks verbessern, müssen Sie über Ihr rechtes Nasenloch den Geruch wahrnehmen. Für die Aktivierung des linken Kortex nutzen Sie die Geruchsinformationen aus dem linken Nasenloch. Am besten eignen sich hierfür reine ätherische Öle.

Möchten Sie über den optokinetischen Reflex Ihren rechten Kortex aktivieren, lassen Sie die Balken der OptoDrum-App nach rechts laufen, und umgekehrt für die Aktivierung des linken Kortex lassen Sie die Balken nach links laufen.

	Beweglichkeit im rechten Sprunggelenk und rechten Fuß verbessern durch	**Beweglichkeit im linken Sprunggelenk und linken Fuß verbessern**
***Formatio reticularis* aktivieren durch Kortex-aktivierung**	Rechten Kortex aktivieren • Sensorischer Stimulus links (Seite 43) • Bewegung mit der linken Körperhälfte • Riechen rechts (Seite 81) • OptoDrum-App nach rechts (Seite 89)	Linken Kortex aktivieren • Sensorischer Stimulus rechts (Seite 43) • Bewegung mit der rechten Körperhälfte • Riechen links (Seite 81) • OptoDrum-App nach links (Seite 89)
Neuromechanik verbessern	• Piriformis-Dehnung rechts (Seite 48)	• Piriformis-Dehnung links (Seite 48)

Über die Autoren

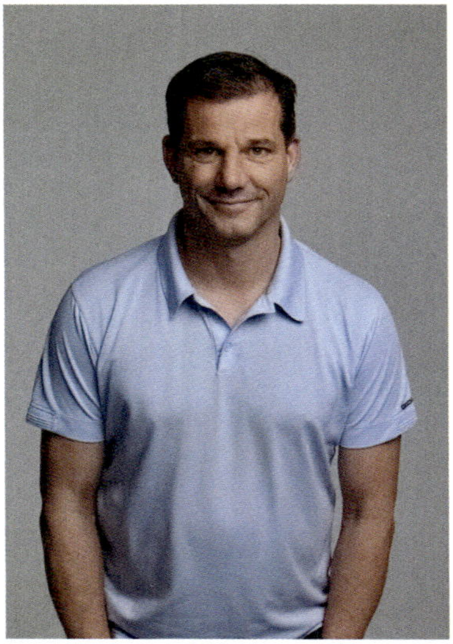

Lars Lienhard, Sportwissenschaftler und ehemaliger Leistungssportler, ist der Pionier des Neuroathletiktrainings und einer der führenden Experten für neurozentriertes Training in Europa. Zusammen mit seiner Frau Ulla Lienhard hat er 2021 das NAT Institute – Neuro Athletic Training Institute – gegründet. Er arbeitet als Trainer, Berater und Ausbilder im Spitzensport, hat bereits zahlreiche Athleten auf Olympische Spiele und Weltmeisterschaften vorbereitet und unterstützt Vereine und Verbände bei sportlichen Großveranstaltungen und in konzeptionellen Fragen. Er war unter anderem als Trainer 2014 bei der FIFA-Fußballweltmeisterschaft in Brasilien und 2016 bei den Olympischen Sommerspielen in Rio de Janeiro und ist als Gesprächs- und Interviewpartner in Wissenschaftsmagazinen und -sendungen ein gefragter Gast. Mit diesem Band setzt er seine Buchreihe über Neuroathletik fort.

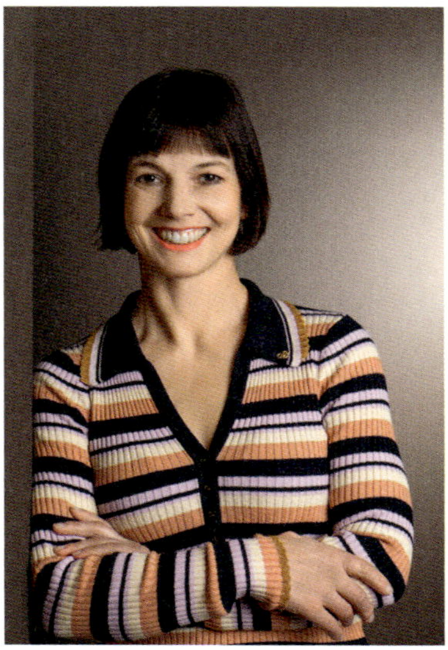

Ulla Lienhard (Schmid-Fetzer) ist ehemalige Leistungssportlerin im Tanzen, Trainerin, Beraterin und Referentin im Bereich Neuroathletik sowie neurozentrierter Gesundheits- und Leistungsoptimierung. Zusammen mit ihrem Mann Lars Lienhard führt sie das Neuro Athletic Training Institute und unterstützt angehende Neuroathletiktrainer beim Wissenstransfer und der Integration neuroathletischer Prinzipien in spezifische Themenbereiche wie Schule, Vereinssport, neuronale Gesundheit am Arbeitsplatz und darstellende Kunst. Ulla Lienhard ist außerdem Autorin des weltweit ersten Buches über neurozentriertes Training und des im riva Verlag erschienenen Bestsellers *Neuronale Heilung*.

Verwendetes Material

Die Trainingskarten, die Augenklappe, den Vision Stick und viele weitere in diesem Buch verwendete Materialien können über unser Neuro Athletic Training Institute, **www.neuro-athletic-training-institute.com**, oder über andere Onlineshops bezogen werden.

Laser und Gurt von Motion Guidance

Ein weiteres Tool, das wir Ihnen in Kapitel 5 auf Seite 97 vorstellen, ist ein spezieller Laser, der mittels eines dazugehörigen Gurtes am Körper befestigt wird. Die Aufgabe besteht darin, den Laserstrahl als externes Ziel Ihrer Bewegungsausrichtung zu nutzen. Dies ermöglicht ein sehr präzises Arbeiten und ist eine einfache Möglichkeit, den externen Fokus spielerisch umzusetzen. Über den Laser haben Sie ein sehr motivierendes Mittel, das Ihnen zusätzlich ein permanentes Feedback und eine präzise Kontrolle über Ihre Bewegung ermöglicht. Das von uns benutzte Laserset ist von Motion Guidance und speziell für die Rehabilitation entwickelt worden. Es ist über verschiedene Onlineshops zu beziehen. Mehr Informationen zu diesem Tool finden Sie unter **www.motionguidance.com**.

Z-Vibe

Mit dem in Kapitel 5 auf den Seiten 145 bis 147 verwendeten Z-Vibe kann der Vagusnerv mechanisch stimuliert werden. Hierbei handelt es sich um einen kleinen Stab mit weichem Kunststoffaufsatz, der Vibration erzeugt. Das Material, die Größe und die Frequenz der Vibration eignen sich besonders gut, um diesen recht empfindlichen Bereich zu stimulieren. Das Z-Vibe wurde von ARK Therapeutics in den USA entwickelt und ist über unser Institut oder den Onlinehandel, insbesondere bei Anbietern, die die sensomotorische Entwicklung fördern, zu beziehen, zum Beispiel bei **logicana.at**.

Widerstandsbänder von FLEXVIT

In Kapitel 5 und 6 nutzen wir Widerstandsbänder zur Aktivierung des Kleinhirns durch Bewegungskorrekturmaßnahmen (Seite 119/120) sowie zur Festigung der neu gewonnenen Beweglichkeit durch Loaded-Mobility-Training (Seiten 159–161). Wir empfehlen die Bänder von FLEXVIT. Sie sind sehr hochwertig gearbeitet, hautfreundlich und gewähren eine gute Bewegungskontrolle über die gesamte Bewegungsweite. Die verschiedenen Varianten sowie mehr Informationen finden Sie unter **www.flexvit.band**.

Verwendete Apps

Häufig bieten Apps gute Trainingsmöglichkeiten oder sind als Ergänzung notwendig, um das Equipment zu bedienen. Hier finden Sie Informationen zu den in diesem Buch genutzten Apps.

Spiele zum Training der Impulsunterdrückung

In Kapitel 5 auf Seite 129 empfehlen wir zum Training des Frontallappens die Stroop-Tafel, um die Impulshemmung zu verbessern. Weitere mögliche Übungen zur Verbesserung der Impulsunterdrückung sind die Apps Dual N-Back, Go/No-Go und Peak. In Ihrem App-Store finden Sie noch viele weitere Spiele, die Sie verwenden können. Einige der Spiele gibt es auch online oder zum Download auf das Tablet.

OptoDrum

In Kapitel 4 auf Seite 89 nutzen wir zur Aktivierung des Frontallappens ein optisches Fließmuster, um den optokinetischen Reflex zu erzeugen. Die App OptoDrum ist gut programmiert und sehr einfach, um ein bewegtes Bild zu schaffen. Sie zeigt eine Abfolge von schwarzen und weißen oder bunten Streifen, die sich in unterschiedlichen Geschwindigkeiten nach rechts oder links bewegen. Sie ist erhältlich für das IOS-System. Für Android findet man unter OKN Strip, OKN Tape et cetera eine Auswahl an Möglichkeiten im App-Store. Alternativ können Sie auf YouTube verfügbare Videos nutzen. Diese finden Sie unter dem Suchbegriff »Optokinetic«.

Weiterführende Literatur

Deutschsprachige Bücher

Edelhäuser, F. (2022): *Wahrnehmen und Bewegen: Grundlagen einer allgemeinen Bewegungslehre*. Verlag W. Kohlhammer, Stuttgart

Kabat-Zinn, J. (2015): *Im Alltag Ruhe finden. Meditationen für ein gelassenes Leben.* 3. Auflage, Knaur MensSana, München

Lienhard, L. (2019): *Training beginnt im Gehirn. Mit Neuroathletik die sportliche Leistung verbessern*. 8. Auflage, riva Verlag, München

Lienhard, L.; Schmid-Fetzer, U.; Cobb, Dr. E. (2019): *Neuronale Heilung. Mit einfachen Übungen den Vagusnerv aktivieren – gegen Stress, Depressionen, Ängste, Schmerzen und Verdauungsprobleme*. 7. Auflage, riva Verlag, München

Lienhard, L. (2020): *Kraft beginnt im Gehirn. Mit Neuroathletik die Kraftentfaltung maximieren*. 2. Auflage, riva Verlag, München

Lienhard, L. (2021): *Schnelligkeit beginnt im Gehirn. Mit Neuroathletik das Reaktionsvermögen verbessern und die Schnelligkeitsleistung optimieren*. riva Verlag, München

Malek, Dr. L. (2023): *Stretching – die Anatomie verstehen. Mit Dehnübungen für mehr Beweglichkeit.* Dorling Kindersley Verlag, München

Meinel, K.; Schnabel, G. (2018): *Bewegungslehre Sportmotorik: Abriss einer Theorie der sportlichen Motorik unter pädagogischem Aspekt*. 12. Edition, Meyer & Meyer Sport, Aachen

Trepel, M. (2015): *Neuroanatomie: Struktur und Funktion*. 6. Edition, Urban & Fischer Verlag/Elsevier, München

Weineck, J. (2019): *Optimales Training. Leistungsphysiologische Trainingslehre unter besonderer Berücksichtigung des Kinder- und Jugendtrainings*. 17. überarbeitete und erweiterte Auflage, Spitta, Balingen

Englischsprachige Bücher

Anderson, B.; Anderson, J. (2021): *Stretching*. 40th Anniversary Edition, Shelter Publications, Birmingham, Alabama/USA

Carr, J.; Shepherd, R. (2010): *Neurological Rehabilitation: Optimizing Motor Performance*, Churchill Livingstone/Elsevier, USA

Gutman, S. A. (2017): *Quick Reference Neuroscience for Rehabilitation Professionals: The Essential Neurologic Principles Underlying Rehabilitation Practice*. 3. Auflage, Slack Incorporated, USA

Hatch, J. D. (2017): *Basis of Brain Rehab*. CreateSpace, Independent Publishing Platform

Herdman, S. J.; Clendaniel, R. A. (2014): *Vestibular Rehabilitation*. 4. Auflage, F. A. Davis Company, Philadelphia, Pennsylvania/USA

Kandel, E. R. (2013): *Principles of Neural Science*. 5. Auflage, McGraw Hill Professional, New York/USA

Lederman, E. (2013): *Therapeutic Stretching Towards a Functional Approach*. Churchill Livingstone/Elsevier, USA

Lundy-Ekman, L. (2018): *Neuroscience. Fundamentals for Rehabilitation*. 6. Auflage, Saunders/Elsevier, St. Louis/USA

Mahler, K. (2017): *Interoception. The Eighth Sensory System. Practical Solutions for improving Self-Regulation, Self-Awareness and Social Understanding*. AAPC Publishing, Lenexa, Kansas/USA

Melzack, R.; Katz, J. (2006): Pain in the 21st Century: The Neuromatrix and Beyond. *Psychological Knowledge in Court*, S. 129–148. link.springer.com/chapter/10.1007/0-387-25610-5_7

Moseley, L. G.; Butler, D. S. (2017): *Explain Pain Supercharged*. Noigroup Publications, Adelaide/Australien

Rosenberg, S. (2017): *Assessing the Healing Power of the Vagus Nerve.* North Atlantic Books, Berkeley, Kalifornien/USA

Tsakiris, M.; de Preester, H. (2019): *The Interoceptive Mind. From Homeostasis to Awareness.* Oxford University Press, Oxford/UK

Tsatsouline, P. (2001): *Relax into Stretch: Instant Flexibility Through Mastering Muscle Tension.* Dragon Door Publications, Saint Paul, Maine/USA

Tsatsouline, P. (2011): *Super Joints: Russian Longevity Secrets for Pain-Free Movement, Maximum Mobility & Flexible Strength.* Dragon Door Publications, Saint Paul, Maine/USA

Walters, T.; Cordosa G. (2023): *Rehab Science: How to Overcome Pain and Heal from Injury: Pain, Injury, Movement. The Complete Guide*. Victory Belt Publishing, Las Vegas, Nevada/USA

Wilson-Pauwels, L. (2010): *Cranial Nerves: Function and Dysfunction*. 3. Auflage, People's Medical Publishing House, Shelton, Connecticut/USA

Studien und wissenschaftliche Artikel

Da Silva, D. R. et al. (2018): Influence of neural mobilization in the sympathetic slump position on the behavior of the autonomic nervous system. *Research on Biomedical Engineering*, 34(4), S. 329–336. DOI: 10.1590/2446-4740.180037

Folpp, H. et al. (2006): Can apparent increases in muscle extensibility with regular stretch be explained by changes in tolerance to stretch? *The Australian Journal of Physiotherapy*, 52(1), S. 45–50. Doi.org/10.1016/S0004-9514(06)70061-7

Freitas, S. R. et al. (2017): Can chronic stretching change the muscle-tendon mechanical properties? A review. *Scandinavian Journal of Medicine & Science in Sports*, 28(3), S. 794–806. DOI: 10.1111/sms.12957

Gaerlan, M. G. (2010). *The role of visual, vestibular, and somatosensory systems in postural balance.* Doktorarbeit an der University of Nevada, Las Vegas/USA, dx.doi.org/10.34917/1598677

Gotink, R. A. et al. (2016): 8-week mindfulness based stress reduction induces brain changes similar to traditional long-term meditation practice – a systematic review. *Brain and Cognition*, 108, S. 32–41. DOI: 10.1016/j.bandc.2016.07.001

Ingraham, P. (2023): *Quite a stretch: stretching hype debunked.* PainSciene.com, Vancouver, Kanada, zuletzt abgerufen am 12.1.2024

Isenburg, K. et al. (2021): Increased salience network connectivity following manual therapy is associated with reduced pain in chronic low back pain patients. *The Journal of Pain*, 22(5), S. 545–555. DOI: 10.1016/j.jpain.2020.11.007

Jarry, J. (2022): *Do we really need to stretch?* McGill University, Office for Science and Society, www.mcgill.ca/oss/article/critical-thinking-health-and-nutrition/do-we-really-need-stretch

Kinser, A. M. et al. (2008): Vibration and stretching effects on flexibility and explosive strength in young gymnasts. *Medicine and Science in Sports and Exercise*, 40(1), S. 133–140. DOI: 10.1249/mss.0b013e3181586b13

Konrad, A.; Tilp, M. (2014): Increased range of motion after static stretching is not due to changes in muscle and tendon structures. *Clinical Biomechanics*, 29(6), S. 636–642. DOI: 10.1016/j.clinbiomech.2014.04.013

Kato, K. et al. (2019): Brain Activity Underlying Muscle Relaxation. *Frontiers in Physiology*, 10, S. 1457. DOI: 10.3389/fphys.2019.01457

Law, R. et al. (2009): Stretch exercises increase tolerance to stretch in patients with chronic musculoskeletal pain: a randomized controlled trial. *PTJ – Physical Therapy & Rehabilitation Journal*, 89(10), S. 1016–1026. Doi.org/10.2522/ptj.20090056

McCollum, G.; Hanes, D. A. (2010): Symmetries of the central vestibular system: forming movements for gravity and a three-dimensional world. *Symmetry*. 2(3), S. 1544–1558. Doi.org/10.3390/sym2031544

Moseley, G. L.; Flor, H. (2012): Targeting cortical representations in the treatment of chronic pain: a review. *Neurorehabilitation and Neural Repair*, 26(6), S. 646–652. DOI: 10.1177/1545968311433209

Nordez, A. et al. (2017): Non-muscular structures can limit the maximal joint range of motion during stretching. *Sports Medicine*, 47(10), S. 1925–1929. DOI: 10.1007/s40279-017-0703-5

Ossipov, M. H. et al. (2010): Central modulation of pain. *Journal of Clinical Investigation*, 120(11), S. 3779–3787. DOI: 10.1172/JCI43766

Reiner, S. L. (2021): Attentional Focus Cueing. How and When to Use Internal and External Focus Cues to Optimize Exercise Performance. *ACSM's Health & Fitness Journal*, 25(6), S. 33–41. DOI: 10.1249/FIT.0000000000000720

Sands, W. A. et al. (2006): Flexibility enhancement with vibration: acute and long-term. *Medicine and Science in Sports and Exercise*, 38(4), S. 720–725. DOI: 10.1249/01.mss.0000210204.10200.dc

Starr, C. J. et al. (2009): Roles of the insular cortex in the modulation of pain: Insights from brain lesions. *The Journal of Neuroscience*, 29(9), S. 2684–2694. DOI: 10.1523/JNEUROSCI.5173-08.2009

Støve, M. P. et al. (2021): The tolerance to stretch is linked with endogenous modulation of pain. *Scandinavian Journal of Pain*, 21(2), S. 355–363. DOI: 10.1515/sjpain-2020-0010

Wildenberg, J. C. et al. (2013): Altered connectivity of the balance processing network after tongue stimulation in balance-impaired individuals. *Brain Connectivity*, 3(1), S. 87–97. DOI: 10.1089/brain.2012.0123

Übersicht der Übungen

Kapitel 2: Assessments – schnelle Tests, um die Wirksamkeit des Trainings zu überprüfen

Kapitel 3: Entspannung als Grundlage von Beweglichkeit

Kapitel 4: Beweglichkeit optimal vorbereiten

Kapitel 6: Kontrolle und Aneignung der neuen Bewegungsweite

Kapitel 7: Beweglichkeit spezifisch verbessern